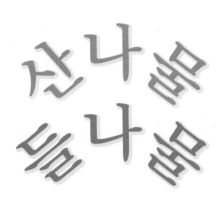

산나물 들나물

글 · 사진 **김완규**(야생화사진가)

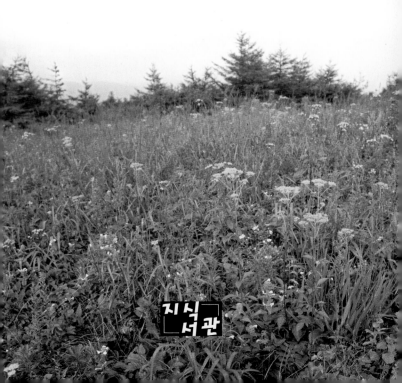

지식
서관

CONTENS 차례

II. 산과 들의 나물

Ⅲ. 물가와 습지의 나물

Ⅳ. 부록

🍵 나물로 만드는 약차

일러두기

1. 이 책은 도시화된 현대생활에서 점차 잊혀져 가는 자연의 맛과 효능을 보전하고자 우리나라의 산과 들에서 자라는 식물 중 나물로 이용할 수 있는 풀과 나무 293종을 선정하여 598컷의 컬러 사진과 함께 수록하였다.

2. 수록된 식물은 Ⅰ. 집과 마을 주변의 나물, Ⅱ. 산과 들의 나물, Ⅲ. 물가와 습지의 나물로 구분하고, 수록 순서는 Engler system을 주로 따랐다.

3. 수록된 식물의 이름은 다수의 식물도서에서 사용빈도가 높은 것으로 정하였으며, 식별에 도움을 주기 위하여 별명·지방명·속명을 청색글씨로 병기하였다.

4. 수록된 식물에 대한 해설은 식별에 필요한 주요사항(성상, 서식장소, 개화시기, 꽃색, 결실시기 등)을 간략히 기술하였으며, 한약명·효능·약성을 수록하여 약재로써의 이용에 도움이 되도록 하였다.

5. 수록된 식물을 나물로 이용하기 위한 요리법은 채취시기와 함께 대표적인 것을 간략히 소개하였으며, 건강을 위한 약술로 이용하는 식물은 ♠ 표시로 간단하게 소개하였으며, 또한 건강차로 이용할 수 있도록 《약차 만드는 방법》을 자세히 기술하였다.

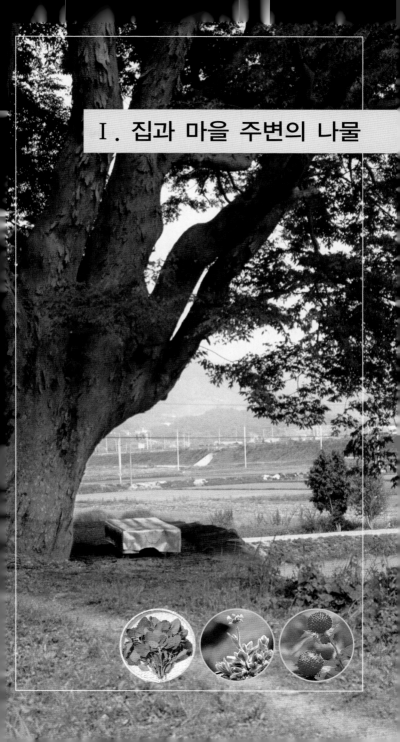

Ⅰ. 집과 마을 주변의 나물

기침을 멈추게 하는 풀

쇠뜨기 깨때기, 뱀밥, 필두채, 해뜨기풀
Equisetum arvense L.

●효능 : 양혈(凉血), 이뇨(利尿), 이수(利水), 지해(止咳), 청열(淸熱), 항암(抗癌)

한약명 : 문형(問荊)—지상부
성　미 : 맛은 쓰고 성질은 서늘하다.

속새과. 여러해살이풀. 전국. 들판의 햇볕이 잘 드는 풀밭에서 자라며 이른 봄에 생식줄기가 나오고, 4~5월에 뱀대가리 모양의 포자낭 이삭을 만든다.

♂♀! 이 풀을 소가 잘 먹으므로 소가 뜯어먹는 풀이라는 뜻으로 쇠뜨기라는 이름이 붙었다.

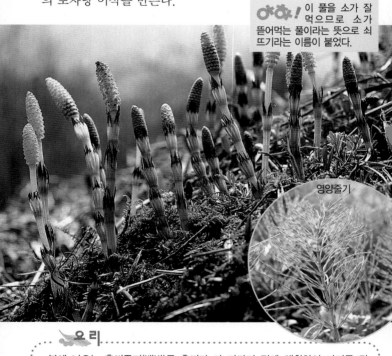

영양줄기

🌿요리

• 봄에 나오는 홀씨줄기(뱀밥)를 홀씨가 다 자라기 전에 채취하여 마디를 감싼 받침잎을 제거한다. 약간 쓴맛이 나므로 끓는 물에 삶아서 찬물에 헹구고 초장에 찍어 먹거나 나물 무침을 하며 달걀을 함께 넣어 국을 끓인다. 데친 것을 기름에 볶거나 튀김을 만들며 장아찌를 만들기도 한다.
• 영양줄기(녹색줄기와 잎)는 말려서 차를 끓여 마신다.

가래를 삭이게 하는 나무

은행나무
공손수, 백과목, 압각수, 화석나무
Ginkgo biloba L.

●**효능** : 거담(祛痰), 수렴(收斂), 수삽지대(收澁止帶), 염폐평천(斂肺平喘), 익기(益氣), 지사(止瀉), 진경(鎭痙)

한약명 : 백과(白果)-씨
성　미 : 맛은 달고 떫으며 성질은 평온하고 독성이 조금 있다.

은행나무과. 갈잎 큰키나무. 전국. 민가 부근에서 자라고, 꽃은 4~5월에 황갈색으로 피며, 열매는 둥근 핵과로 9~10월에 노란색으로 익는다.

> ♂♀! 열매 표면에 은백색 가루가 덮여 있고 살구와 비슷하여 은행(銀杏)이라고 한다.

씨

요리

• 익은 열매의 열매살을 제거하고 씨를 불에 굽거나 볶아서 딱딱한 속껍질을 벗겨내고 먹는다. 또, 단자를 만들거나 영양죽과 영양밥을 지을 때도 넣어 먹는다.
✚잎으로 차를 끓여 먹거나 술을 담가서 마시는데, 혈액 순환에 좋다.

잠을 잘 자게 하는 나무

느릅나무
끈끈이나무, 뚝나무, 춘유, 호나물
Ulmus davidiana var. japonica (Rehder) Nakai

●효능 : 소종독(消腫毒), 완화(緩和), 이뇨(利尿), 이수(利水), 치습
(治濕), 통림(通淋)

한약명 : 유근피(榆根皮)·유백피(榆白皮)-줄기와 뿌리의 껍질
성 미 : 맛은 달고 성질은 평온하다.

느릅나무과. 갈잎 큰키나무. 전국. 산골짜기에서 자라고, 꽃은
3~5월에 녹갈색 취산화서로 피며, 열매는 타원형 시과로 4~6
월에 여문다.

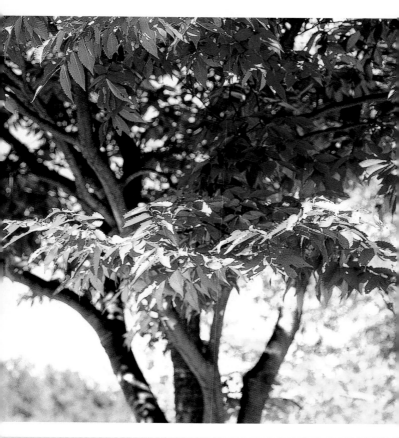

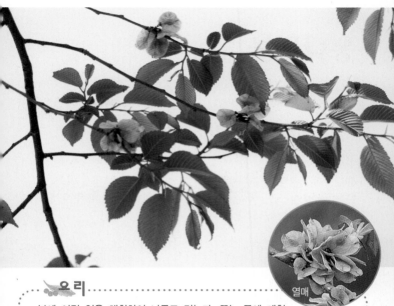

열매

🌿 요리

- 봄에 어린 잎을 채취하여 나물로 먹는다. 끓는 물에 데친 후 찬물에 담가 우려내고 양념 무침을 한다.
- 잎과 열매로 장아찌를 만들어 먹는다.
- 어린 순을 쪄서 밀가루나 쌀가루를 발라서 개떡을 만들어 먹는다.
- 수피(나무껍질)를 말린 후 가루내어 쑥과 같이 버무려 먹는다. 또 밀가루와 섞어 국수를 만들어 먹는다. 줄기에서 벗겨낸 속껍질을 찧어 우려낸 물에 쌀 가루와 솔잎 가루를 섞어 죽, 떡, 전병을 만든다.
- 씨는 날개를 떼어내고 볶아서 양념으로 사용한다.

🥄 유근피차

- 봄부터 여름 사이에 뿌리를 채취하고 껍질(유근피)을 벗겨 햇볕에 말린다.
- 유근피 20g을 물 600㎖에 넣고 30분 정도 끈적끈적해질 때까지 달인 후 3번에 나누어 마신다.

뿌리껍질

✚코와 관련된 질환, 위궤양, 십이지장궤양 등의 소화기 질환, 옹창, 피부 질환, 종기의 치료에 효능이 있다.

기침을 멈추게 하고 당뇨에 좋은 나무

뽕나무 명주, 오돌개나무, 오디나무, 참뽕나무
Morus alba L.

●효능 : 사폐평천(瀉肺平喘), 진해(鎭咳), 해열(解熱), 행수소종(行水消腫)

한약명 : 상백피(桑白皮)-뿌리껍질
성　미 : 맛은 달고 성질은 차다.

뽕나무과. 갈잎 중키나무. 전국. 산과 들의 평지에서 자라고, 꽃은 4~6월에 노란색 유이화서로 피며, 열매는 다육질 상과로 6~7월에 검은색으로 익는다.

♂♀! 열매를 많이 먹으면 방귀가 자주 나오게 되므로 뽕나무라는 이름이 붙었다.

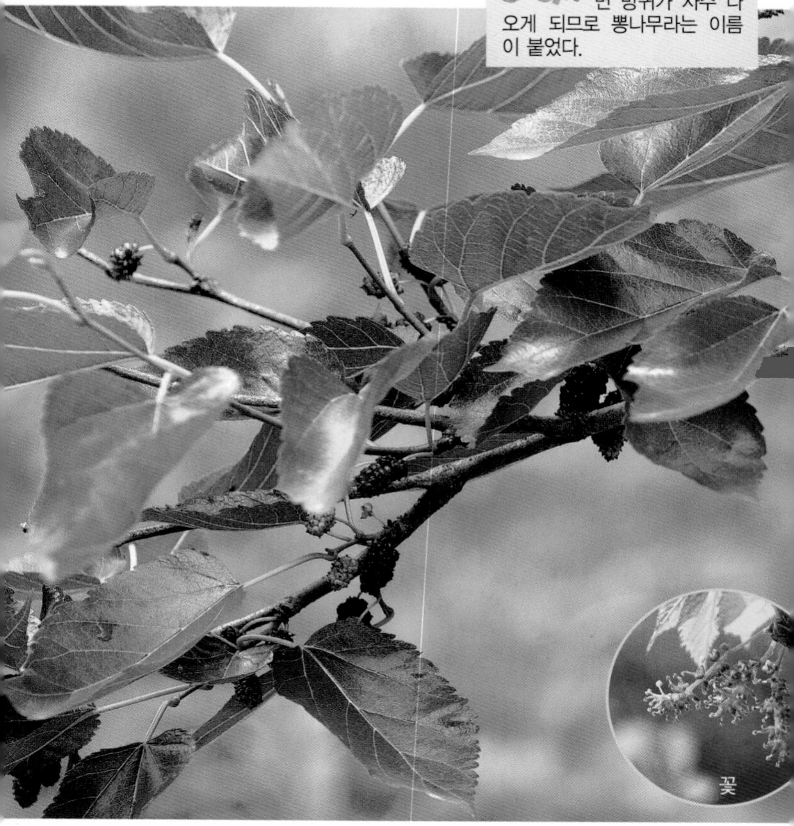

꽃

- 어린 잎을 갈아서 녹즙으로 마시거나 국수를 끓여 먹는다.
- 잎을 삶아서 쌈채로 쓰거나 나물 무침을 하며 장아찌를 만들어 먹는다. 삶은 것을 말린 후 튀겨서 부각을 만든다.
- 가지를 잘라서 백숙이나 보신탕을 요리할 때 넣으면 잡냄새를 없애준다.
- 익은 열매를 생으로 먹거나 즙을 짜내 마신다. 또, 열매를 발효시켜 과일술을 만든다.
- 산뽕나무도 같은 방법으로 이용한다.

열매

상심자차(桑椹子茶)

- 늦봄부터 초여름 사이에 익기 시작하는 열매(상심자)를 따서 햇볕에 말린다. 쪄서 말리기도 한다.
- 말린 열매(상심자) 30g을 물 500㎖에 넣고 달여서 2~5번에 나누어 마신다.
- ✚신경 쇠약, 불면증, 빈혈, 고혈압, 변비 등에 효과가 있다.
- ※설사하는 환자에게는 쓰지 않는다.

상백피차(桑白皮茶)

- 봄이나 여름에 뿌리를 채취하여 겉껍질을 긁어내고 속껍질을 벗겨 햇볕에 말린다.
- 말린 뿌리껍질(상백피) 30g을 물 600㎖에 넣고 3~5번 끓인 후 뚜껑을 덮어서 잠시 뜸을 들인 후 3~4번에 나누어 마신다.
- ✚몸이 뚱뚱하고 가래와 담이 많으며, 혈압이 높고 소변량이 적거나 자주 몸이 붓는 사람에게 효과가 있다.

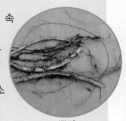

뿌리

상엽차(桑葉茶)

- 필요할 때 수시로 채취하며, 생잎을 그대로 쓴다.
- 뽕잎(상엽)을 꿀에 담가 충분히 적셔지게 한다. 꿀이 밴 뽕잎 15g 정도를 물 600㎖에 넣고 절반으로 양이 줄 때까지 달인다. 달인 물을 하루 3회에 나누어 마신다.
- 뽕잎과 오디를 반반씩 섞어 끓여 마시기도 하는데, 이때 꿀 1~2숟갈씩 타서 마시기도 한다.
- ✚당뇨병과 눈이 충혈되며 붓고 아픈 경우에 자주 마시면 치료 효과가 있다.

피를 맑게 하는 풀

소리쟁이
솔거지, 양제대황, 추엽산모, 패독채
Rumex crispus L.

●효능 : 살충(殺蟲), 양혈(凉血), 억균(抑菌), 지해(止咳), 지혈(止血), 청열(淸熱), 통변(通便), 항암(抗癌), 화담(化痰)

한약명 : 우이대황(牛耳大黃)-뿌리
성 미 : 맛은 쓰고 성질은 차다.

마디풀과. 여러해살이풀. 전국. 습지 근처에서 자라고, 꽃은 6~7월에 연한 녹색 원추화서로 피며, 열매는 납작한 수과로 8~9월에 갈색으로 익는다.

♂♀! 바람이 불어 흔들리면 줄기가 서로 마찰할 때 소리가 난다고 하여 소리쟁이라고 불리게 되었다.

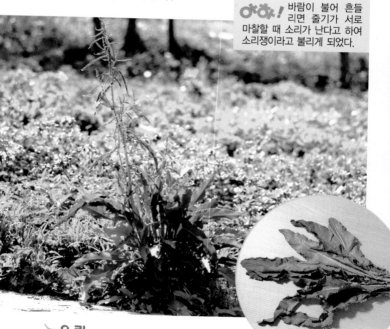

채취한 잎

요리
• 봄에 죽순 모양의 새싹 꼬투리를 채취하여 꼬투리를 벗기면 투명한 점액에 싸인 어린 싹이 나타난다. 이 새싹을 물에 씻어서 초무침 등 나물 요리를 하여 먹는다.
• 연한 잎을 채취해 삶아서 나물 무침을 하거나 된장국에 넣어 국거리로 쓴다.
• 참소리쟁이도 같은 방법으로 이용한다.

살균 작용을 하는 풀

마디풀 도생초, 옥매듭
Polygonum aviculare L.

●효능 : 구충(驅蟲), 살균(殺菌), 살충(殺蟲), 이뇨(利尿), 이수통림(利水通淋), 지사(止瀉), 지양(止痒)

한약명 : **편축(蝙蓄)**—지상부
성　미 : 맛은 쓰고 성질은 조금 차다.

마디풀과. 한해살이풀. 전국. 길가 풀밭에서 자라고, 꽃은 6~7월에 붉은빛을 띤 녹색으로 피며, 열매는 세모진 수과로 잔점이 퍼져 있다.

줄기가 마디가 이어지듯이 연결되어 있어서 마디풀이라고 한다.

채취한 잎과 줄기

🌿요리

봄에 연한 순을 채취하여 나물로 먹는다. 약간 쓴맛이 나므로 끓는 물에 데친 후 잠시 찬물에 담가 우려내고 나물무침을 하여 먹는다.

장 운동을 활발하게 해주는 풀

메밀 모밀
Fagopyrum esculentum Moench

●**효능** : 개위관장(開胃寬腸), 명목(明目), 총이(聰耳), 하기소적(下氣消積), 활장(滑腸)

한약명 : 교맥(蕎麥)-씨
성 미 : 맛은 달고 성질은 서늘하다.

마디풀과. 한해살이풀. 전국. 밭에서 작물로 재배하고, 꽃은 7~10월에 흰색이나 붉은색 총상화서로 피며, 열매는 세모진 수과로 10월에 흑갈색으로 여문다.

오호! 씨가 밀과 비슷한데 둥글지 않고 모가 져 있으므로 모밀이라 하며, 또 변하여 메밀이라고도 부른다.

 요리

• 봄에 어린 순을 채취하여 살짝 데친 후 찬물에 헹구어 그대로 나물 무침을 한다.
• 익은 씨는 가루내어 메밀묵, 소바, 메밀 국수, 냉면, 빙떡 등을 만들어 먹는다.
※한꺼번에 너무 많이 먹으면 임신한 여성이 유산될 수 있다.

씨

종기를 가라앉게 하는 풀

며느리배꼽 사광이풀

Persicaria perfoliata (L.) H. Gross

● 효능 : 소종(消腫), 이수(利水), 청열(淸熱), 해독(解毒), 활혈
(活血)

한약명 : 강판귀(扛板歸)-지상부
성 미 : 맛은 쓰고 시며 성질은 평온하다.

마디풀과. 한해살이덩굴풀. 전국. 들이나 길가에서 자라고, 꽃
은 7~9월에 엷은 녹백색으로 피며, 열매는 달걀 모양 수과로
10월에 여문다.

♂♀! 턱잎이 접시처럼 둥글
고 오목한 것이 배꼽
같아서 며느리배꼽이라고 한다.

꽃

요리
• 봄에 어린 잎을 끓는 물에 삶아서 나물 무침 하거나 기름에 볶아서 먹는다.
• 씨로 기름을 짜서 식용유를 만들어 요리에 사용한다.

열을 내리게 하는 풀

털여뀌
마료, 말번디, 말여뀌, 요실, 홍료
Persicaria cochinchinensis Kitagawa

●효능 : 제습(除濕), 제풍(除風), 통경(通經), 해열(解熱)

한약명 : 홍초(紅草)-지상부

성 미 : 맛은 맵고 성질은 서늘하다.

마디풀과. 여러해살이풀. 중부 이북. 마을 부근에서 자라고, 꽃은 7~8월에 붉은색으로 피며, 열매는 납작한 원형 수과로 9~10월에 흑갈색으로 여문다.

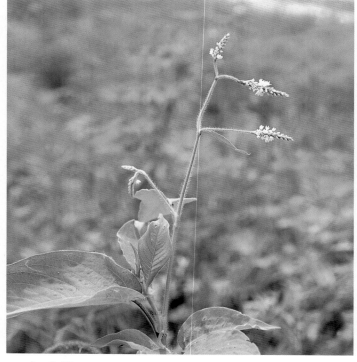

~요리

봄에 어린 잎을 채취한다. 매운맛이 있으므로 데쳐서 찬물에 반나절 가량 담가 두었다가 나물 무침을 하여 먹으며 국거리로도 쓴다.

대소변을 잘 나오게 하는 풀

자리공 장녹, 장륙
Phytolacca esculenta Van Houtte

●효능 : 거담(祛痰), 사수(瀉水), 산비결(散脾結), 이뇨(利尿), 통이
변(通二便), 항균(抗菌)

한약명 : **상륙(商陸)**-뿌리
성   미 : 맛은 쓰고 성질은 차다.

자리공과. 여러해살이풀. 전국. 인가 부근에서 자라고, 꽃은
5~7월에 홍색 총상화서로 피며, 열매는 장과로 7~8월에 흑자
색으로 익는다.

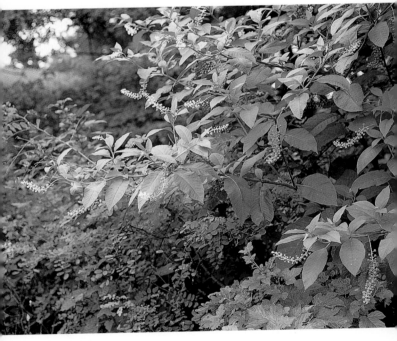

요리

• 어린 잎과 줄기를 끓는 물에 삶아서 물에 잘 헹궈 나물 무침을 해 먹는다.
• 뿌리를 삶은 물로 식혜를 만들어 약으로 먹는다.
※모양이 비슷한 미국자리공은 유독 식물이므로 채취에 주의해야 한다.

쇠비름

쇠비듬, 오행초, 장명채
Portulaca oleracea L.

●효능 : 구충(驅蟲), 양혈(凉血), 억균(抑菌), 이뇨(利尿), 치통소종
(治痛消腫), 해열(解熱)

한약명 : 마치현(馬齒莧) - 전초
성   미 : 맛은 시고 성질은 차다.

쇠비름과. 한해살이풀. 전국. 길 옆이나 밭둑 등에서 자라고, 꽃은 5~8월에 노란색 화서로 피며, 열매는 타원형 개과로 8월에 익는다.

♂♀! 이 풀을 많이 먹으면 오랫동안 건강하게 산다고 하여 장명채(長命菜)라고도 부른다.

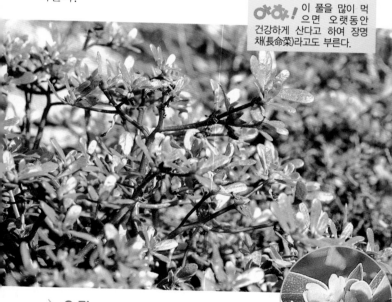

꽃

요리

• 봄에 새순을 고추장에 찍어 먹거나 겉절이를 담근다. 신맛이 나므로 끓는 물에 데치고 찬물에 담가 충분히 우려내고 나물 무침을 하여 먹는다. 또, 데친 것을 묵나물로 만들거나 장아찌를 만든다.
• 여름에 전초를 채취하여 겉절이를 담그거나 끓는 물에 데쳐서 나물 무침을 하여 먹으며, 데친 것을 말려서 묵나물로 이용한다. 이 묵나물을 물에 불려서 나물 무침을 하거나 쇠비름 죽을 쑤어 먹는다.

해독 작용을 하는 풀

별꽃 곰밤부리, 콩버무리
Stellaria media (L.) Villars

●효능 : 거어(祛瘀), 지통(止痛), 최유(催乳), 청열(淸熱), 해독(解毒), 활혈(活血)

한약명 : 번루(繁縷)-지상부
성 미 : 맛은 달다.

석죽과. 두해살이풀. 전국. 산·밭이나 길가에서 자라고, 꽃은 5~6월에 흰색 취산화서로 피며, 열매는 달걀 모양 삭과로 8~9월에 익는다.

작은 흰색 꽃잎 5장으로 구성된 꽃이 별처럼 보이므로 별꽃이라고 한다.

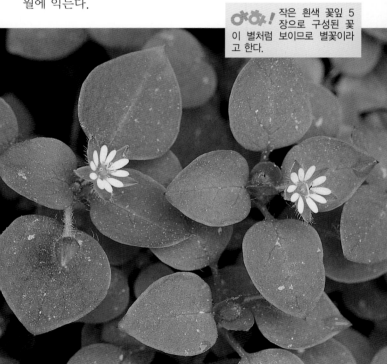

요리

봄에 연한 순을 채취하여 먹는다. 약간 풋내가 나므로 끓는 물에 살짝 데쳐서 찬물에 충분히 헹군 후 나물 무침을 하거나 국거리로 쓴다.

장을 튼튼하게 하는 풀

명아주
공쟁이대, 도투라지, 붉은잎능쟁이, 청여장
Chenopodium album var. *centrorubrum* Makino

● **효능** : 강장(强壯), 건위(健胃), 살균(殺菌), 살충(殺蟲), 청열(淸熱), 해독(解毒), 해열(解熱)

한약명 : 여(藜) - 잎과 줄기
성 미 : 맛은 달고 성질은 평하며 독성이 조금 있다.

명아주과. 한해살이풀. 전국. 산과 들에서 자라고, 꽃은 6~7월에 황록색 원추화서로 피며, 열매는 납작한 원형 포과로 8~9월에 여문다.

야호! 가운데의 속잎이 붉은 색이 나기 때문에 붉은잎능쟁이라고도 한다.

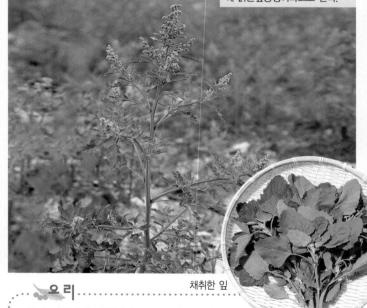

채취한 잎

요리

• 봄에 어린 순을 채취하여 끓는 물에 데친 후 찬물에 헹구어 나물 무침을 하여 먹고 국거리로 쓴다. 밥을 지을 때 넣어 명아주 밥을 하거나 떡을 만들기도 한다. 새순에는 가루 성분이 많이 붙어 있으므로 잘 씻어내야 한다.
• 연한 잎을 채취하여 삶아서 말렸다가 묵나물로 이용한다.
• 좀명아주도 같은 방법으로 이용한다.

가려움증을 멎게 하는 풀

댑싸리 공쟁이, 뱁싸리, 비싸리
Kochia scoparia Schrad.

●효능 : 강장(強壯), 건위(健胃), 살충(殺蟲), 소종(消腫), 이뇨(利尿), 제습(除濕), 청습열(淸濕熱)

한약명 : 지부자(地膚子)-씨
성　미 : 맛은 달고 쓰며 성질은 차다.

명아주과. 한해살이풀. 전국. 밭둑이나 민가 근처에서 자라고, 꽃은 7~8월에 연녹색이나 붉은색 수상화서로 피며, 열매는 원반형 포과로 9월에 여문다.

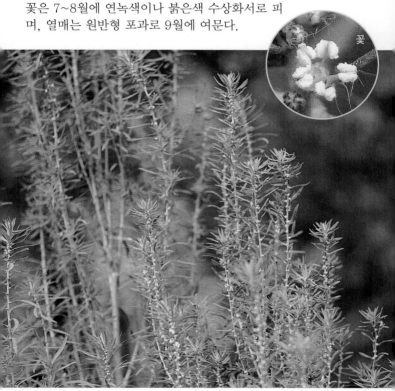

꽃

요리

늦은봄이나 초여름에 어린 줄기와 잎을 채취하여 살짝 데친 후 찬물에 헹구어 건져내고 나물 무침을 하여 먹거나 국거리로 쓴다.

열을 내리게 하는 풀

비름 비듬나물, 새비름. 참비름, 현채
Amaranthus mangostanus L.

●효능 : 소종(消腫), 이규(利竅), 청열(淸熱), 해독(解毒)

한약명 : 현(莧)-지상부
성 미 : 맛은 달고 성질은 서늘하다.

비름과. 한해살이풀. 전국. 길가나 밭에서 자라고, 꽃은 7~9월에 녹색 원추형 수상화서로 피며, 열매는 타원형 개과로 9~10월에 색으로 익는다.

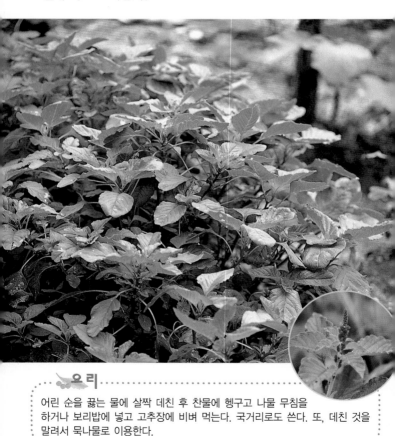

🌿 요리

어린 순을 끓는 물에 살짝 데친 후 찬물에 헹구고 나물 무침을 하거나 보리밥에 넣고 고추장에 비벼 먹는다. 국거리로도 쓴다. 또, 데친 것을 말려서 묵나물로 이용한다.

해독 작용을 하는 풀

개비름 비름나물
Amaranthus blitum L.

●효능 : 청열(淸熱), 해독(解毒)

한약명 : **야현채(野莧菜)**—지상부와 씨
성   미 : 맛은 달고 담백하며 성질은 조금 차다.

비름과. 한해살이풀. 전국. 길가나 밭둑 등 풀밭에서 자라고, 꽃은 6~7월에 녹색 이삭화서로 피며, 열매는 둥근 포과로 9월에 여문다.

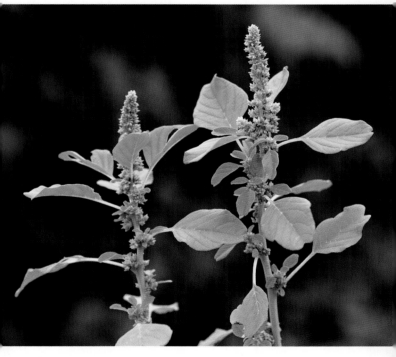

요리

어린 잎을 쓰는데, 잎이 커져도 부드럽기는 하지만 주로 줄기의 위쪽 여린 부분을 따서 요리한다. 채취한 잎을 삶아서 물에 헹군 후 초무침, 깨무침 등의 나물 무침을 해서 먹는다.

출혈을 멈추게 하는 풀

맨드라미
민드라치, 천일홍
Celosia cristata L.

●효능 : 양혈(凉血), 지혈(止血)

한약명 : 계관화(鷄冠花)-꽃과 씨
성 미 : 맛은 달고 성질은 서늘하다.

비름과. 한해살이풀. 전국. 화단에서 식재하고, 꽃은 7~8월에 붉은색·노란색·흰색으로 피며, 열매는 달걀 모양 개과로 9~10월에 여문다.

꽃이 만들어 놓은 것 같아 맨드라미라고 한다. 또, 꽃 모양이 닭의 벼슬과 같다 하여 계관화(鷄冠花)라고도 부른다.

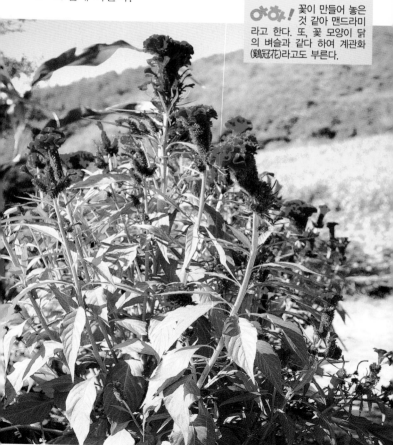

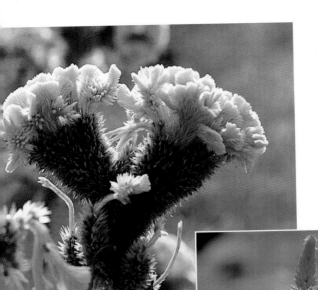

노란색 꽃

송곳 모양의 꽃

🍒 요리

• 봄에 어린 잎과 연한 줄기를 채취하여 삶은 후 나물 무침을 하여 먹는다.

• 잎을 채취하여 떡을 만들 때 고명으로 쓴다.

꽃이삭

🍵 맨드라미꽃차

• 꽃이 필 때 꽃이삭을 채취하여 소금물에 깨끗이 씻고 5일 정도 햇볕에 말린다.

• 말린 맨드라미 꽃잎을 따뜻한 물에 넣어 2~3분 정도 우려 낸 다음 마신다.

✚치질출혈, 장출혈, 자궁출혈, 혈리(血痢), 설사, 기침하면서 피가 섞여 나올 때, 토혈(吐血), 월경과다(月經過多), 오십견(五十肩) 등의 치료 효과가 있다.

관절 운동을 순조롭게 하는 풀

쇠무릎 마독풀, 신경초, 은실
Achyranthes japonica (Miq.) Nakai

● 효능 : 강근골(强筋骨), 보간(補肝), 보신(補腎), 산어혈(散瘀血),
소옹저(消癰疽), 이뇨(利尿), 정혈(精血), 통경(通經)

한약명 : 우슬(牛膝)―뿌리
성   미 : 맛은 쓰고 시며 성질은 따뜻하다.

비름과. 여러해살이풀. 전국. 산지의 숲 속이나 들에서 자라고,
꽃은 8~9월에 녹색 수상화서로 피며, 열매는 긴 타원형 포과로
9월에 익는다.

○8○! 줄기의 마디가
두드러져서 소의
무릎같이 보인다 하여 쇠무
릎이라고 한다.

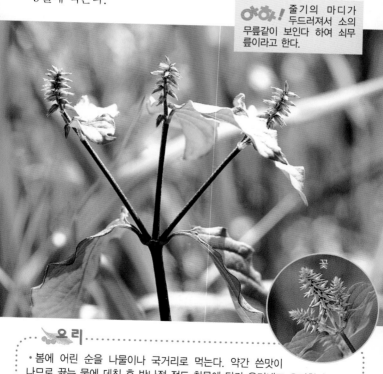

꽃

🌿 요리

• 봄에 어린 순을 나물이나 국거리로 먹는다. 약간 쓴맛이
나므로 끓는 물에 데친 후 반나절 정도 찬물에 담가 우려내고 요리한다.
• 잎과 어린 꽃봉오리는 튀김을 만들어 먹는다. 잎은 여름까지도 부드러우므
로 오래 이용할 수 있다.
• 뿌리를 닭볶음탕 등을 요리할 때에 넣어 먹는다.

코가 막힌 것을 통하게 하는 나무

목련 망춘화, 목란, 목필, 북향화, 영춘화
Magnolia kobus DC.

● 효능 : 거풍(祛風), 산풍한(散風寒), 통비규(通鼻竅)

한약명 : 신이(辛夷)—꽃봉오리
성 미 : 맛은 맵고 성질은 따뜻하다.

목련과. 갈잎 큰키나무. 전국. 산지 숲 속에서 자라고, 꽃은 3~4월에 흰색으로 피며, 열매는 골돌과로 9~10월에 붉은색으로 익는다.

 나무에 핀 연꽃 같다 하여 목련(木蓮)이라 하고, 또 난초 같다 하여 목란(木蘭)이라고도 부른다.

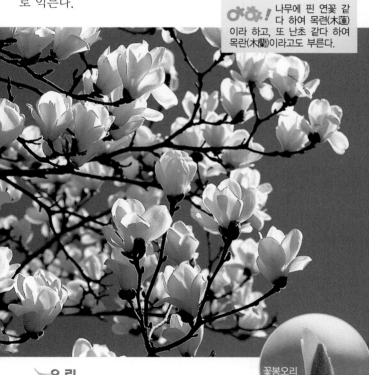

꽃봉오리

요리

• 봄에 꽃을 채취하여 살짝 삶아서 식초에 버무리거나 나물 무침을 하여 먹는다.
• 꽃이 피기 전에 꽃봉오리를 채취하여 말렸다가 차를 끓여 마신다.

열기를 내려주는 풀

황새냉이
두루미냉이, 영선, 황새나생이
Cardamine flexuosa With.

●효능 : 명목(明目), 양혈(凉血), 조경(調經), 청열(淸熱)

한약명 : 쇠미제(碎米薺) · 정력(葶藶)-지상부
성　미 : 맛은 달고 조금 시며 성질은 평하다.

십자화과. 두해살이풀. 전국. 들판의 습지에서 자라고, 꽃은 4~5월에 흰색 총상화서로 피며, 열매는 길쭉한 각과로 9~10월에 익는다.

> ♂♀! 줄기가 중간에 구부러진 모습이 황새의 다리와 비슷하다고 하여 황새냉이라고 한다.

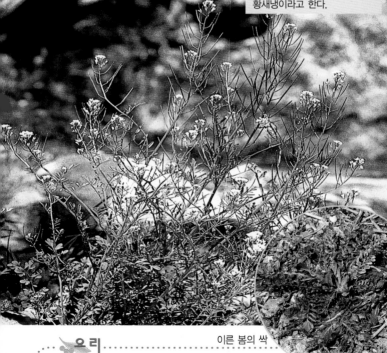

이른 봄의 싹

요리

• 봄에 어린 잎을 채취한다. 약간 매운 맛이 있으므로 삶아서 물에 헹구고 나물 무침을 하거나 튀김을 만들어 먹는다.
• 뿌리를 채취하여 고기를 먹을 때 쌈에 같이 넣어 먹는다.

눈을 밝게 하는 풀

냉이 나생이, 나승개, 참냉이
Capsella bursa-pastoris (L.) L. W. Medicus

●효능 : 명목(明目), 이수(利水), 지혈(止血), 화비(和脾)

한약명 : 제채(薺菜)-전초
성 미 : 맛은 달고 성질은 평온하다.

십자화과. 두해살이풀. 전국. 들과 밭에서 자라고, 꽃은 5~6월에 흰색 총상화서로 피며, 열매는 삼각형 단각과로 5~7월에 여문다.

> **오~오!** 냉이를 뜻하는 한자 제(薺)를 옛글에서는 나시, 나싱, 나지 등으로 발음하였는데 여기에서 냉이라는 이름이 생겼다.

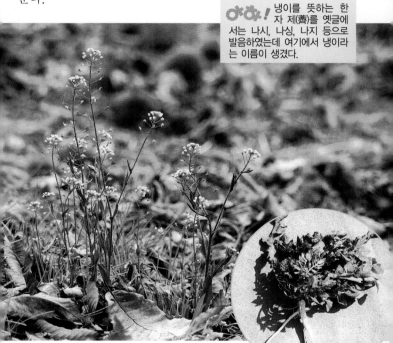

채취한 전초

🌿 요 리

• 이른 봄에 새순을 뿌리째 채취하여 생으로 나물 무침을 하거나 쌈채로 이용한다. 또는 전체를 잘게 다져서 초밥을 만들 때 넣어 먹는다.
• 새순을 끓는 물에 데친 후 찬물에 헹궈 쌈장에 찍어먹거나 나물 무침을 하며 된장국의 국거리로도 쓴다. 또, 데친 것에 콩가루를 입혀 찜을 하거나 잘게 썰어 쌀과 함께 죽을 쑤어 먹는다.

종기를 가라앉게 하는 나무

음나무
개두릅나무, 멍구나무, 며느리채찍나무, 엄나무
Kalopanax septemlobus (Thunb.) Koidz.

●효능 : 거풍(祛風), 살충(殺蟲), 소종(消腫), 제습(除濕), 진통(鎭痛), 활혈(活血)

한약명 : **자추수피(刺楸樹皮) · 해동피(海桐皮)**—나무껍질
성 미 : 맛은 쓰고 매우며 성질은 평하다.

두릅나무과. 갈잎 큰키나무. 전국. 산지에서 자라고, 꽃은 7~8월에 황록색 산형화서로 피며, 열매는 둥근 핵과로 10월에 검은색으로 익는다.

줄기에 달린 가시의 모양이 크고 굵으므로 엄하게 생겼다고 하여 엄(嚴)나무라고도 부른다.

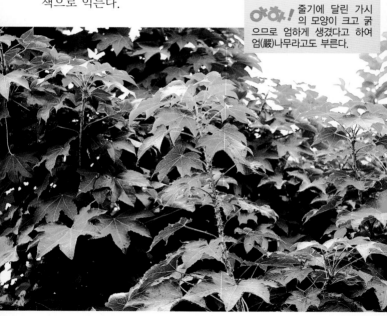

🌱 요리

•봄에 새순을 채취하여 끓는 물에 삶아서 찬물에 담가 우려내고 나물 무침을 하거나 초장을 찍어 먹으며, 튀김을 만들고 전을 부쳐 먹는다. 또, 장아찌를 만들거나 김치를 담그기도 한다. 삶은 것을 말려서 묵나물로 이용한다.
•가지나 나무껍질을 달여서 약으로 먹거나 백숙을 끓일 때 넣어 먹는다.

줄기껍질

폐를 편안하게 안정시키는 풀

꽃다지

꽃다대, 코딱지나물
Draba nemorosa L.

●효능 : 사폐평천(瀉肺平喘), 완화(緩和), 이뇨(利尿), 소종(消腫)

한약명 : 정력자(葶藶子)-씨
성　미 : 맛은 맵고 쓰며 성질은 차다.

십자화과. 두해살이풀. 전국. 들이나 밭의 양지바른 곳에서 자라고, 꽃은 4~6월에 노란색으로 피며, 열매는 긴 타원형 각과로 7~8월에 여문다.

> 노란 금덩이가 많은 것을 노다지라고 부르는데 대하여 이 풀이 무더기로 한꺼번에 노란 꽃이 피는 것에서 꽃다지라고 한다.

요리

• 봄에 새순을 채취하여 살짝 데치고 물에 헹구어 무침나물을 하여 먹는다.

지상부

• 어린 잎을 나물로 무쳐 먹거나 된장국의 국거리로 쓴다. 또, 김에 생잎을 늘어놓아 김밥 만들 듯이 둘둘 말아서 그대로 양념장에 찍어 먹는다.
• 잎으로 녹즙을 내어 마신다.
• 다소 웃자란 것도 부드러운 잎을 채취하여 데쳐서 나물 무침을 하거나 비빔밥에 섞어 먹는다.
♣뿌리는 소주에 담가 숙성시킨 후 조금씩 마신다.

해독 작용을 하는 풀

뱀딸기
개미딸기, 배암딸기, 사과초, 사매, 정장초, 중의딸구
Duchesnea indica (Andr.) Focke

●**효능** : 소종(消腫), 양혈(凉血), 지해(止咳), 지혈(止血), 통경(通經), 항암(抗癌), 해독(解毒)

한약명 : **사매(蛇苺)**−지상부
성　미 : 맛은 달고 쓰며 성질은 차다.

장미과. 여러해살이 덩굴풀. 전국. 들의 풀밭이나 논둑 등에서 자라고, 꽃은 4~6월에 노란색 두상화로 피며, 열매는 둥근 수과로 6월에 붉은색으로 익는다.

> **♂♀!** 뱀이 많이 나오는 습지에서 잘 자라기 때문에 뱀딸기라고 붙여진 듯하다.

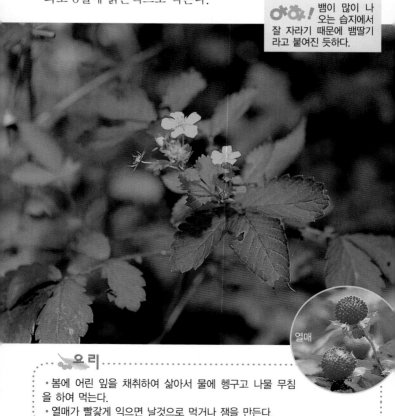

열매

🍂 **요리**

• 봄에 어린 잎을 채취하여 삶아서 물에 헹구고 나물 무침을 하여 먹는다.
• 열매가 빨갛게 익으면 날것으로 먹거나 잼을 만든다.

설사를 그치게 하는 풀

딱지꽃 선모초, 지네초
Potentilla chinensis Seringe

●효능 : 거풍습(祛風濕), 구충(驅蟲), 양혈(凉血), 지혈(止血), 청열(淸熱), 해독(解毒)

한약명 : 위릉채(萎陵菜) - 전초
성 미 : 맛은 쓰고 성질은 차다.

장미과. 여러해살이풀. 전국. 개울가와 들에서 자라고, 꽃은 6~7월에 노란색 산방상 취산화서로 피며, 열매는 넓은 달걀 모양 수과로 7~8월에 여문다.

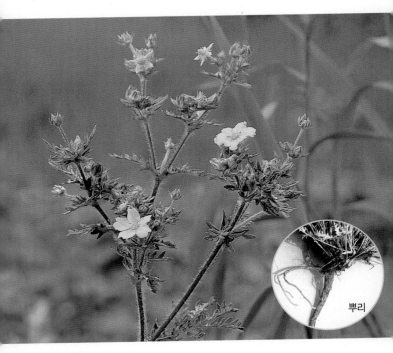

뿌리

🌿요리

• 봄에 어린 순을 채취하여 생으로 나물 무침을 하여 먹는다.
• 새순에 약간 쓴맛이 있으므로 끓는 물에 데친 후 잠시 찬물에 담가 우려내고 나물 무침을 하기도 한다.

통증을 멎게 하는 나무

멍석딸기
덤풀딸기, 멍두딸, 번둥딸나무, 사슨딸기, 수리딸나무
Rubus parvifolius L.

● 효능 : 산어(散瘀), 살충(殺蟲), 지통(止痛), 해독(解毒)

한약명 : 호전표(薅田藨)-지상부
성 미 : 맛은 달고 시며 성질은 평온하다.

장미과. 갈잎 떨기나무. 전국. 낮은 지대 산기슭이나 논밭 둑에서 자라고, 꽃은 5~6월에 연분홍색으로 피며, 열매는 복과로 7~8월에 붉은색으로 익는다.

산딸기 중에서 열매가 크고 많이 열리므로 멍석에 늘어놓은 듯하다고 하여 멍석딸기라고 부른다.

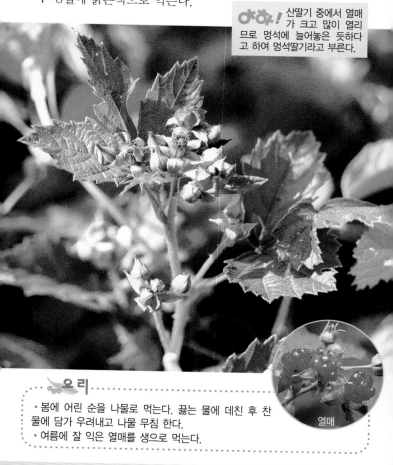

열매

🌿 요리

• 봄에 어린 순을 나물로 먹는다. 끓는 물에 데친 후 찬물에 담가 우려내고 나물 무침 한다.
• 여름에 잘 익은 열매를 생으로 먹는다.

혈액 순환을 좋게 하는 나무

해당화 땡감나무, 멍개나무, 배회, 해당자
Rosa rugosa Thunberg

●효능 : 산어(散瘀), 수렴(收斂), 지사(止瀉), 지혈(止血), 진통(鎭痛), 해울(解鬱), 행기(行氣), 화혈(和血)

한약명 : 매괴화(玫瑰花)—꽃
성 미 : 맛은 달고 조금 쓰며 성질은 따뜻하다.

장미과. 갈잎 떨기나무. 전국. 바닷가 모래 땅과 산기슭에서 자라고, 꽃은 5~7월에 홍자색으로 피며, 열매는 둥근 수과로 8월에 황적색으로 익는다.

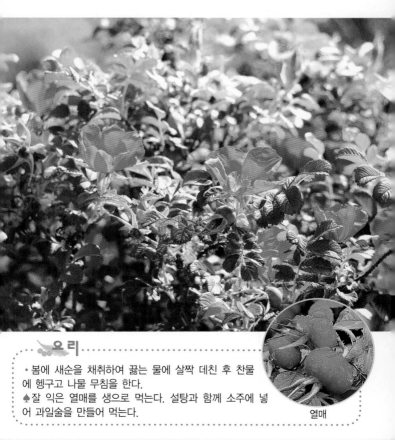

요리

• 봄에 새순을 채취하여 끓는 물에 살짝 데친 후 찬물에 헹구고 나물 무침을 한다.
♠ 잘 익은 열매를 생으로 먹는다. 설탕과 함께 소주에 넣어 과일술을 만들어 먹는다.

열매

해독 작용을 하는 나무

찔레나무 가시나무, 까치밥, 담장미, 야장미
Rosa multiflora Thunb.

●효능 : 사하(瀉下), 이뇨(利尿), 제열(除熱), 해독(解毒), 활혈(活血)

한약명 : **영실(營實)**-열매

성　미 : 맛은 시고 성질은 서늘하다.

장미과. 갈잎 떨기나무. 전국. 산기슭이나 냇가에서 자라고, 꽃은 5월에 흰색이나 연분홍색으로 피며, 열매는 타원형 수과로 9~10월에 붉은색으로 여문다.

○♀! 줄기에 가시가 많아 잘 찔리므로 찔레나무라고 부른다.

요리

• 봄에 어린 순을 끓는 물에 살짝 데친 후 찬물에 헹구고 나물 무침을 하여 먹는다.

• 어린 새가지는 껍질을 벗겨 날것으로 먹거나 나물 무침을 해 먹는다. 달고 시원하며 해갈에 좋다.

• 꽃을 생으로 먹는다. 또, 전을 부치거나 떡을 찔 때 꽃잎을 올려서 화전이나 꽃떡을 만든다.

• 여름에 열매가 빨갛게 익으면 날것으로 먹을 수 있다. 또, 술을 담그거나 말린 열매로 차를 끓여 마신다.

✚열매를 닭백숙에 넣어서 먹으면 신경통의 치료에 좋다.

꽃

변비를 치료하는 나무

앵두나무 _{앵도}
Prunus tomentosa Thunberg

●**효능** : 완하(緩下), 이수(利水), 익기(益氣), 하기(下氣), 활장(滑腸)

한약명 : 욱리인(郁李仁)-씨

성 미 : 맛은 맵고 달며 성질은 평온하다.

장미과. 갈잎 떨기나무. 전국. 과수로 재배하고, 꽃은 4월에 연
분홍색 또는 흰색으로 피며, 열매는 둥근 핵과로 6월에 붉은색
으로 익는다.

> ♂♀! 열매 모양이 복숭
> 아와 비슷하고 꾀
> 꼬리가 잘 먹기 때문에 앵도(鶯
> 桃)라고 한 것에서 유래되었다.

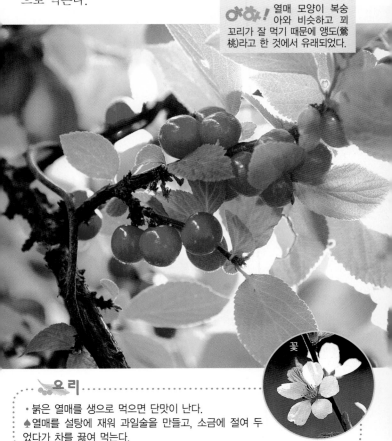

꽃

요리

• 붉은 열매를 생으로 먹으면 단맛이 난다.
♣열매를 설탕에 재워 과일술을 만들고, 소금에 절여 두
었다가 차를 끓여 먹는다.

통증을 멎게 하는 나무

등나무 참등
Wistaria floribunda (Willd.) DC.

●효능 : 이뇨(利尿), 지통(止痛)

한약명 : 다화자등(多花紫藤) – 뿌리와 씨

콩과. 갈잎 덩굴나무. 전국. 숲가장자리와 덤불에서 자라고, 꽃은 4~5월에 연보라색 또는 흰색 총상화서로 피며, 열매는 원기둥 모양 협과로 9~10월에 여문다.

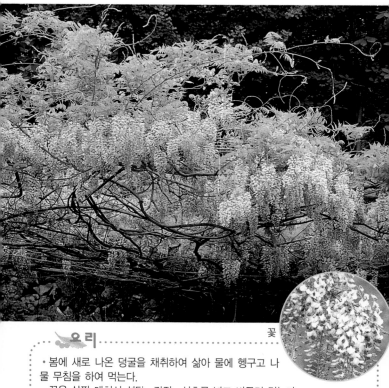

꽃

요리

• 봄에 새로 나온 덩굴을 채취하여 삶아 물에 헹구고 나물 무침을 하여 먹는다.
• 꽃을 살짝 데쳐서 설탕 · 간장 · 식초를 넣고 버무려 먹는다.
• 꽃가루를 모아 식초나 양념에 버무려서 먹는다.
• 딱딱한 꼬투리에 든 열매는 구워 먹으면 향기롭다.
※한꺼번에 많이 먹으면 토하게 되므로 주의한다.

오줌을 잘 나오게 하는 나무

아카시나무 까시나무, 아카시아
Robinia pseudoacacia L.

●효능 : 이뇨(利尿), 지혈(止血)

한약명 : 자괴화(刺槐花)—꽃

콩과. 갈잎 큰키나무. 전국. 산과 들에서 자라고, 꽃은 5~6월에 흰색 나비 모양으로 피며, 열매는 긴 타원형 협과로 10월에 익는다.

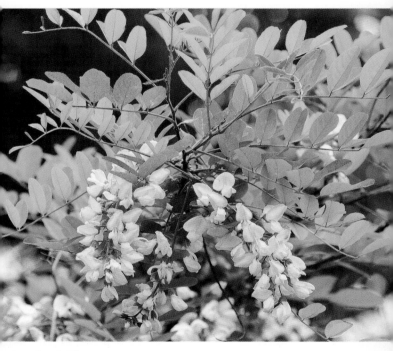

요리

- 어린 잎을 데쳐서 나물 무침을 하여 먹는다.
- 꽃을 생으로 먹거나 샐러드나 튀김을 만들고 겉절이를 담근다. 또는, 꽃잎을 밀가루나 쌀가루에 섞어서 쑥버무리처럼 쪄서 먹는다. 꽃이 향이 좋아서 음식에 넣어 잡냄새를 제거하는 향료로도 쓴다.
- 잎을 말려서 차를 끓여 마신다.

관절염을 치료하는 풀

골담초 곤달초, 금작화, 버선꽃, 산약나무
Caragana sinica (Buchoz) Rehder

●효능 : 진통(鎭痛), 활혈(活血)

한약명 : **금작근(金雀根)**―뿌리
성 미 : 맛은 맵고 쓰며 성질은 평온하다.

콩과. 갈잎 떨기나무. 중부 이남. 산지와 마을 부근에서 자라고, 꽃은 5월에 노란색이었다가 후에 붉은색으로 피며, 열매는 기둥 모양 협과로 8~10월에 여문다.

> ♂♀! 뼈를 강하게 하는 효능이 있어 뼈를 책임진다는 뜻으로 골담초(骨擔草)라고 한다.

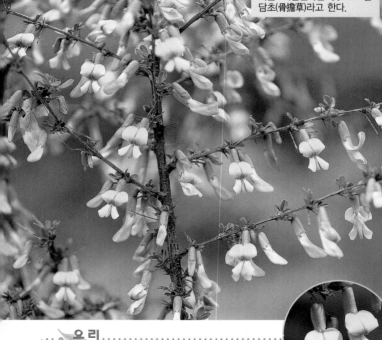

꽃

🥄요 리

• 뿌리와 연한 줄기를 삶아서 찬물에 담가 충분히 우려 낸 뒤 나물로 무쳐 먹는다.
• 꽃을 생으로 먹거나 차를 끓여 마시기도 하며 꽃잎에 밀가루를 묻혀서 떡을 만들어 먹는다.

해독 작용을 하는 풀

자운영 자우정, 홍화채
Astragalus sinicus Linné

●효능 : 거풍(祛風), 명목(明目), 양혈(凉血), 지혈(止血), 청열(淸
熱), 해독(解毒)

한약명 : 홍화채(紅花菜)-지상부
성 미 : 맛은 조금 달고 성질은 서늘하다.

콩과. 두해살이풀. 남부. 들에서 녹비로 재배하고, 꽃은 4~6월
에 홍자색 또는 흰색 산형화서로 피며, 열매는 긴 타원형 협과
로 6~7월에 검은색으로 익는다.

> 붉은색 꽃이 피고 나
> 물로 먹을 수 있으므
> 로 붉은 꽃이 피는 나물이라는 뜻
> 으로 홍화채(紅花菜)라고도 한다.

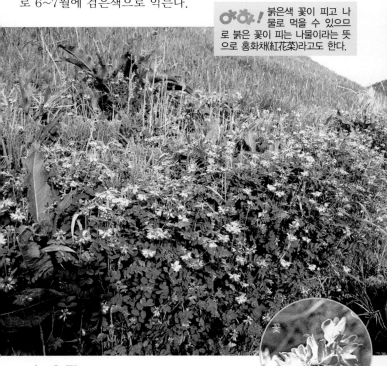

꽃

요리

봄에 어린 잎과 꽃봉오리를 채취하여 끓는 물에 삶아서
나물 무침을 하거나 튀김을 만들어 먹으며, 국거리나 비빔밥
의 재료로 쓰기도 한다.

피를 맑게 하는 풀

토끼풀 말자운영, 반지나물, 쇠똥, 크로버
Trifolium repens Linné

●효능 : 양혈(凉血), 청열(淸熱)

한약명 : **삼소초(三消草)**−지상부
성　미 : 맛은 조금 달고 성질은 평온하다.

콩과. 여러해살이풀. 전국. 낮은 산지와 들의 풀밭에서 자라고,
꽃은 6~7월에 흰색 두상화로 피며, 열매는 선 모양 협과로 9월
에 익는다.

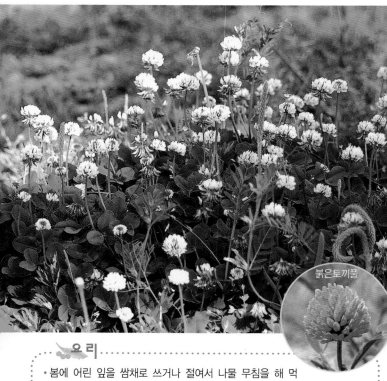

붉은토끼풀

요리

• 봄에 어린 잎을 쌈채로 쓰거나 절여서 나물 무침을 해 먹
는다. 끓는 물에 데쳐서 나물 무침을 하기도 한다.
• 꽃봉오리를 데쳐서 나물로 먹으며 어린 꽃은 튀김을 만든다. 붉은토끼풀은
꽃잎이 붉은색이어서 요리를 해 놓으면 보기에도 좋다.

피멍을 없어지게 하는 풀

괭이밥 눈텅개, 산장초, 시금초, 시엉
Oxalis corniculata L.

●효능 : 소종해독(消腫解毒), 양혈산어(凉血散瘀), 청열이습(淸熱
　　　　利濕)

한약명 : 초장초(酢漿草)−지상부
성　미 : 맛은 시고 성질은 차다.

괭이밥과. 여러해살이풀. 전국. 밭이나 길가에서 자라고, 꽃은
5~8월에 노란색으로 피며, 열매는 원기둥 모양 삭과로 9월에
여문다.

> ♂♀! 풀에서 신맛(酸:산)
> 이 나기 때문에 시
> 금초 또는 산장초(酸漿草)라고
> 도 부른다.

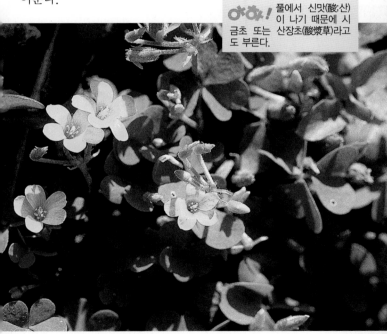

요리

• 봄에 어린 잎을 채취하여 생으로 겉절이를 만들거나 비빔밥에 넣어 먹는다.
　또, 끓는 물에 살짝 데친 후 찬물에 헹구어 나물 무침을 한다.
• 풀에서 시큼한 맛이 나므로 어린이들이 심심풀이로 생잎을 따 먹기도 한다.
• 애기괭이밥도 같은 방법으로 이용한다.

통증을 가라앉히는 나무
담쟁이덩굴 돌담장이, 상춘등
Parthenocissus tricuspidata (S. & Z.) Planch.

● 효능 : 지통(止痛), 지혈(止血), 활혈(活血)

한약명 : **지금(地錦)** −뿌리와 줄기

성　미 : 맛은 달고 성질은 따뜻하다.

포도과. 갈잎 덩굴나무. 전국. 산골짜기 숲 밑에서 자라고, 꽃은 6~7월에 황록색 취산화서로 피며, 열매는 둥근 장과로 8~10월에 검은색으로 익는다.

> ♂♀! 돌담이나 바위 또는 나무줄기에 붙어서 자라는 덩굴 식물이므로 담쟁이덩굴이라고 부른다.

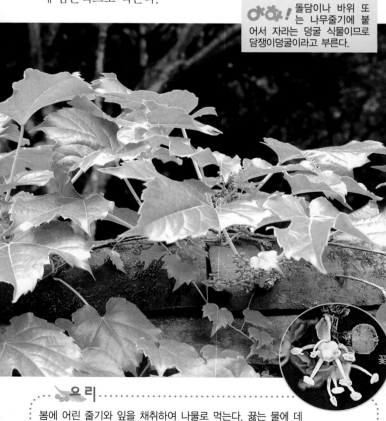

꽃

🌿 요 리

봄에 어린 줄기와 잎을 채취하여 나물로 먹는다. 끓는 물에 데 친 후 찬물에 담가 떫은 맛을 우려내고 양념 무침을 한다.

기침을 멈추게 하는 나무
보리수나무
보리똥나무, 보리화주나무, 볼네나무
Elaeagnus umbellata Thunb.

●효능 : 수렴(收斂), 소종(消腫), 행기(行氣), 활혈(活血)

한약명 : 양모내자(羊母奶子)-열매, 목우내(木牛奶)-뿌리와 가지
성 미 : 맛은 쓰고 시며 성질은 서늘하다.

보리수나무과. 갈잎 떨기나무. 황해도 이남. 산과 들의 풀밭에서 자라고, 꽃은 4~6월에 연황색 산형화서로 피며, 열매는 둥근 핵과로 10월에 붉은색으로 익는다.

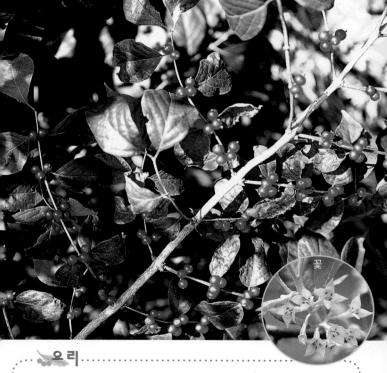

꽃

요리

· 봄에 어린 잎을 채취하여 밀가루를 묻혀서 쪄 먹는다.
· 열매를 찧어 씨를 빼낸 후 설탕을 넣고 천천히 불에 졸여서 잼을 만든다.
♠ 열매를 소주에 담가 숙성시켜서 과일술을 만든다.

종기를 가라앉히는 나무

무궁화 <small>번리화, 어사화, 학질꽃</small>
Hibiscus syriacus L.

●**효능** : 소종(消腫), 이습(利濕), 지양(止痒), 청열(淸熱), 항균(抗菌), 해독(解毒)

한약명 : 목근피(木槿皮)—뿌리껍질과 줄기껍질
성　미 : 맛은 달고 쓰며 성질은 시원하다.

아욱과. 갈잎 떨기나무. 전국. 관상용으로 정원에서 식재하고, 꽃은 7~9월에 흰색과 분홍색으로 피며, 열매는 타원형 삭과로 11월에 익는다.

> ♂♀! 많은 꽃들이 연속해서 꽃이 피므로 오랫동안 무진장(無盡藏)하게 꽃이 핀다는 뜻으로 무궁화(無窮花)라고 부른다.

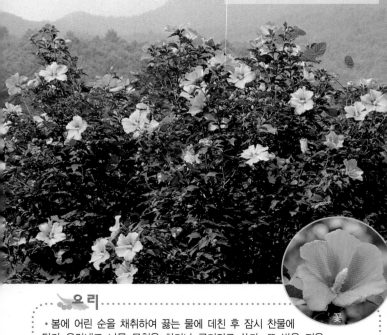

꽃

요리

• 봄에 어린 순을 채취하여 끓는 물에 데친 후 잠시 찬물에 담가 우려내고 나물 무침을 하거나 국거리로 쓴다. 또 밥을 지을 때 넣거나 죽을 끓여 먹는다. 생순을 된장에 박아 장아찌를 만들기도 한다.
• 꽃을 말려서 차를 끓여 마신다.

종기를 가라앉히는 풀

하늘타리
과루, 대원과, 쥐참외, 하늘수박

Trichosanthes kirilowii Max.

● 효능 : 배농(排膿), 생진(生津), 소종(消腫), 이뇨(利尿), 청열(清熱), 항암(抗癌), 화담(化痰)

한약명 : 천화분(天花紛)-뿌리
성　미 : 맛은 조금 달고 쓰며 성질은 따뜻하다.

박과 하늘타리속. 여러해살이덩굴풀. 중부 이남 지방. 들과 산기슭에서 자라고, 꽃은 7~8월에 노란색으로 피며, 열매는 둥근 박과로 10월에 주황색으로 익는다.

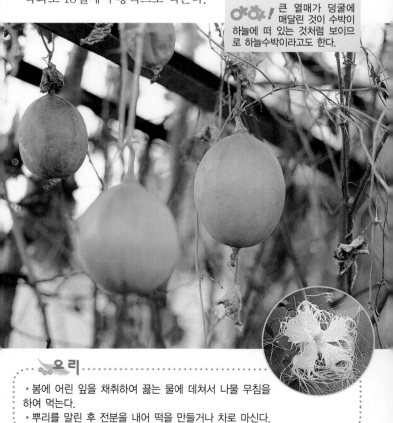

ㅇ7ㅎ! 큰 열매가 덩굴에 매달린 것이 수박이 하늘에 떠 있는 것처럼 보이므로 하늘수박이라고도 한다.

🌿 요리

• 봄에 어린 잎을 채취하여 끓는 물에 데쳐서 나물 무침을 하여 먹는다.
• 뿌리를 말린 후 전분을 내어 떡을 만들거나 차로 마신다.

열을 내리게 하는 풀

제비꽃 근채, 씨름꽃, 앉은뱅이꽃, 오랑캐꽃
Viola mandshurica W. Becker

●효능 : 소염(消炎), 이뇨(利尿), 이습(利濕), 지사(止瀉), 최토(催吐), 해독(解毒), 해열(解熱)

한약명 : 자화지정(紫花地丁)-지상부
성 미 : 맛은 쓰고 매우며 성질은 차다.

제비꽃과. 여러해살이풀. 전국. 산이나 들에서 자라고, 꽃은 4~5월에 보라색으로 피며, 열매는 넓은 타원형 삭과로 6~7월에 갈색으로 익는다.

이 꽃이 필 무렵 식량이 떨어진 오랑캐들이 쳐들어온다고 해서 오랑캐꽃이란 이름이 붙었다.

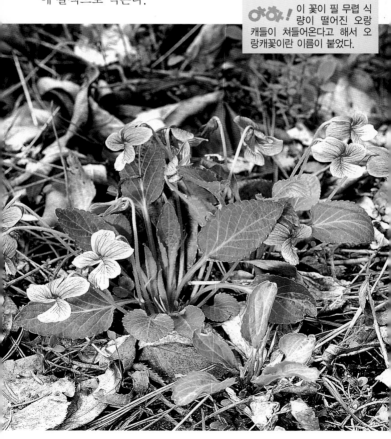

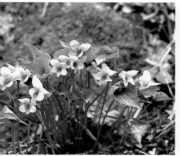

고깔제비꽃

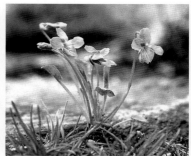

졸방제비꽃

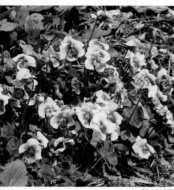

종지나물

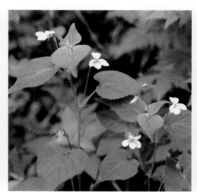

콩제비꽃

🌿 요리

• 봄에 어린 잎을 쌈으로 먹거나 겉절이를 담근다. 또, 약간 쓴맛이 나므로 끓는 물에 데친 후 찬물에 잠시 담가 우려내고 나물 무침을 한다.
• 꽃으로 샐러드의 장식 요리로 뿌리거나 화전을 만들어 먹는다. 생꽃 튀김, 밀가루범벅 튀김을 만들어 먹기도 한다.
• 고깔제비꽃, 졸방제비꽃, 종지나물, 콩제비꽃도 같은 방법으로 이용한다.

☕ 제비꽃차

• 여름철에 꽃봉오리째 꽃을 채취해 그늘에서 말린 다음 밀봉하여 보관한다.
• 제비꽃 2g을 중탕기에 2~3번 쪄낸 것을 따끈한 물(600㎖)에 1~2분 정도 우려낸 후 마신다.
➕부스럼, 헌 데, 파상풍, 젖앓이, 목적종통, 코막힘, 이질(痢疾), 황달, 요도염 등의 치료에 효과를 볼 수 있다.

음식의 소화를 돕는 풀

고수 고수나물, 향채
Coriandrum sativum L.

●효능 : 건위(健胃), 발한(發汗), 소식(消食), 투진(透疹), 하기(下氣), 항진균(抗眞菌)

한약명 : 호유(胡荽)-전초
성　미 : 맛은 맵고 성질은 따뜻하다.

산형과. 한해살이풀. 전국. 절 등에서 향료로 많이 재배하고, 꽃은 6~7월에 흰색 산형화서로 피며, 열매는 둥근 분과로 7~8월에 여문다.

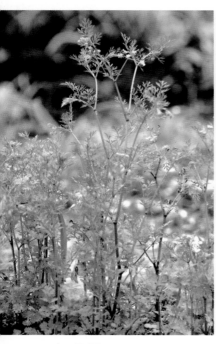

전초

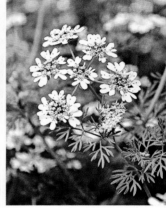

꽃

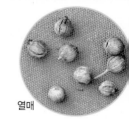

열매

요리

- 전초를 채취하여 끓는 물에 살짝 데친 후 찬물에 담가 우려내고 나물 무침을 한다.
- 생잎을 쌈채로 이용하거나 산초나무 잎과 섞어서 겉절이를 만들어 먹는다.

해독 작용을 하는 풀

미나리 거르제, 돌미나리, 언양미나리
Oenanthe javanica (Blume.) DC.

● **효능** : 강장(强壯), 이뇨(利尿), 이수(利水), 청열해독(淸熱解毒)

한약명 : 수근(水芹)―지상부

성 미 : 맛은 달고 매우며 성질은 서늘하다.

산형과. 여러해살이물풀. 전국. 습지와 물가에서 자라고, 꽃은 7~9월에 흰색 겹산형화서로 피며, 열매는 타원형 분과로 9~10월에 익는다.

> **♂♀!** 미나리는 미(물)와 나리(나물)의 합성어로, 물에서 자라는 나물이라는 뜻을 가지고 있다.

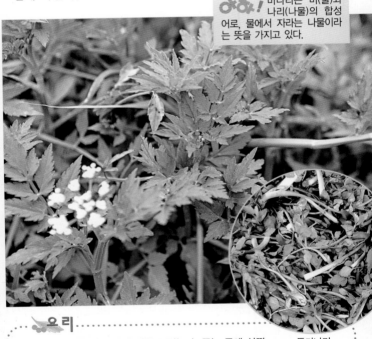

돌미나리

요리

• 봄에 어린 순을 채취하여 나물로 먹는다. 끓는 물에 살짝 데친 후 찬물에 헹구고 나물 무침을 한다.

• 초여름에 줄기를 잘게 썰어 생채 그대로 양념에 버무려 먹는다. 겉절이, 물김치를 담그고 전을 부치거나 장아찌를 만들며 국거리로도 쓴다.

• 길고 하얀 뿌리는 기름에 볶거나 튀김을 만들어 먹는다.

• 전초를 갈아 생즙을 내어 마신다. 생즙을 내고 난 찌꺼기는 된장을 무쳐서 먹기도 한다.

혈액 순환을 좋게 하는 나무

두릅나무 두릅나물, 목말채, 벙구나무, 자룡아, 참두릅
Aralia elata (Miq.) Seemann

● **효능** : 강정자신(强精滋腎), 거풍(祛風), 구어혈(驅瘀血), 보기(補氣), 소염(消炎), 안신(安神), 이뇨(利尿), 활혈(活血)

한약명 : **자노아(刺老鴉)** – 뿌리껍질과 나무껍질
성   미 : 맛은 맵고 성질은 평온하다.

두릅나무과. 갈잎 떨기나무. 전국. 산록의 양지와 골짜기에서 자라고, 꽃은 7~9월에 흰색 총상화서로 피며, 열매는 납작한 공 모양 장과로 10월에 검은색으로 익는다.

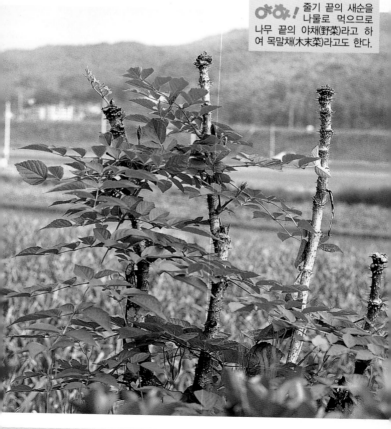

♂♀! 줄기 끝의 새순을 나물로 먹으므로 나무 끝의 야채(野菜)라고 하여 목말채(木末菜)라고도 한다.

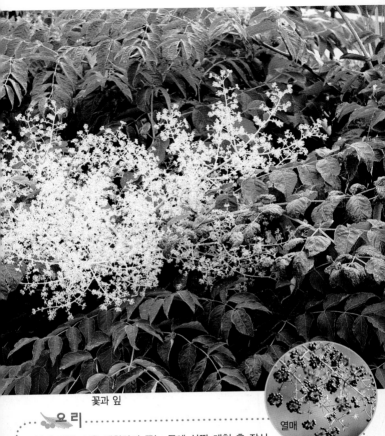

꽃과 잎

열매

요리

• 봄에 어린 순을 채취하여 끓는 물에 살짝 데친 후 잠시 찬물에 담가 떫고 쓴맛을 우려내고 초장을 찍어 먹는다. 데 친 것을 나물 무침을 하거나 장아찌, 전, 튀김, 물김치를 만들고 된장국의 국 거리로도 쓴다. 채취하는 때를 넘겨 다소 크게 자란 것도 튀김으로 만들면 가 시가 연해지고 떫은 맛과 쓴맛도 없어져 충분히 먹을 수 있다.
• 새순을 생으로 김치를 담가 먹기도 한다.

🫖 두릅나무차

• 봄에 싹이 나기 전에 뿌리와 줄기의 껍질을 벗겨서 햇볕에 말린다.
• 말린 뿌리(줄기)껍질 10g을 물 600㎖에 넣고 끓인 후 하루에 세 번 나누어 마신다.
✚기를 보하고 정신을 안정시키며, 신장을 보하고 풍을 없애고 피를 잘 돌아 가게 한다.

몸을 튼튼하게 하는 풀

참당귀 승검초, 조선당귀, 한당귀
Angelica gigas Nakai

●효능 : 강장(强壯), 거풍(祛風), 보혈(補血), 산어(散瘀), 조경(調經), 진정(鎭靜), 진통(鎭痛), 화혈(和血)

한약명 : 당귀(當歸) · 토당귀(土當歸)-뿌리를 말린 것
성 미 : 맛은 달고 쓰며 성질은 따뜻하다.

산형과. 여러해살이풀. 전국. 산골짜기 냇가 근처에서 자라고, 꽃은 8~9월에 자색 겹산형화서로 피며, 열매는 타원형 분과로 10월에 익는다.

♂♀! 부인이 이 풀을 먹으면서 기다리면 전쟁에 출정한 남편도 건강한 모습으로 돌아온다고 하여 당귀(當歸)라는 이름이 붙었다.

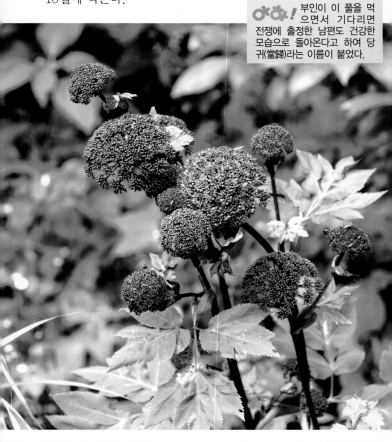

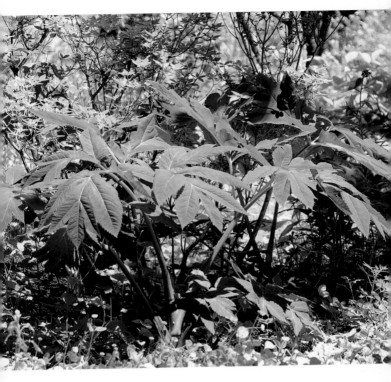

🦋 요리

* 이른 봄에 어린 순을 채취하여 쌈채로 쓰거나 나물 무침을 하고, 장아찌를 만들거나 겉절이를 담가 먹는다.
* 부드러운 줄기와 잎을 끓는 물에 살짝 데친 후 찬물에 헹구고 나물 무침을 한다.
* 고기를 삶을 때 잎을 넣으면 잡냄새를 제거할 수 있다.

⏺ 당귀차(當歸茶)

* 가을에 줄기가 나오지 않은 뿌리를 캐어 물에 깨끗이 씻어 햇볕에 말린다.
* 당귀 10g을 물 300~500㎖에 넣고 센 불에서 끓이다가 약한 불로 은근하게 15분 정도 끓인다. 국물만 따라내어 꿀이나 설탕을 가미해서 마신다. 여기에 생강을 첨가하면 더욱 좋다.

➕ 두통(頭痛) · 현기증 · 냉증 · 산후회복 · 생리불순(生理不順) · 생리통(生理痛) · 변비(便秘) 등, 부인병의 치료에 효과가 있다.

뿌리

딸꾹질을 그치게 하는 나무

감나무

단감나무, 땡감나무, 풋감, 홍시

Diospyros kaki Thunb.

●효능 : 강기(降氣), 난기지애(暖氣止呃), 양혈(凉血), 지혈(止血)

한약명 : **시체(柿蒂)**-열매꼭지(열매에 붙은 꽃받침)

성 미 : 맛은 쓰고 성질은 평온하다.

감나무과. 갈잎 큰키나무. 중부 이남. 민가에서 재배하고, 꽃은 5~6월에 황백색 종 모양으로 피며, 열매는 달걀 모양 장과이고 9~10월에 붉은색 또는 등황색으로 익는다.

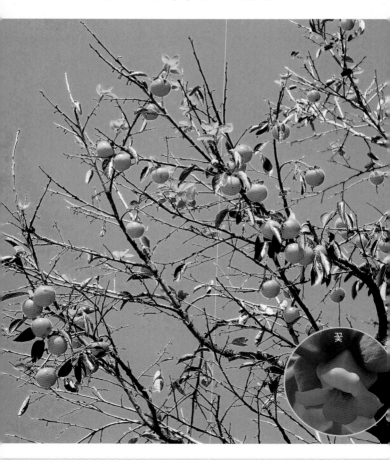

꽃

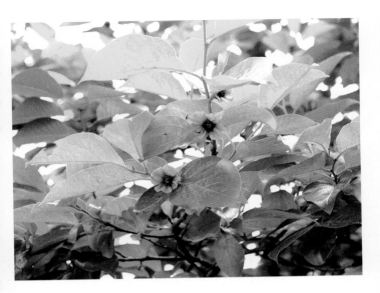

🌿 요리
- 어린 잎은 튀김을 만들어 먹는다.
- 덜 익은 채 땅에 떨어진 열매는 잘게 썰어 용기에 넣고 감식초를 만들어 향신료로 쓴다.
- 잘 익은 열매는 생으로 먹는다.
- 열매의 껍질을 벗겨내고 말려서 곶감을 만든다.

💊 감잎차
- 어린 잎을 채취하여 바람이 잘 통하는 그늘에서 말린다.
- 감잎 8~12g을 끓는 물 300㎖에 넣고 5~10분 정도 시간을 두어 엑기스를 우려낸다. 잣을 띄워 하루 1~2회 마신다.
- 물 100㎖를 끓인 후 70℃ 정도로 식힌 다음 말린 감잎 2~3g을 넣고 15분 정도 우려낸 후 마신다. 매실주 한 방울이나 유자청을 한쪽 넣어 마셔도 된다.
➕당뇨병·고혈압(高血壓)·성인병을 예방하며 빈혈에도 좋은 효능을 볼 수 있다.

💊 감꼭지차
- 가을에 잘 익은 감의 꽃받침(꼭지)을 뜯어 햇볕에 말린다.
- 찻잔에 감꼭지 3개를 넣고 끓는 물을 부어 1~2분 정도 우려낸 물에 꿀을 타서 마신다.
➕말린 감꼭지와 묵은 생강 각 5g씩을 20㎖의 물에 넣고 달여 마시면 딸꾹질을 곧 멈추게 할 수 있다.

열매꼭지

젖을 잘 나오게 하는 풀

박주가리

박쥐풀, 새쪽배기, 하수오

Metaplexis japonica (Thung.) Makino

●**효능** : 보익정기(補益精氣), 생기(生肌), 지혈(止血), 통유(通乳), 해독(解毒), 화담(化痰)

한약명 : **라마(蘿藦)**–전초

성 미 : 맛은 맵고 달며 성질은 평온하다.

박주가리과. 여러해살이덩굴풀. 전국. 들판의 양지쪽 풀밭에서 자라고, 꽃은 7~8월에 흰색 총상화서로 피며, 열매는 표주박 모양 골돌과로 10월에 익는다.

ơ♀! 열매 꼬투리가 다 여물면 벌어지는데 이것이 조그만 바가지 같다고 하여 박주가리라고 한다.

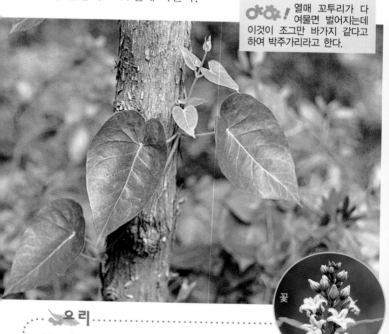

꽃

요리

• 봄에 어린 순을 채취하여 나물로 먹는다. 잘린 끝부분 에서 나오는 흰색 즙액에 경련을 일으키는 독 성분이 들어 있으므로 끓는 물에 데친 후 찬물에 오래 담가 독 성분을 충분히 우려내고 요리해야 한다.
• 덜 익은 열매 속은 약간 단맛이 나므로 어린이들이 심심풀이로 먹기도 한다.
• 뿌리는 여러 번 삶아서 물에 잘 헹구면 식용할 수 있다.

열기를 식혀주는 나무

치자나무 산치자, 지자
Gardenia jasminoides Ellis

●효능 : 사화(瀉火), 양혈(凉血), 이뇨(利尿), 지혈(止血), 진통(鎭痛), 청열(淸熱)

한약명 : **치자(梔子)**—열매
성　미 : 맛은 쓰고 성질은 차다.

꼭두서니과. 늘푸른 떨기나무. 경기도 이남. 약초로 재배하고, 꽃은 6~7월에 흰색으로 피며, 열매는 긴 타원형 삭과로 9월에 홍황색으로 익는다.

♂♀! 열매 모양이 술잔 같다고 하여 술잔을 뜻하는 치(巵)자에 나무 목(木)자를 붙여 치자(梔子)나무라고 한다.

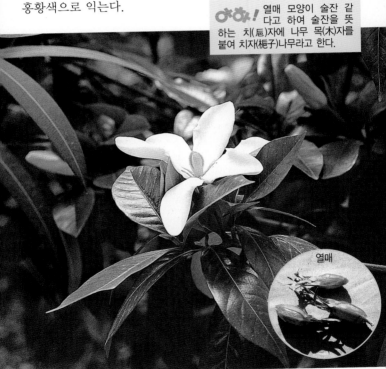

열매

🍃 요리

꽃을 생으로 먹는다. 또 삶아서 물에 헹군 뒤 양념 무침, 초버무림 등, 무침 나물을 하여 먹는다.

혈액순환을 좋게 하는 풀

꼭두서니 가삼자리, 꼭두선이, 신경초
Rubia akane Nakai

●효능 : 거담(祛痰), 지해(止咳), 지혈(止血), 통경활락(通經活絡), 행혈(行血)

한약명 : 천초근(茜草根)—뿌리
성 미 : 맛은 쓰고 성질은 차다.

꼭두서니과. 여러해살이풀. 전국. 산과 들의 숲에서 자라고, 꽃은 7~8월에 연한 노란색 원추화서로 피며, 열매는 둥근 장과로 8월에 검은색으로 익는다.

♂♀! 예전에는 고읍두송 (高邑豆訟)으로 불리던 것이 곡도송으로 변하다가 꼭두서니가 되었다고 한다.

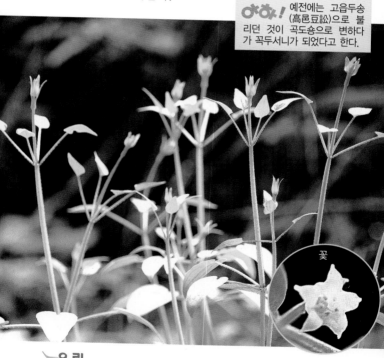

꽃

🍃요리

봄에 어린 잎을 나물로 먹는다. 쓴맛이 강하므로 끓는 물에 데쳐서 1~2일 동안 흐르는 물에 담가 충분히 우려낸 후 나물 무침을 하거나 데친 것을 햇볕에 말려 묵나물로 보관한다.

출혈을 멎게 하는 풀

갈퀴덩굴 *Galium spurium* L.

●효능 : 지혈(止血), 청열(淸熱), 통락(通絡), 통림(通淋), 해독(解毒), 활혈(活血)

한약명 : 거거등(鋸鋸藤)-지상부
성 미 : 맛은 달고 매우며 성질은 조금 차다.

꼭두서니과. 여러해살이덩굴풀. 전국. 길가 · 빈터에서 자라고, 꽃은 5~6월에 연한 황록색 취산화서로 피며, 열매는 분과로 7~9월에 익는다.

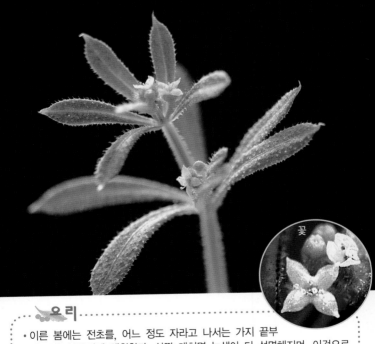

꽃

🍃요리

• 이른 봄에는 전초를, 어느 정도 자라고 나서는 가지 끝부분과 꽃을 봉오리째 채취한다. 살짝 데치면 녹색이 더 선명해지며, 이것으로 초무침이나 나물 무침을 한다. 또, 튀김을 만들어 먹는다.
• 꽃은 약간 향이 있고 단맛이 나므로 꽃만 요리하기도 한다.
• 굳지 않은 어린 열매를 기름에 볶거나 튀김을 만든다.

위장을 튼튼하게 하는 풀

메꽃 메싹, 모매싹, 선화
Calystegia sepium var. *japonicum* (Choisy) Makino

●효능 : 강압(降壓), 강장(强壯), 건위(健胃), 사하(瀉下), 소식(消食), 이뇨(利尿), 익정기(益精氣), 자음(滋陰), 청열(清熱)

한약명 : **구구앙(狗狗秧)**−뿌리줄기
성　미 : 맛은 달고 성질은 차다.

메꽃과. 여러해살이덩굴풀. 전국. 논둑이나 초원 습지에서 자라고, 꽃은 6~8월에 연분홍색 나팔 모양으로 피며, 열매는 삭과로 9~10월에 익는다.

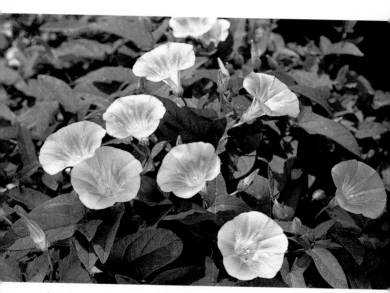

요리

• 어린 순과 줄기의 연한 끝부분은 떫은맛이 있으므로 끓는 물에 데친 후 잠시 찬물에 담가 우려내고 나물 무침을 한다. 데친 것을 말려서 묵나물로 이용한다.
• 꽃봉오리를 끓는 물에 데치고 물에 헹궈 나물 무침을 한다.
• 뿌리줄기는 굵고 찌거나 삶아서 먹고, 말려서 가루내어
쌀과 함께 죽을 쑤거나 떡을 만들기도 한다. 밥을 지을 때
넣기도 한다.

뿌리줄기

비장과 위장을 튼튼하게 하는 풀

캄프리 컴프리, 콤푸레
Symphytum officinale Linné

●효능 : 강장(强壯), 보비위(補脾胃), 조잡(嘈雜), 지천(止喘), 지혈(止血), 청간(淸肝), 탄산(吞酸)

한약명 : 감부리(甘富利)–잎과 뿌리

지치과. 여러해살이풀. 전국. 약재로 재배하고, 꽃은 6~7월에 자주색·분홍색·흰색 종 모양으로 피며, 열매는 달걀 모양 소견과로 9~10월에 익는다.

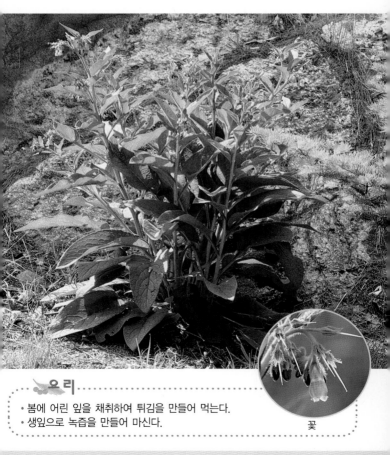

꽃

🌾 요리

• 봄에 어린 잎을 채취하여 튀김을 만들어 먹는다.
• 생잎으로 녹즙을 만들어 마신다.

풍증을 없애주는 풀

꽃마리

가지나물, 담뱃대나물, 잣냉이, 장박나물
Trigonotis peduncularis (Trevir.) Benth. ex Hemsl.

●효능 : 거풍(祛風), 소종(消腫), 이뇨(利尿)

한약명 : **부지채(府地菜)**-지상부

성 미 : 맛은 맵고 쓰며 성질은 서늘하다.

지치과. 두해살이풀. 전국. 산과 들의 습한 곳에서 자라고, 꽃은
4~7월에 연한 하늘색 총상화서로 피며, 열매는 소견과로 7~8
월에 여문다.

> 꽃이삭이 처음에는 둥글게
> 말려 있다가 점차 풀리면서
> 차례로 작은 꽃들이 피므로 '꽃말이'라
> 고 한 것이 변해 꽃마리가 되었다.

꽃

오리

• 봄에 어린 잎을 채취하여 겉절이를 담거나 된장국을 끓여
먹는다. 삶아서 나물 무침을 하기도 한다.
• 참꽃마리도 같은 방법으로 이용한다.

통증을 멎게 하는 풀

광대나물

감밥나물, 구실뱅이, 붕알노물, 코딱지나물

Lamium amplexicaule L.

●효능 : 거풍(祛風), 소종(消腫), 지통(止痛), 통락(通絡)

한약명 : **보개초(寶蓋草)**-지상부

성 미 : 맛은 달고 쓰며 성질은 따뜻하다.

꿀풀과. 두해살이풀. 전국. 풀밭이나 길가 습지에서 자라고, 꽃은 4~5월에 홍자색 화서로 피며, 열매는 달걀 모양 소견과로 7~8월에 여문다.

오호! 꽃 모양이 코를 후볐을 때 콧물이 끈적하게 따라나오는 모양과 비슷하다고 하여 코딱지나물이라고도 부른다.

꽃

요리

• 부드러운 새순을 채취하여 뜨거운 물에 데쳐서 우려내고 나물 무침을 하여 먹는다.

• 봄에 어린 잎을 쌈채로 먹거나 겉절이 · 초무침을 만들고 국거리로도 쓴다. 또 삶아서 나물로 무쳐 먹는다.

소화 작용을 돕는 풀

들깨 백소, 임자
Perilla frutescens Britton var. *japonica* (Hassk) Hara

●효능 : 강장(强壯), 보간(補肝), 보수(補水), 소갈(消渴), 소화촉
　　　진(消化促進), 온중(溫中), 하기(下氣), 항암(抗癌)

한약명 : **백소(白蘇), 임자(荏子)** -열매와 잎
성　미 : 맛은 달고 쓰며 성질은 따뜻하다.

꿀풀과. 한해살이풀. 전국. 농가에서 재배하고, 꽃은 7~8월에
흰색 총상화서로 피며, 열매는 둥근 소견과로
10월에 갈색으로 여문다.

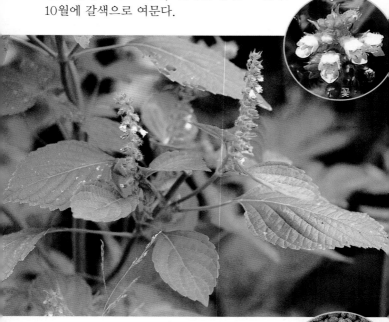

꽃

🌿 요 리

• 연한 생잎을 쌈채소나 나물로 먹는다.
• 잎을 끓는 물에 살짝 데친 후 찬물에 헹궈내어 기름
에 볶아 먹거나 튀김(부각)을 만들고, 간장에 재어 장아
찌를 만든다.
• 씨를 가루내어 보신탕이나 추어탕에 향신료로 쓴다. 또
씨로 기름을 짜서 요리할 때 이용한다.

씨

눈을 밝게 하는 나무

구기자나무 구고추, 선인장, 지선
Lycium chinense Miller

●효능 : 익정명목(益精明目), 자보간신(滋補肝腎)

한약명 : **구기자(枸杞子)**－열매
성 미 : 맛은 달고 성질은 평온하다.

가지과. 갈잎 떨기나무. 전국. 인가나 길가에 심고, 꽃은 6~10월에 자주색 종 모양으로 피며, 열매는 긴 달걀 모양 장과로 10~11월에 붉은색으로 익는다.

아하! 오래 된 줄기로 지팡이를 만들어 짚고 다니면 늙지 않는다고 하여 신선의 지팡이라는 뜻으로 선인장(仙人杖)이라고도 한다.

꽃

요리
• 봄에 어린 순을 채취해 끓는 물에 살짝 데친 후 찬물에 헹궈 나물 무침을 하거나 튀김을 만든다. 또 잘게 잘라 나물밥을 만들어 먹는다. 생으로 녹즙을 내어 마시기도 한다.
• 잎을 삶아 말려서 묵나물로 이용하고, 말린 것을 가루로 만들어서 떡을 만든다.

해독 작용을 하는 풀

꽈리
등롱초, 때깔, 뚜까리, 왕모주, 홍고랑
Physalis alkekengi L. var. *francheti* (Masters) Hort.

●효능 : 이뇨(利尿), 청열(淸熱), 해독(解毒)

한약명 : 산장(酸漿)—지상부

성 미 : 맛은 쓰고 시며 성질은 차다.

가지과. 여러해살이풀. 전국. 인가 근처에서 재배하고, 꽃은 6~8월에 황백색으로 피며, 열매는 둥근 장과로 9~10월에 적색으로 익는다.

♂♀! 열매의 모양이 초롱등 같다고 하여 등롱초(燈籠草), 큰 구슬이라며 왕모주(王母珠)라고도 한다.

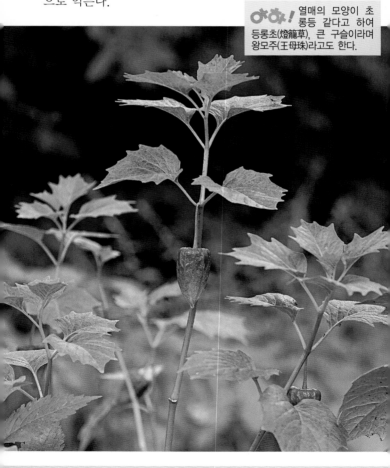

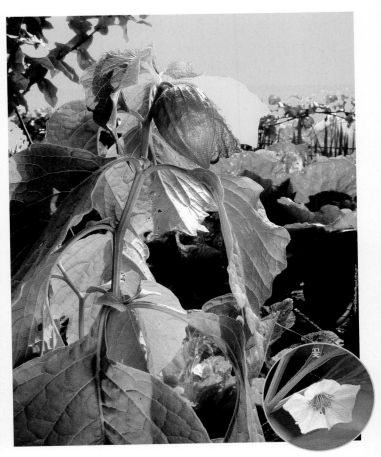

꽃

열매

요리

봄에 꽃이 피지 않은 줄기와 잎을 채취하여 끓는 물에 데친 후 찬물에 헹구고 나물 무침을 하여 먹는다.

꽈리차

· 가을에 빨갛게 익은 열매를 따서 바람이 잘 통하는 그늘에 매달아 말린다.
· 꽈리 10g을 물 600㎖에 넣고 20분 정도 물에 불려 놓았다가 약불에 끓여서 향과 빛깔이 우러나면 마신다.
✚ 인후(咽喉)가 붓고 아플 때, 임질(淋疾), 황달(黃疸), 상처가 진무르고 헐 때, 습진(濕疹) 등에 치료 효능이 있다.

열기를 식히게 하는 풀

까마중 강태, 깜또라지, 먹달나무, 용안초
Solanum nigrum L.

●**효능** : 소종(消腫), 이뇨통림(利尿通淋), 청열(淸熱), 해독(解毒), 활혈(活血)

한약명 : 용규(龍葵)—지상부
성 미 : 맛은 조금 쓰고 성질은 차다.

가지과. 한해살이풀. 전국. 밭이나 길가에서 자라고, 꽃은 6~8월에 흰색으로 피며, 열매는 둥근 장과로 7~11월에 검은색으로 익는다.

까만 열매가 많이 열리며 열매의 모양이 용의 눈알 같다 하여 용안초(龍眼草)라고도 한다.

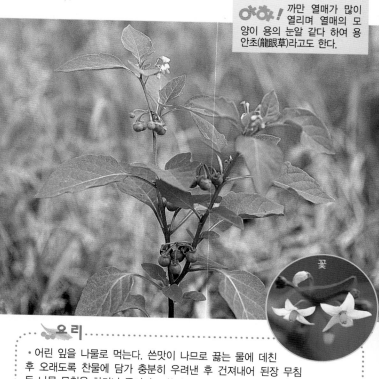

꽃

요리

• 어린 잎을 나물로 먹는다. 쓴맛이 나므로 끓는 물에 데친 후 오래도록 찬물에 담가 충분히 우려낸 후 건져내어 된장 무침 등 나물 무침을 하거나 국거리로 쓴다.
※열매에 단맛이 있어 어린이들이 따 먹기도 하는데, 유독 성분이 있으므로 가급적 먹지 않도록 주의해야 한다.

비장과 위장을 튼튼하게 하는 풀

감자 마령서, 하지감자
Solanum tuberosum Linné

●효능 : 건비(健脾), 건위(健胃), 보기(補氣), 소염(消炎), 해독(解毒)

한약명 : 양우(洋芋)-덩이줄기
성 미 : 맛은 달고 성질은 평온하다.

가지과. 여러해살이풀. 전국. 밭에서 채소로 재배하고, 꽃은 5~6월에 흰색 또는 자주색으로 피며, 열매는 둥근 장과로 9월에 황록색으로 익는다.

땅속의 덩이줄기가 말에 다는 방울 장신구(마령;馬鈴)와 비슷하므로 마령서(馬鈴薯)라고도 부른다.

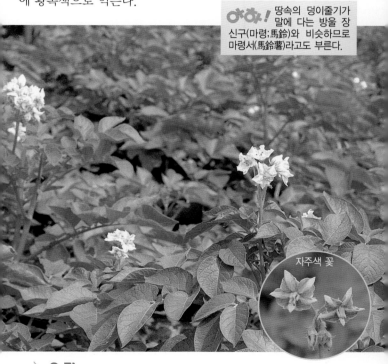

자주색 꽃

🌰 요리

• 부드러운 잎과 줄기를 끓는 물에 데친 후 찬물에 담가 우려내고 나물 무침을 한다.
• 덩이줄기(감자)를 삶아서 먹는다.

감자(덩이줄기)

가래를 없애주는 풀

질경이 개구리잎, 마의초, 배부장이, 차전초
Plantago asiatica L.

● **효능** : 거담(祛痰), 명목(明目), 이뇨(利尿), 청열(淸熱)

한약명 : **차전자(車前子)**−씨
성　미 : 맛은 달고 성질은 차다.

질경이과. 여러해살이풀. 전국. 풀밭이나 길가에서 자라고, 꽃은 6~8월에 흰색 이삭화서로 피며, 열매는 방추형 삭과로 10월에 익는다.

> ♂♀! 길가에서 자라며, 수레바퀴에 깔려도 살아난다고 하여 차전초(車前草)라고도 한다.

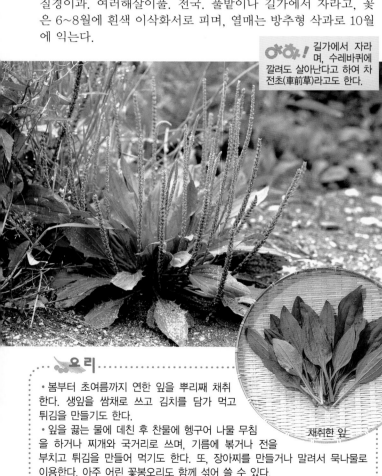

채취한 잎

요리

• 봄부터 초여름까지 연한 잎을 뿌리째 채취한다. 생잎을 쌈채로 쓰고 김치를 담가 먹고 튀김을 만들기도 한다.

• 잎을 끓는 물에 데친 후 찬물에 헹구어 나물 무침을 하거나 찌개와 국거리로 쓰며, 기름에 볶거나 전을 부치고 튀김을 만들어 먹기도 한다. 또, 장아찌를 만들거나 말려서 묵나물로 이용한다. 아주 어린 꽃봉오리도 함께 섞어 쓸 수 있다.

염증을 가라앉게 하는 풀

떡쑥 괴쑥, 모자떡, 솜쑥, 흰떡쑥
Gnaphalium affine D. Don

● 효능 : 거풍한(祛風寒), 소염(消炎), 지해(止咳), 혈압강하(血壓降下), 화담(化痰)

한약명 : **서국초(鼠麴草)**－지상부
성 미 : 맛은 달고 성질은 평온하다.

국화과. 두해살이풀. 전국. 산지 양지쪽·밭둑·길 주변에서 자라고, 꽃은 5~7월에 노란색 산방상 두상화서로 피며, 열매는 수과로 6~8월에 황갈색으로 익는다.

♂♀! 옛날에 어머니와 아들이 이 풀로 떡을 빚어 먹었다는 전설에서 유래하여 모자떡이라고도 불린다.

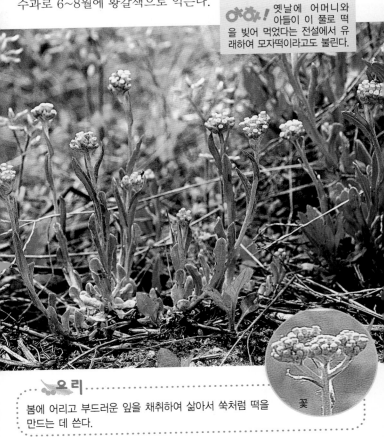

꽃

🍃 요리

봄에 어리고 부드러운 잎을 채취하여 삶아서 쑥처럼 떡을 만드는 데 쓴다.

가래를 삭이는 풀

금불초 금전초, 대화선복화, 옷풀, 하국
Inula britannica var. japonica (Thunb.) Franch. & Sav.

●**효능** : 소담(消痰), 연견(軟堅), 이뇨(利尿), 하기(下氣), 행수(行水)

한약명 : **선복화(旋覆花)**—꽃

성 미 : 맛은 맵고 쓰고 짜며 성질은 조금 따뜻하다.

국화과. 여러해살이풀. 전국. 산과 들의 풀밭이나 논둑 등 습지에서 자라고, 꽃은 7~9월에 노란색으로 피며, 열매는 수과로 10월에 여문다.

여름에 국화 모양의 황금색 꽃을 피우므로 금불초(金佛草)라 하고 하국(夏菊)이라고도 부른다.

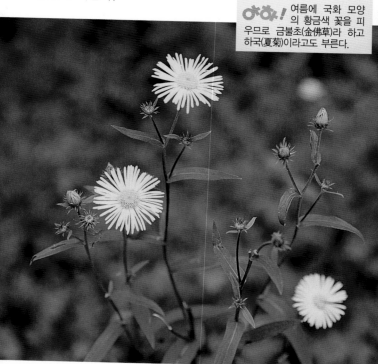

🍂**오 리**

봄에 어린 잎을 채취한다. 맵고 쓴맛이 강하므로 끓는 물에 데친 후 하루 정도 흐르는 물에 담가 충분히 우려낸 다음 나물 무침을 하거나 된장국 등의 국거리로 쓴다.

당뇨병을 치료하는 풀

뚱딴지
대감, 돼지감자, 뚝감자, 멍텅구리, 왜감자, 키껑다리꽃
Helianthus tuberosus L.

●효능 : 양혈(凉血), 지혈(止血), 진통(鎭痛), 청열(淸熱)

한약명 : 국우(菊芋)-덩이뿌리

국화과. 여러해살이풀. 전국. 밭둑이나 길가에서 자라고, 꽃은 8~10월에 노란색 두상화서로 피며, 열매는 수과로 10월에 여문다.

 덩이줄기가 감자처럼 생겼지만 무르고 익히면 수분이 많아 질척거려서 돼지나 먹는 감자라는 뜻으로 돼지감자라고 한다.

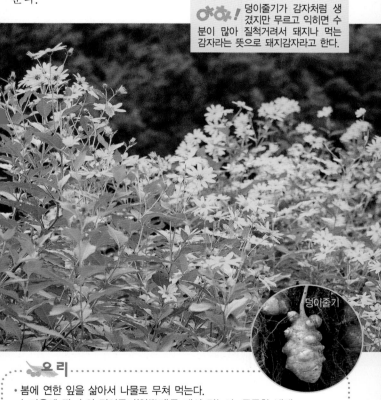

덩이줄기

요리

• 봄에 연한 잎을 삶아서 나물로 무쳐 먹는다.
• 늦가을에 땅 속의 덩이줄기(알뿌리)를 캐서 먹는다. 독특한 냄새가 나는데 생으로 껍질을 벗겨 샐러드에 넣거나 간장에 무쳐 먹으며, 깍두기처럼 썰어 김치를 담근다. 또 감자처럼 삶거나 기름에 볶아서 양념을 한다. 장아찌를 만들기도 한다.

소화 작용을 도와주는 풀

개망초 달걀꽃, 담배나물, 망국초, 망촛대, 쩐짓대나물, 풍년초
Erigeron annuus (L.) Pers.

●효능 : 조소화(助消化), 청열(淸熱), 해독(解毒)

한약명 : 일년봉(一年蓬)-지상부
성 미 : 맛은 담백하고 성질은 평온하다.

국화과. 두해살이풀. 전국. 들이나 황무지, 묵밭, 길가에서 자라고, 꽃은 6~7월에 흰색 두상화로 피며, 열매는 수과로 8~9월에 여문다.

> 망초와 개망초는 1910년에 많이 났는데 나라가 망할 때 돋아난 풀이라 하여 망국초(亡國草)라고 불렀다.

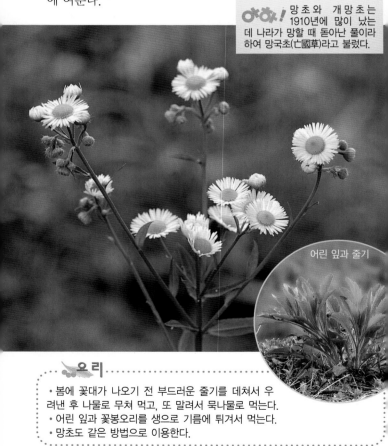

어린 잎과 줄기

🌿 오리

• 봄에 꽃대가 나오기 전 부드러운 줄기를 데쳐서 우려낸 후 나물로 무쳐 먹고, 또 말려서 묵나물로 먹는다.
• 어린 잎과 꽃봉오리를 생으로 기름에 튀겨서 먹는다.
• 망초도 같은 방법으로 이용한다.

종기를 가라앉게 하는 풀

털머위 간대라풀, 갯머위, 말곰취, 이머구
Farfugium japonicum Kitamura

● 효능 : 소종(消腫), 지사(止瀉), 청열(淸熱), 해독(解毒)

한약명 : **연봉초(連峰草)** — 지상부
성 미 : 맛은 맵고 성질은 따뜻하다.

국화과. 늘푸른 여러해살이풀. 남부·울릉도에서 자라고, 꽃은 9~10월에 노란색 두상화로 피며, 열매는 수과로 11~12월에 여문다.

> ♂♀! 잎이 머위와 비슷하고 전체에 연한 갈색 솜털이 나기 때문에 털머위라고 한다.

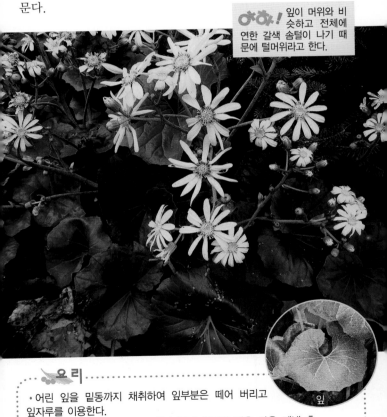

잎

요리

• 어린 잎을 밑동까지 채취하여 잎부분은 떼어 버리고 잎자루를 이용한다.
• 잎자루의 껍질을 벗겨내고 삶아 물에 헹구어 떫은 맛을 빼낸 후 불에 굽거나 된장을 찍어 먹으며, 튀김을 만들고 국거리로도 쓴다.

가래를 없애주는 풀

머위 관동, 머우, 모기취, 봉두엽, 산머위
Petasites japonicus (S. & Z.) Max.

●효능 : 거담(去痰), 산어(散瘀), 소종(消腫), 윤폐하기(潤肺下氣),
지통(止痛), 진해(鎭咳), 해독(解毒)

한약명 : 관동화(款冬花)−꽃
성 미 : 맛은 맵고 성질은 따뜻하다.

국화과. 여러해살이풀. 남부. 산과 들의 습지에서 자라고, 꽃은
3~5월에 흰색과 연한 노란색으로 피며, 열매는 원통형 수과로
6월에 여문다.

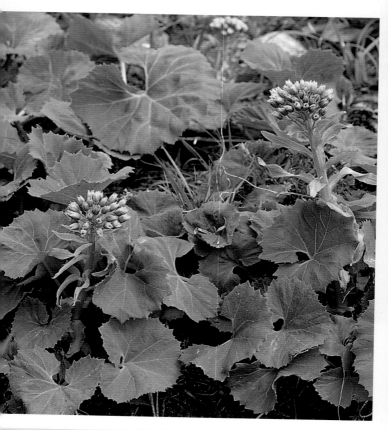

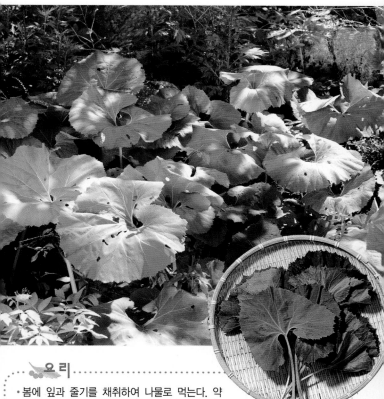

채취한 잎

요리

• 봄에 잎과 줄기를 채취하여 나물로 먹는다. 약
간 떫은맛이 나므로 끓는 물에 데친 후 찬물에 담가
우려내고 쌈채로 먹으며 나물 무침이나 튀김을 만든다. 데친
것을 국거리로 쓴다.
• 잎을 떼어내고 잎자루만 삶아서 물에 담가 아릿한 맛을 우려낸 후 껍질을
벗기고 나물 무침, 볶음, 조림, 장아찌, 정과(正果) 등을 만든다.
• 꽃이 피기 전의 꽃봉오리는 생채로 된장에 박아 장아찌를 만들거나 튀김을
만들어 먹는다.

머위꽃차

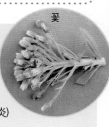

꽃

• 봄에 꽃이 피면 씨가 생기기 전에 머위 꽃을 채취하
여 깨끗이 씻은 후 그늘에 말린다.
• 머위 꽃(관동화) 7~8송이를 찻잔에 넣어 뜨거운 물
을 붓고 찻숟가락으로 저어서 3~4분 후에 마신다.
✛인후염(咽喉炎), 편도선염(扁桃腺炎), 기관지염(氣管支炎)
등의 치료에 효능이 있다.

통증을 멈추게 하는 풀

사철쑥 머리쑥, 애탕쑥, 인진쑥
Artemisia capillaris Thunb.

●효능 : 발한(發汗), 이뇨(利尿), 이습(利濕), 정혈(精血), 진통(鎭痛), 청열(淸熱), 항균(抗菌), 해열(解熱)

한약명 : **인진호(茵蔯蒿)**-어린 줄기와 잎
성 미 : 맛은 쓰고 성질은 차다.

국화과. 여러해살이풀. 전국. 냇가나 해안의 모래땅에서 자라고, 꽃은 8~9월에 녹황색 원추상 두상화서로 피며, 열매는 수과이고 9~10월에 익는다.

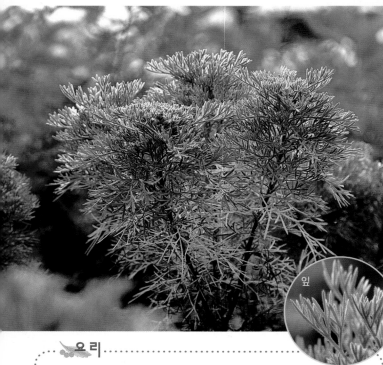

잎

요리

이른 봄에 어린 순을 채취해 나물로 먹는다. 쓴맛이 나므로 끓는 물에 데친 후 여러 번 물을 갈아가면서 찬물에 담가 충분히 우려내고 요리하며, 쌀과 섞어 쑥떡을 만든다. 또 우려낸 것을 말려서 묵나물로 이용한다.

열을 내리게 하는 나무

더위지기 부덕쑥, 산쑥, 인진쑥
Artemisia gmelini Weber ex Stechm.

●효능 : 보중익기(補中益氣), 이뇨(利尿), 청열이습(淸熱利濕),
　　　　항균(抗菌)

한약명 : 한인진(韓茵蔯)-지상부
성　미 : 맛은 쓰고 성질은 서늘하다.

국화과. 갈잎 작은떨기나무. 전국. 들판과 양지바른 산기슭에서
자라고, 꽃은 8월에 노란색 두상화서로 피며, 열매는
수과로 11월에 여문다.

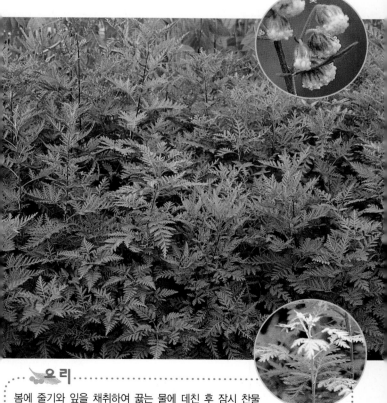

꽃

줄기와 잎

🌿요리

봄에 줄기와 잎을 채취하여 끓는 물에 데친 후 잠시 찬물
에 담가 쓴맛을 우려내고 나물 무침을 한다.

항균 작용을 하는 풀

쑥 사재밭쑥, 애초, 약쑥
Artemisia princeps Pamp.

●효능 : 안태(安胎), 온경(溫經), 조혈(調血), 지혈(止血), 진정(鎭靜), 진통(鎭痛), 항균(抗菌)

한약명 : 애엽(艾葉)-잎
성　미 : 맛은 맵고 쓰며 성질은 따뜻하다.

국화과. 여러해살이풀. 전국. 들의 양지바른 풀밭에서 자라고, 꽃은 7~10월에 연한 홍자색 원추화서로 피며, 열매는 수과로 10월에 여문다.

어디에서나 쑥쑥 무성하게 잘 자라는 놀라운 생명력 때문에 붙여진 이름이다.

채취한 쑥

요리

• 어린 지상부를 채취하여 삶아서 나물 무침을 하고 튀김을 만들거나 전을 부쳐 먹으며 국거리로 쓴다. 또 잘게 썰어 떡을 만들거나 밥을 지을 때도 넣는다.
♠ 잎과 줄기를 술에 넣고 숙성시켜 쑥청주를 만든다.

북아메리카에서 들어와 나물로 먹는 풀

삼잎국화 꽃나물, 세잎국화, 양노랭이, 키다리나물
Rudbeckia laciniata L.

국화과. 여러해살이풀. 전국. 산기슭의 풀밭이나 강가에서 자라고, 꽃은 7~9월에 노란색 두상화서로 피며, 열매는 수과로 10월에 익는다.

잎이 삼의 잎과 비슷하게 생겨서 삼잎국화라 하고, 줄기에 나는 잎이 대개 3개로 갈라지므로 세잎국화라고도 부른다.

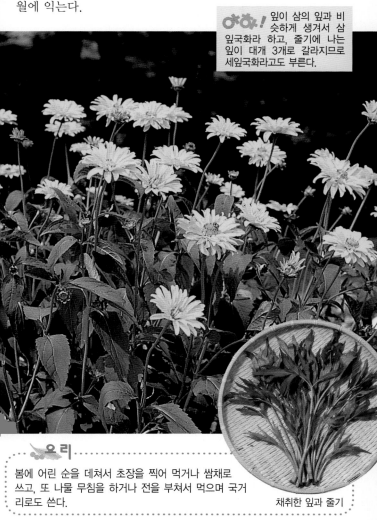

요리

봄에 어린 순을 데쳐서 초장을 찍어 먹거나 쌈채로 쓰고, 또 나물 무침을 하거나 전을 부쳐서 먹으며 국거리로도 쓴다.

채취한 잎과 줄기

어혈을 없애주는 풀

도깨비바늘
까치발나무, 까치발이
Bidens biternata Linné

● 효능 : 산어(散瘀), 소염(消炎), 소종(消腫), 억균(抑菌), 이뇨(利尿), 청열(淸熱), 해독(解毒), 해열(解熱)

한약명 : **귀침초(鬼針草)**—지상부
성　미 : 맛은 쓰고 성질은 평온하다.

국화과. 한해살이풀. 전국. 산과 들의 황무지에서 자라고, 꽃은 8~9월에 노란색 통 모양으로 피며, 열매는 좁은 선 모양 수과로 10~11월에 여문다.

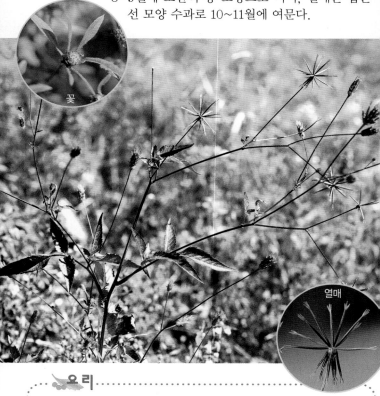

꽃

열매

🌿요리

어린 순을 나물로 먹는다. 쓴맛이 강하므로 삶아서 찬물에 오래 담가 우려내고 요리해야 한다. 건져낸 것을 나물 무침을 하거나 볶아 먹으며, 말려서 묵나물로 이용한다.

해독 작용을 하는 풀

지칭개
미칭개, 야고마, 지치광이, 진챙이
Hemistepta lyrata Bunge

●효능 : 거어(祛瘀), 소종(消腫), 청열(淸熱), 해독(解毒)

한약명 : 이호채(泥胡菜)—지상부
성 미 : 맛은 쓰고 성질은 서늘하다.

국화과. 두해살이풀. 전국. 밭이나 들에서 자라고, 꽃은 5~7월에 붉은 자주색 두상화로 피며, 열매는 긴 타원형 수과로 9월에 흑갈색으로 익는다.

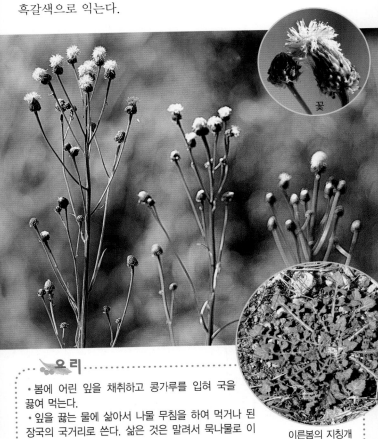

꽃

요리

• 봄에 어린 잎을 채취하고 콩가루를 입혀 국을 끓여 먹는다.
• 잎을 끓는 물에 삶아서 나물 무침을 하여 먹거나 된장국의 국거리로 쓴다. 삶은 것은 말려서 묵나물로 이용한다.

이른봄의 지칭개
(로젯)

정력을 보강해 주는 풀

엉겅퀴 가시나물, 야홍화, 한강초, 항강새
Cirsium japonicum var. *maackii* (Max.) Matsum.

●**효능** : 거어(祛瘀), 소종(消腫), 양혈(凉血), 지혈(止血), 해열(解熱)

한약명 : 대계(大薊) - 전초
성 미 : 맛은 달고 쓰며 성질은 시원하다.

국화과. 여러해살이풀. 전국. 산·길가 초원과 들녘의 밭둑 등
에서 자라고, 꽃은 6~8월에 적자색 두상화서로 피며, 열매는
수과로 9~10월에 여문다.

> ♂♀! 가시가 많은 나물이
> 라 해서 가시나물,
> 들판에 핀 붉은 꽃이라 해서 야
> 홍화(野紅花)라고도 부른다.

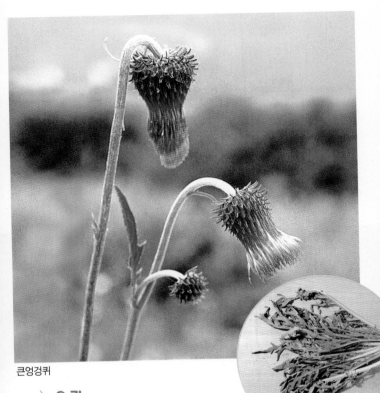

큰엉겅퀴

채취한 어린 잎

🌾 요리

• 봄에 어린 잎을 끓는 물에 살짝 데친 후 잠시 찬 물에 담가 우려내어 나물 무침을 하거나 튀김을 만들어 먹고 국거리로도 쓴다. 데친 것을 말려서 묵나물로 이용한다.

• 연한 줄기는 끓는 물에 데쳐서 껍질을 벗겨내고 된장이나 고추장에 박아 장 아찌를 담근다.

• 큰엉겅퀴도 같은 방법으로 이용한다.

🥄 엉겅퀴꽃차

꽃

• 여름에 덜 핀 꽃을 봉오리째 채취하여 그늘에 말려서 찜통에 넣고 1~2분간 찐 후 다시 그늘에 말린다. 이 과정을 여러 번 해야 맛과 향이 살아난다.

• 말린 엉겅퀴 꽃봉오리 1~2개를 찻잔에 넣고 끓인 물을 부어 우려서 마신다. 기호에 따라 꿀을 넣어 마셔도 된다.

✚ 혈액 속의 열을 없애고 출혈을 멎게 하며, 어혈을 풀어주고 정력을 보강하는 효능이 있다.

종기를 가라앉게 하는 풀

왕고들빼기

방가지나물, 새밥나물, 토끼쌀밥, 황새나물
Lactuca indica L.

●효능 : 소종(消腫), 양혈(凉血), 해열(解熱)

한약명 : 산와거(山萵苣)-전초
성 미 : 맛은 쓰고 성질은 차다

국화과. 한(두)해살이풀. 전국. 산과 들이나 밭 근처에서 자라고, 꽃은 7~9월에 연한 노란색 원추화서로 피며, 열매는 납작한 타원형으로 10월에 여문다.

> ♂♀! 다른 고들빼기에 비하여 키가 훨씬 크다고 하여 왕고들빼기라고 부르는 것 같다.

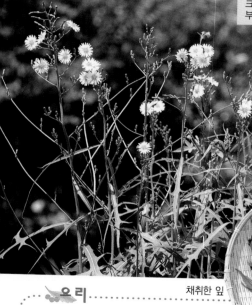

채취한 잎

요리

• 이른 봄에 새순을 뿌리째 채취하여 먹는다.
약간 쓴맛이 나므로 끓는 물에 살짝 데친 후 찬
물에 헹구어 나물 무침을 하거나 쌈채로 쓴다. 생채
로 간장에 찍어 먹거나 김치를 담그기도 한다.
• 어린 잎을 쌈채로 쓰고 샐러드나 겉절이를 만들며 비빔밥에 넣어 비벼 먹는
다. 또, 살짝 데쳐서 쓴맛을 없앤 후 나물 무침을 하거나 부침개를 만들어 먹
고 국거리로도 이용한다.

위장을 튼튼하게 하는 풀

민들레 싱아, 앉은뱅이, 지정, 호디기풀, 황화
Taraxacum platycarpum Dahlst.

●효능 : 건위(健胃), 발한(發汗), 소염(消炎), 이뇨(利尿), 이담(利膽)

한약명 : 포공영(蒲公英)-전초
성   미 : 맛은 달고 쓰며 성질은 차다.

국화과. 여러해살이풀. 전국. 산과 들판의 초원 양지에서 자라고, 꽃은 4~6월에 노란색 두상화서로 피며, 열매는 긴 타원형 수과로 6~8월에 갈색으로 여문다.

♂♀! 열매가 여물어 바람에 모두 날아가면 꽃줄기 끝이 민둥머리처럼 되므로 민들레라고 부르는 것 같다.

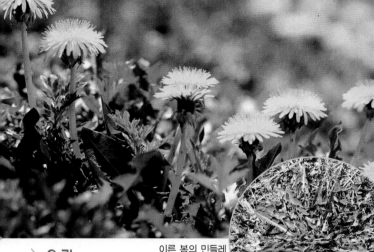

이른 봄의 민들레

🌿 요리

• 이른 봄에 어린 잎을 뿌리와 함께 먹는다. 쓴맛이 강하므로 끓는 물에 데친 후 오래 찬물에 담가 우려내어 쌈채로 먹거나 나물 무침을 하며, 튀김과 국 거리로도 쓰며 장아찌를 만든다.
• 생잎을 물에 담가 쓴맛을 우려내고 겉절이나 김치를 담그기도 한다.
• 꽃은 봉오리째 튀김을 만드는데 약한 불로 천천히 튀겨야 꽃의 두꺼운 부분까지 열이 들어간다.
• 뿌리는 물에 씻은 후 잘게 썰어 메밀 가루를 묻혀 튀긴다.

해독 작용을 하는 풀

방가지똥 빵갱이
Sonchus oleraceus L.

●효능 : 소종(消腫), 지혈(止血), 청열(淸熱), 해독(解毒), 화어(化瘀)

한약명 : 속단국(續斷菊) - 전초
성 미 : 맛은 쓰고 성질은 차다.

국화과. 한(두)해살이풀. 전국. 들의 풀밭에서 자라고, 꽃은
5~9월에 노란색 산형화서로 피며, 열매는 수과
로 갈색으로 여문다.

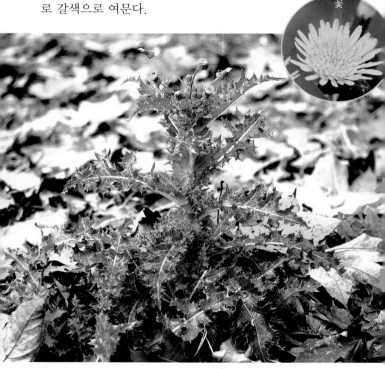

꽃

요리

• 잎은 쓴맛이 강하므로 끓는 물에 삶아서 찬물에 담가 충분히 우려낸 후 나
물 무침을 하여 먹는다. 삶은 것으로 튀김을 만들기도 한다.
• 꽃을 모아 데쳐서 기름에 볶아 먹는다.
• 큰방가지똥도 동일한 방법으로 이용한다.

종기를 가라앉게 하는 풀

뿌리뱅이
박조가리나물, 밥보자기나물, 밥주걱
Youngia japonica (L.) DC.

●**효능** : 소종(消腫), 지통(止痛), 청열(淸熱), 해독(解毒)

한약명 : 황암채(黃鵪菜)-전초
성 미 : 맛은 조금 쓰고 성질은 서늘하다

국화과. 한(두)해살이풀. 중부 이남. 길가나 밭가장자리에서 자라고, 꽃은 5~6월에 노란색 두상화로 피며, 열매는 수과로 7월에 갈색으로 익는다.

♂♀! 뿌는 길다는 뜻이고, 뱅이는 줄기 끝에 꽃이 달리는 풀에 붙이는데, 긴 줄기 끝에서 꽃이 핀다 하여 뿌리뱅이라고 한다.

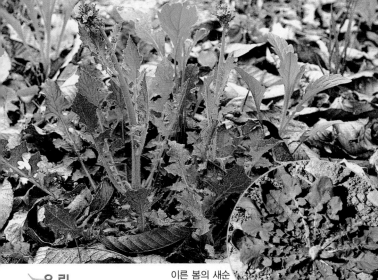

이른 봄의 새순

🌿 요 리

• 봄에 어린 잎을 쌈으로 먹거나 겉절이를 만들며 국거리로도 쓴다. 김치나 장아찌를 담그기도 한다.
• 꽃이 피기 전에 전초를 채취하고 잎과 줄기에서 나오는 흰즙에 쓴맛이 있으므로 삶아서 물에 헹군 뒤 나물 무침을 하여 먹는다. 삶은 것은 말려서 묵나물로 이용한다. 요리할 때는 물에 불린 후 기름에 볶는다.

통증을 멎게 하는 풀

고들빼기 무꾸나물, 씬나물, 약사초, 젖나물
Crepidiastrum sonchifolium (Bunge) Pak & Kawano

●효능 : 건위(健胃), 배농(排膿), 소종(消腫), 지통(止痛), 청열(淸熱), 해독(解毒)

한약명 : 약사초(藥師草) – 전초
성   미 : 맛은 쓰고 성질은 차다.

국화과. 두해살이풀. 전국. 산과 들이나 밭 근처에서 자라고, 꽃은 5~7월에 연한 노란색 두상화로 피며, 열매는 납작한 원뿔형 수과로 7~10월에 검은색으로 익는다.

ㅇㅎㅇㅎ! 줄기를 자르면 나오는 흰 즙이 젖과 비슷하여 젖나물이라고도 한다.

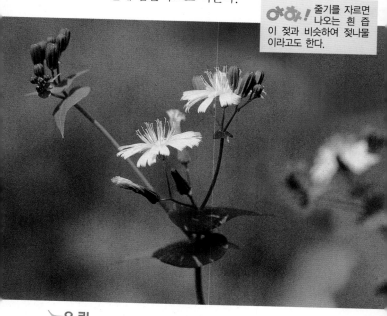

요리

• 봄에 꽃대가 나오기 전 잎과 뿌리가 부드러울 때 전체를 김치를 담그거나 국거리로 쓰고 장아찌를 만든다. 또 전체를 튀김, 부각으로 만들어 먹는다.
• 연한 잎을 쌈채로 이용하거나 삶아서 나물 무침을 한다.
• 이고들빼기도 같은 방법으로 이용한다.

고들빼기김치

혈액 순환을 좋게하는 풀

비비추 이밥취, 장병백합, 장병옥잠, 지보
Hosta longipes (Franch. & Sav.) Matsum.

●효능 : 보허(補虛), 조기(調氣), 지통(止痛), 화혈(和血)

한약명 : **자옥잠(紫玉簪)** − 전초
성 미 : 맛은 달고 성질은 서늘하다.

백합과. 여러해살이풀. 중부 이남. 산지 그늘진 계곡이나 냇가에서 자라고, 꽃은 7~8월에 연한 자주색 종 모양으로 피며, 열매는 긴 타원형 삭과로 9월에 익는다.

♂♀! 잎을 비벼서 독성을 빼고 나물로 먹는다고 해서 비비취로 부르다가 비비추가 되었다.

채취한 어린 전초

🌿요리

• 봄에 죽순 모양의 새순을 채취하여 된장국에 넣어 국거리로 먹는다. 또 소금을 뿌리고 삶아서 나물 무침을 한다.
• 잎을 삶아서 찬물에 헹구고 나물 무침을 하거나 쌈채로 쓰며 국거리로도 이용한다. 또, 장아찌를 만들거나 죽을 쑤는 데 넣어 먹기도 한다.
• 잎자루는 껍질을 벗겨내어 된장국의 국거리로 쓰고 튀김을 만들어 먹는다.

출혈을 멈추게 하는 풀

옥잠화 ^{지보}
Hosta plantaginea (Lam.) Aschers.

●효능 : 소염(消炎), 소종(消腫), 지갈(止渴), 지혈(止血), 해독(解毒)

한약명 : 옥잠화(玉簪花)-전초
성 미 : 맛은 달고 성질은 서늘하다.

백합과. 여러해살이풀. 전국. 관상용으로 재배하고, 꽃은 6~8월에 흰색 깔때기 모양으로 피며, 열매는 원기둥 모양 삭과로 8~9월에 익는다.

♂♀! 꽃봉오리가 옥비녀(玉簪;옥잠) 같이 생겼다고 하여 옥잠화(玉簪花)라고 부른다.

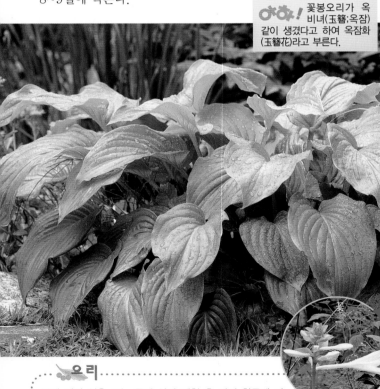
꽃

요리

봄에 어린 잎을 끓는 물에 살짝 데친 후 잠시 찬물에 담가 떫은 맛을 우려내고 쌈채로 쓰거나 나물 무침을 하여 먹는다. 또 데친 것을 말려서 묵나물로 이용하는데, 요리할 때는 한 번 더 데쳐서 물에 담가 우려낸 뒤 나물 무침을 한다.

면역을 증진시키는 풀

달래 건달래,소근채, 소산, 야산, 훈채
Allium monanthum Maxim.

●효능 : 강정(强精), 구토(嘔吐), 면역증진(免疫增進), 보혈(補血),
　　　　살충(殺蟲), 소곡(消穀), 온중(溫中), 하기(下氣)

한약명 : 소산(小蒜)—비늘줄기
성　미 : 맛은 맵고 성질은 따뜻하다.

백합과. 여러해살이풀. 중부 이남. 전국. 산기슭과 들의 풀밭에
서 자라고, 꽃은 4월에 연한 보랏빛을 띤 흰색으로 피며, 열매
는 둥근 삭과로 7월에 여문다.

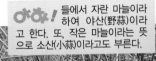

들에서 자란 마늘이라
하여 야산(野蒜)이라
고 한다. 또, 작은 마늘이라는 뜻
으로 소산(小蒜)이라고도 부른다.

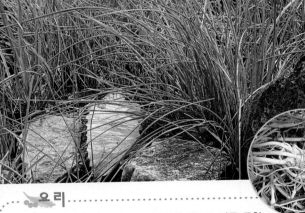

요리
• 이른 봄에 어린 순을 뿌리째 채취하여 생으로 나물 무침
을 하거나 김치를 담글 때 양념으로 넣으며, 전으로 부쳐 부침개를
만들고 찌개에 넣거나 국거리로 쓴다.
• 땅 속의 비늘줄기를 채취하여 끓는 물에 살짝 데친 후 찬물에 헹구어 나물
무침을 한다. 장아찌를 만들기도 한다.
• 산달래도 같은 방법으로 이용한다.

마음을 진정시키는 풀

참나리
권단, 나리꽃, 호피백합, 홍백합
Lilium lancifolium Thunberg.

●효능 : 강장(强壯), 거담(祛痰), 건위(健胃), 윤폐(潤肺), 지해(止咳), 청심안신(淸心安神)

한약명 : 백합(百合)−비늘줄기
성 미 : 맛은 달고 성질은 조금 차다.

백합과. 여러해살이풀. 전국. 산이나 들에서 자라고, 꽃은 7~8월에 황적색으로 피며, 열매는 긴 달걀 모양 삭과로 9~10월에 익는다.

> 붉은색 꽃잎 안쪽에 흑자색 반점이 있는 것이 표범 가죽의 무늬처럼 보인다 하여 호피백합(虎皮百合)이라고도 불린다.

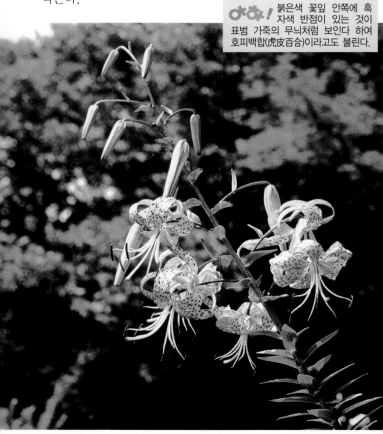

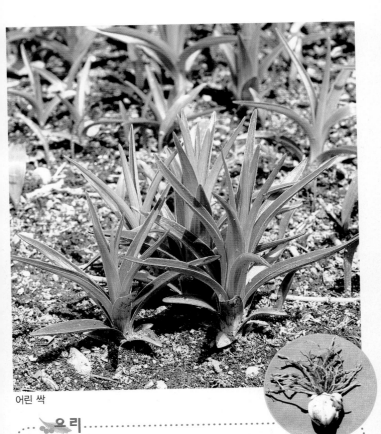

어린 싹

알뿌리

요리

• 봄이나 가을에 알뿌리(비늘줄기)를 채취한다. 알뿌리를 불에 굽거나 조림을 만들고, 전으로 부치거나 삶아서 감자처럼 먹기도 한다. 또 잘게 썰어 죽을 쑬 때 넣어 먹고, 곱게 갈아서 밀가루와 섞어 국수를 만든다.
• 알뿌리를 강낭콩 · 고구마 등과 섞어 찜 요리를 하고, 어묵 · 육류 고기 등과 함께 넣고 계란을 풀어 찜 요리를 하기도 한다.

백합차(百合茶)

• 가을 또는 봄에 비늘줄기(알뿌리)를 뿌리째 채취하여 인편(비늘조각)을 뜯어 물에 잘 씻은 다음 중탕기에 약간 쪄서 햇볕에 말린다.
• 말린 백합 30g을 물 500㎖에 넣고 달인 다음 3～5회에 나누어 마신다.
✚심장, 폐 부위의 허열을 내리며 기침을 멈추게 하는 작용이 있고 결핵이나 만성 기관지염으로 인해 장기간 기침이 나올 때 복용하면 좋다.
※설사가 잦은 사람은 백합차를 삼가는 것이 좋다.

장 운동을 활발하게 하는 풀

맥문동 넓은잎맥문동, 알꽃맥문동
Liriope platyphylla F. T. Wang & T. Tang

●효능 : 양위생진(養胃生津), 양음윤폐(養陰潤肺), 윤장통변(潤腸通便), 청심제번(淸心除煩), 면역증강(免疫增强)

한약명 : 맥문동(麥門冬)-덩이뿌리

성 미 : 맛은 달고 조금 쓰며 성질은 조금 차다.

백합과. 늘푸른여러해살이풀. 중부 이남. 산지의 음습한 곳에서 자라고, 꽃은 5~8월에 연분홍색으로 피며, 열매는 둥근 장과로 10~11월에 검은색으로 익는다.

겨울에도 죽지 않고 덩이뿌리가 보리(麥; 맥)와 비슷하다고 하여 맥문동(麥門冬)이라는 이름이 붙었다.

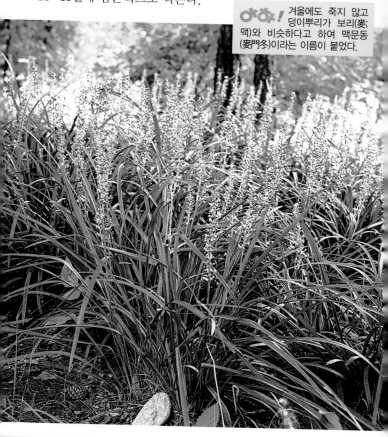

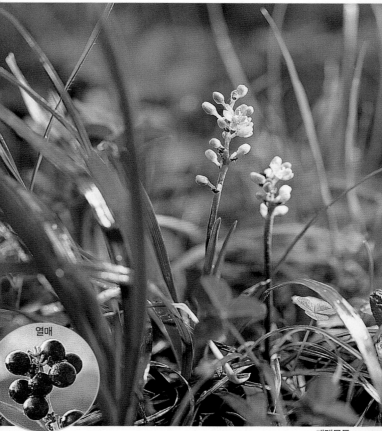

열매

개맥문동

🥢 요리

- 가을이나 봄에 덩이뿌리를 채취하여 생으로 갈아서 조림을
하거나 탕 요리에 넣어 먹으며, 죽을 끓여 먹기도 한다.
- 개맥문동도 같은 방법으로 이용한다.

덩이뿌리

☕ 맥문동차

- 가을 또는 봄에 덩이뿌리를 채취하여 햇볕에 말린다.
- 말린 맥문동 6g, 감초 2쪽을 물 500㎖에 넣고 끓여서 수
시로 마신다.
- ✚ 수분대사를 원활하게 하는 효과가 있어 비만(肥滿)의 치료와 다이어트에 효
과를 볼 수 있다.

닭의장풀
달개비, 닭상우리, 닭의밑씻개, 압각초, 압척초, 죽절채
Commelina communis L.

●효능 : 소염(消炎), 소종(消腫), 이뇨(利尿), 청열(淸熱), 통림(通
淋), 해독(解毒), 해열(解熱)

한약명 : **압척초(鴨跖草)**-전초
성　미 : 맛은 달고 쓰며 성질은 차다.

닭의장풀과. 한해살이풀. 전국. 길가나 풀밭·냇가의 습지에서
자라고, 꽃은 7~9월에 하늘색으로 피며, 열매는 타원형 삭과로
9~10월에 여문다.

> **오호!** 꽃잎이 오리발
> 같이 생겼다고
> 하여 압각초(鴨脚草)라고
> 도 한다.

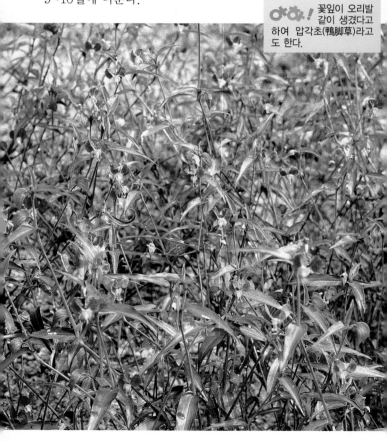

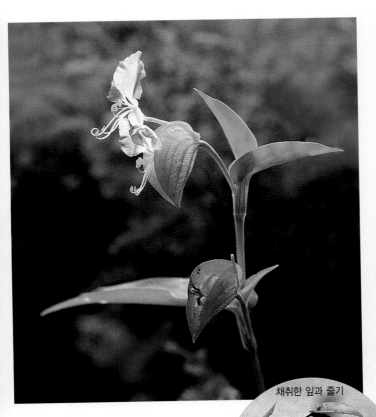

채취한 잎과 줄기

🌿 요리

연한 잎과 꽃과 꽃봉오리를 먹는다. 생으로
나물 무침을 하거나 튀김을 만들고 탕을 끓일
때 넣기도 한다. 또 끓는 물에 살짝 데친 후
찬물에 헹구어 나물 무침을 하여 먹는다.

🍵 달개비차

• 여름부터 가을 사이에 전초를 채취하여 햇볕에 말린다.
• 닭의장풀 20g을 물 600㎖에 넣고 끓여 우려낸 물을 마신다. 여러 번 재탕
을 해도 좋다.
✚ 열을 내리게 하고 이뇨(利尿) 작용을 하여 당뇨병(糖尿病)의 예방과 치료에
효능이 있다.
• 장기간 복용할 때는 냉장고에 넣어 보관한다. 2개월 정도 식이 요법을 병행
하면서 장복하면 효과가 있다.

둑새풀 독개풀, 독시풀, 뚝새풀
Alopecurus aequalis Sobol.

●효능 : 소종(消腫), 이수(利水), 해독(解毒)

한약명 : 간맥낭(看麥娘)-지상부

벼과. 여러해살이풀. 전국. 논과 밭 등 습지에서 무리지어 자라고, 꽃은 4~5월에 연한 녹색 이삭화서로 피며, 열매는 영과로 6월에 여문다.

꽃

🌿요리

• 봄에 어린 잎을 채취하여 된장국을 끓여 먹거나 쌀과 함께 죽을 쑤어 먹는다. 또, 끓는 물에 삶아서 된장에 무쳐 먹는다.
• 꽃을 털어모아서 기름에 볶아 먹는다.
• 열매가 익으면 이삭을 훑어서 볶아먹거나 가루로 만들어 죽을 쑤어 먹는다.

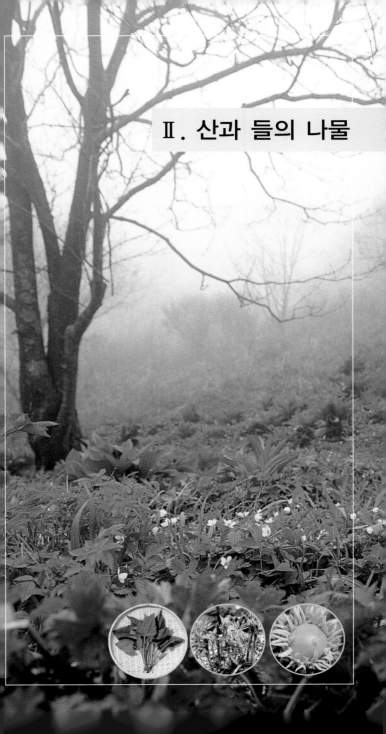

Ⅱ. 산과 들의 나물

기생충을 없애주는 풀

고비 고발, 고사리아재비, 깨치미, 호침
Osmunda japonica Thunb.

●효능 : 구충(驅蟲), 양혈(凉血), 지혈(止血), 청열(淸熱), 해독(解毒)

한약명 : **자기(紫萁)**-뿌리줄기
성   미 : 맛은 쓰고 성질은 서늘하다.

고비과. 여러해살이풀. 전국. 산과 들의 초원 및 숲 가장자리 또는 냇가 근처에서 자라고, 3~5월에 포자낭이 생기고 5월에 여문다.

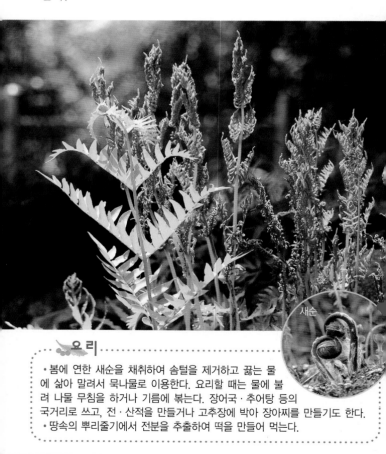

새순

🌿 요 리

• 봄에 연한 새순을 채취하여 솜털을 제거하고 끓는 물에 삶아 말려서 묵나물로 이용한다. 요리할 때는 물에 불려 나물 무침을 하거나 기름에 볶는다. 장어국·추어탕 등의 국거리로 쓰고, 전·산적을 만들거나 고추장에 박아 장아찌를 만들기도 한다.
• 땅속의 뿌리줄기에서 전분을 추출하여 떡을 만들어 먹는다.

꿩고비
계피자기
Osmunda cinnamomea var. *fokiensis* Copel.

●효능 : 살충(殺蟲), 이뇨(利尿), 지혈(止血), 청열(淸熱), 해독(解毒)

한약명 : 계피자기(桂皮紫其)–뿌리줄기

고비과 여러해살이풀. 전국. 깊은 산 속의 습지 또는 계곡에서 무리지어 자라고, 5~7월에 적갈색 포자낭군이 깃털 모양의 포자엽에 달린다.

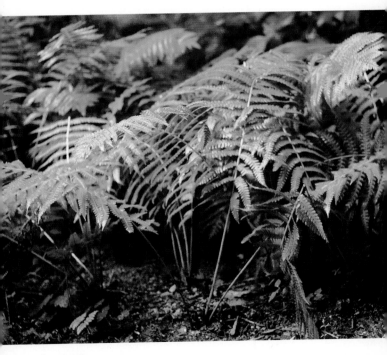

요리

• 봄에 포기의 중심에서 나오는 솜털이 붙은 커다란 싹을 채취하여 재를 넣고 끓인 물에 여러 날 담가서 떫은 맛을 빼낸다. 이것을 다시 삶아 물에 헹군 뒤 건져내어 나물 무침을 하거나 국거리로 쓴다.
• 건져낸 것을 비비면서 말려 묵나물로 이용한다. 요리할 때는 물에 불려서 찜 요리 등에 사용한다.

장 운동을 활발하게 하는 풀

고사리
고자리, 꼬사리, 먹고사리

Pteridium aquilinum var. *latiusculum* (Desv.) Und. ex Heller.

● **효능** : 강기(降氣), 윤장(潤腸), 이수(利水), 이습(利濕), 청열(淸熱), 화담(化痰)

한약명 : 궐(蕨)-어린순
성 미 : 맛은 달고 성질은 차다.

잔고사리과. 여러해살이풀. 전국. 산과 들의 햇볕이 잘 쬐는 양지에서 자라고, 5~6월에 잎의 뒷면에 포막처럼 된 포자낭이 붙고 포자가 발생하여 8월에 녹황색 포자가 나온다.

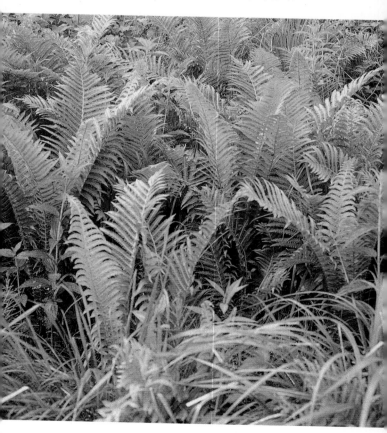

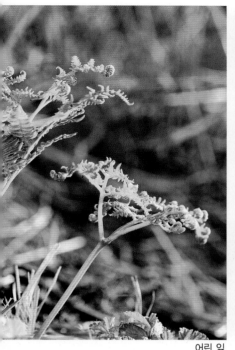

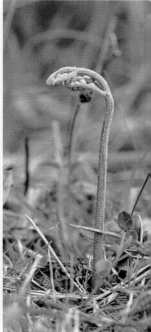

어린 잎   새순

요리

4~5월경에 연한 순을 채취하여 끓는 물에 삶아서 말린 후 묵나물로 만든다. 요리를 할 때는 물에 불려서 나물 무침을 하거나 국거리로 쓰며 정어리 조림 등에도 넣는다.

고사리 묵나물

그릇 바닥에 고사리를 2~3겹 깔고 그 위에 나무재를 얇게 뿌린다. 이것을 반복하여 고사리를 겹쳐 재운 뒤 뜨거운 물을 붓고 들뜨지 않도록 무거운 돌로 눌러 놓는다.
24시간 후 고사리를 꺼내 솥에 넣고 푹 삶아내어 찬물에 2~3시간 담가 독성과 떫은 맛을 빼낸 후 건져서 햇볕에 말린다.
※한 번에 너무 많이 먹으면 머리카락이 빠지고 코가 막히거나 시력 저하를 초래하는 경우가 있으므로 주의해야 한다.

통증을 가시게 하는 풀

십자고사리 신렬이궐
Polystichum tripteron (G. Kunze) Presl

●**효능** : 산어(散瘀), 양혈(凉血), 청열(淸熱), 해독(解毒)

한약명 : **신렬이궐(新裂耳蕨)**—뿌리줄기
성　미 : 맛은 쓰고 성질은 서늘하다.

면마과. 여러해살이풀. 전국. 습기가 있는 산지의 숲 속에서 무리지어 자라고, 잎이 잎줄기와 십자 모양을 이루며, 7~9월에 포자낭군이 생기고 포막은 둥글다.

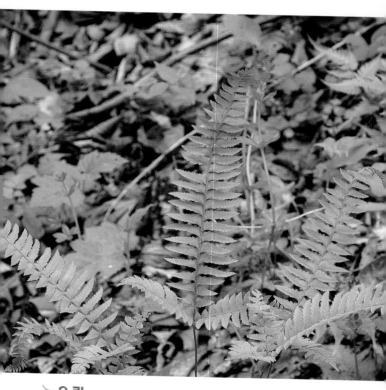

🌿 요리

어린 잎을 채취하여 털을 비벼서 털어낸 후 삶아서 나물 무침을 하여 먹는다.

기생충을 없애주는 풀

관중 면마, 범고비, 희초미
Dryopteris crassirhizoma Nakai.

●효능 : 구충(驅蟲), 양혈(凉血), 지혈(止血), 청열(淸熱), 해독(解毒)

한약명 : **관중(貫衆)**-뿌리줄기
성　미 : 맛은 쓰고 성질은 조금 차다.

관중과. 여러해살이풀. 전국. 산지의 나무 밑이나 그늘지고 습한 곳에서 자라고, 5~6월에 포자낭군이 발생하여 콩팥 모양의 진한 갈색 포막이 생긴다.

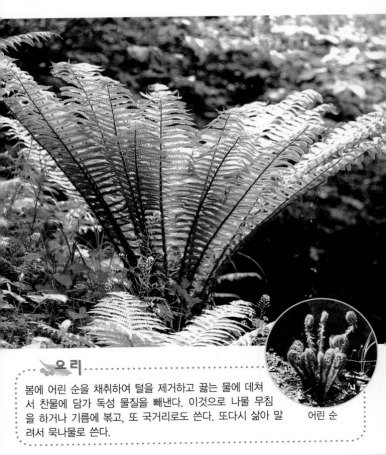

🐛 요리

봄에 어린 순을 채취하여 털을 제거하고 끓는 물에 데쳐서 찬물에 담가 독성 물질을 빼낸다. 이것으로 나물 무침을 하거나 기름에 볶고, 또 국거리로도 쓴다. 또다시 삶아 말려서 묵나물로 쓴다.

어린 순

몸을 튼튼하게 하는 나무

소나무 솔, 육송, 적송, 조선솔, 참솔나무
Pinus densiflora Sieb. et Zucc

●**효능** : 거풍(祛風), 건습(乾濕), 서근(舒筋), 활락(活絡)

한약명 : 송절(松節)-가지의 마디
성 미 : 맛은 쓰고 성질은 따뜻하다.

소나무과. 늘푸른 바늘잎 큰키나무. 전국. 산지에서 자라고, 꽃은 5월에 노란색으로 피며, 열매는 원추형 구과로 9~10월에 흑갈색으로 익는다.

♂♀! 나무가 늘 푸르고 장대하므로 우두머리를 뜻하는 수리가 변한 솔과 나무가 합쳐져 소나무가 되었다.

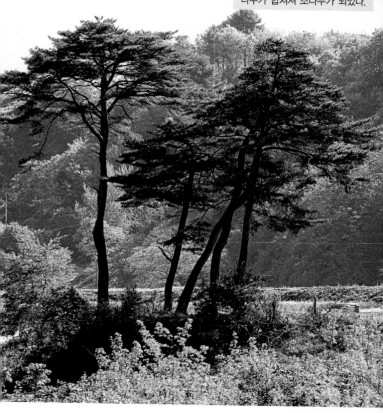

요리

- 봄에 어린 순을 채취하여 생식하거나 요구르트를 넣어 솔즙을 만들어 먹는다.
- 꽃가루(송화)를 모아 조청을 섞어서 먹거나 다식(송화병)을 만들어 먹는다.
- 솔잎을 깔고 시루떡이나 송편을 찌면 향이 좋다.
- ♠솔잎을 고두밥(꼬들밥)에 넣어 숙성시키고 누룩과 함께 술(송엽주)을 만든다.
- 껍질을 벗긴 줄기 속의 흰 부분(송기)으로 죽을 끓여 먹거나, 물에 불려서 말린 후 수제비나 떡(송기떡)을 만든다. 줄기는 떫은맛이 강하므로 물에 충분히 담가 떫은 맛을 우려내고 써야 한다.
- ♠열매(솔방울)로 술을 담가서 마신다.

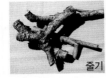
줄기

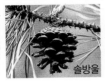
솔방울

솔잎차

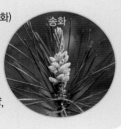
솔잎

- 가을부터 봄 사이에 솔잎을 채취하여 그늘에서 말린다.
- 솔잎을 3~4cm 정도씩 자르고 설탕물에 넣어 끓인 후, 솔잎이 물에 잠기게 하여 3개월 정도 숙성시킨다. 이 솔잎을 건져서 찻잔에 10~15개를 넣어 뜨거운 물을 부어 우려낸 물을 마신다.
- ✚강장(强壯), 진통, 시력 증진, 청력 증진, 소화 촉진, 제습의 효능이 있다.

송화차

송화

- 늦은 봄 꽃이 필 때 완전히 피지 않은 꽃이삭(송화)에서 꽃가루를 모아 햇볕에 말린다.
- 송홧가루를 끓는 물에 타서 마신다. 복용할 때는 기호에 따라 꿀물이나 설탕을 첨가하기도 한다.
- ✚중풍, 고혈압, 심장병, 신경통, 두통, 어지럼증, 오랜 설사, 만성 대장염, 위통, 위·십이지장궤양, 습진 등에 효과가 있다.

원기를 북돋워주는 나무

잣나무 과송, 백엽, 오엽송, 홍송
Pinus koraiensis Sieb. et Zucc

● **효능** : 강장(强壯), 보기(補氣), 식풍(熄風), 양혈(養血), 윤폐(潤肺), 자양(滋養), 활장(滑腸)

한약명 : 해송자(海松子)─씨

성   미 : 맛은 달고 성질은 따뜻하다.

소나무과. 늘푸른 바늘잎 큰키나무. 전국. 고산 지대에서 자라고, 꽃은 5월에 붉은색과 녹황색으로 피며, 열매는 긴 달걀 모양 구과로 다음해 10월에 익는다.

> ♂♀! 소나무는 잎이 2개씩 묶음으로 나는데 잣나무는 5개씩 나므로 오엽송(五葉松)이라고 한다.

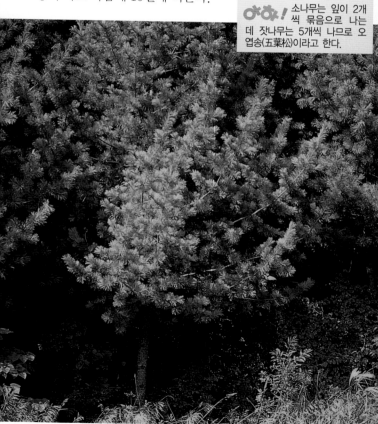

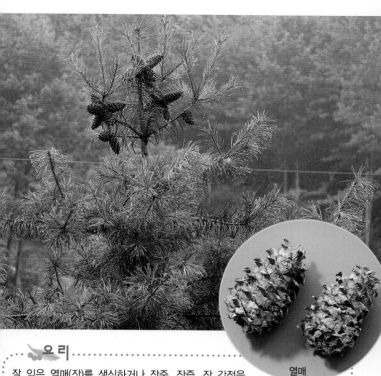

열매

잘 익은 열매(잣)를 생식하거나 잣죽, 잣즙, 잣 강정을
만들어 먹는다. 또 수정과 · 약식 · 죽 등, 각종 요리에 곁들이
로 넣어 먹는다.

송실주(松實酒)

• 가을에 열매를 채취하여 씨를 털고 씨껍질을 깐다.
• 잣(깐 것)을 살짝 볶아 소주나 고량주에 담가 7일 정도 숙성시키면 송실주
가 된다. 매일 세 차례 식후마다 술잔으로 1~2잔씩 마신다.
✚허약 체질을 강건하게 하고 부인의 산후풍을 예방 · 치
료하는 효능이 있다.

껍질을 깐 씨

백엽차(栢葉茶)

• 수시로 잎(백엽)을 채취한다.
• 잣잎 50g을 물 300㎖에 넣고 끓인다. 물이 끓으면
불을 줄여 은근하게 달인 후 국물만 따라내어 천천히 복용
한다.
✚소화기를 튼튼하게 해주어 어린이 설사와 이질(痢疾)의 치료에 효능이 있다.

산과 들의 나물 **119**

비자나무 문목
Torreya nucifera Sieb. et Zucc.

●효능 : 구충(驅蟲), 살균(殺菌), 살충(殺蟲), 윤폐지해(潤肺止咳), 활장(滑腸)

한약명 : 비자(榧子)-열매
성 미 : 맛은 달고 성질은 평온하다.

주목과. 늘푸른바늘잎큰키나무. 남부. 산지에서 자라고, 꽃은 4월에 황갈색으로 피며, 열매는 종의로 싸인 타원형 핵과로 다음해 9~10월에 자갈색으로 익는다.

♂☆♀! 문채(文彩)가 있는 나무결이 비단같이 아름답다고 하여 문목(文木)이라고도 부른다.

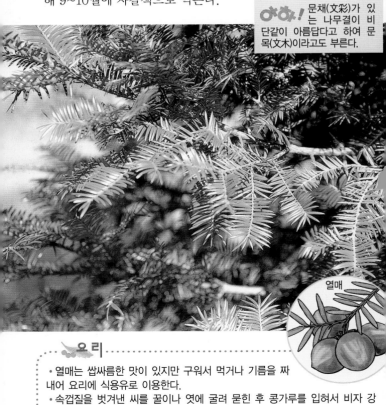

열매

· · · · 요리 · · · ·

• 열매는 쌉싸름한 맛이 있지만 구워서 먹거나 기름을 짜 내어 요리에 식용유로 이용한다.

• 속껍질을 벗겨낸 씨를 꿀이나 엿에 굴려 묻힌 후 콩가루를 입혀서 비자 강정을 만들어 먹는다.

혈당을 내려주는 나무

주목 경목, 노가리낭, 일위, 자백송, 적목
Taxus cuspidata Sieb. et Zucc.

●효능 : 이뇨(利尿), 지갈(止渴), 통경(通經), 항암(抗癌), 혈당강하
(血糖降下)

한약명 : 자삼(紫杉)-가지와 잎

주목과. 늘푸른바늘잎큰키나무. 전국. 높은 산 숲 속에서 자라
고, 꽃은 4월에 녹색과 갈색으로 피며, 열매는 달걀 모양 핵과
로 9~10월에 붉은색으로 익는다.

굵은 가지와 줄
기가 붉은 빛
(朱色;주색)을 띠기 때문에
주목(朱木)이라고 한다.

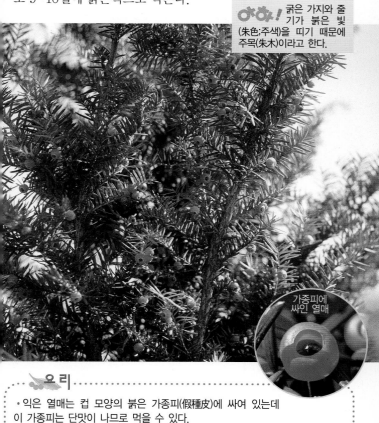

가종피에
싸인 열매

요리

• 익은 열매는 컵 모양의 붉은 가종피(假種皮)에 싸여 있는데
이 가종피는 단맛이 나므로 먹을 수 있다.
※가종피 안에 있는 검은색 열매는 독성이 있으므로 절대 먹어서는 안 된다.

눈을 밝게 하는 나무

개암나무
깨금, 깨묵, 쇠개암나무, 처낭
Corylus heterophylla Fisch. ex Trautv.

●효능 : 개위(開胃), 명목(明目), 보기(補氣), 자양강장(滋養强壯), 조중(調中)

한약명 : **진자(榛子)**-열매
성　미 : 맛은 달고 성질은 평온하다.

자작나무과. 갈잎 떨기나무. 전국. 산과 들의 숲 속 양지에서 자라고, 꽃은 3월에 황록색으로 피며, 열매는 둥근 견과로 10월에 갈색으로 여문다.

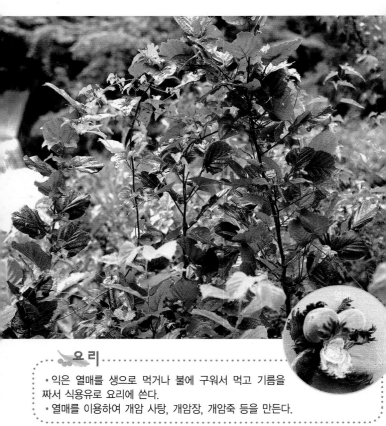

열매

🌿**요리**

• 익은 열매를 생으로 먹거나 불에 구워서 먹고 기름을 짜서 식용유로 요리에 쓴다.
• 열매를 이용하여 개암 사탕, 개암장, 개암죽 등을 만든다.

갈증을 해소하는 나무

가시나무 정가시나무
Quercus myrsinaefolia Blume

●효능 : 식망불기(食亡不飢), 영건행(令健行), 지갈(止渴), 지설리
(止泄痢), 청열(淸熱)

한약명 : 저자(樗子)-열매

참나무과. 늘푸른큰키나무. 제주, 전남·경남. 산지에서 자라
고, 꽃은 4~5월에 유이화서로 피며, 열매는 타원형 견과로 10
월에 익는다.

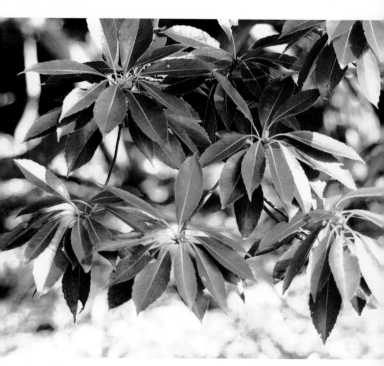

요리

잘 익은 열매를 생으로 먹는다. 떫은 맛이 나는 열매는 껍질을 벗겨내고 잘게
부수어 물에 넣고 졸인다. 여러 번 물을 바꾸면서 졸여서 갈색 떡처럼 되면
먹는다.

위장을 튼튼하게 하는 나무

밤나무
율목, 율피, 조선밤나무
Castanea crenata Sieb. et Zucc.

●효능 : 강근골(强筋骨), 건비(健脾), 건위(健胃), 보신(補腎), 지사(止瀉), 지혈(止血), 활혈(活血)

한약명 : **율자(栗子)** - 열매
성 미 : 맛은 달고 성질은 따뜻하다.

참나무과. 갈잎 큰키나무. 전국. 산기슭과 하천가에서 자라고, 꽃은 5~6월에 흰색으로 피며, 열매는 견과로 가시가 많은 밤송이에 들어 있고 9~10월에 익는다.

밤송이 속에 커다란 씨가 들어 있는데, 씨를 뜻하는 옛말 붙이 변화하여 밤이 되었다고 한다.

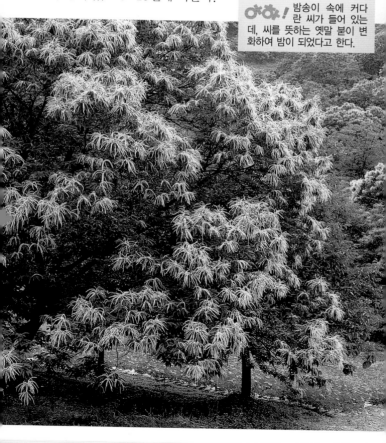

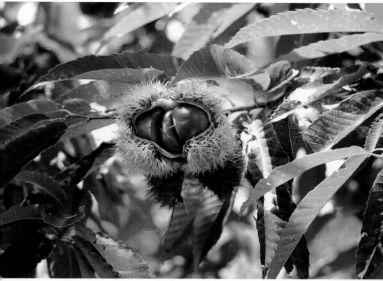
열매

요리

• 가을에 열매가 익으면 날것으로 먹거나 삶아먹는다. 삼계탕 또는 떡에 넣기도 한다.
• 익은 열매를 불에 구워서 먹는다. 뻥 터지지 않게 미리 열매껍질에 칼집을 내는 것이 요령이다.
• 열매로 밤 인절미, 밤 시루떡, 밤밥, 밤 경단, 밤 다식 등을 만든다. 송편을 만들 때 속(고물)으로 밤 가루를 넣기도 한다.

밤암죽
• 껍데기를 벗긴 밤을 물에 불려서 강판으로 갈아낸다. 여기에 물을 조금 넣고 체로 거친 것을 걸러낸 다음 약불로 천천히 끓여 익히면 밤암죽이 된다.
✚기침에도 좋고 활력을 돋우며 위장(胃腸)의 활동을 도와주는 효능이 있다.

밤편
• 생밤을 물에 담갔다가 맷돌에 갈아서 나오는 즙에 녹말과 꿀을 섞어 은은한 불로 졸이면 묵처럼 되고 조금 더 굳히면 떡 모양이 되는데 이것을 밤편이라고 한다.
✚소화를 촉진하여 식욕을 돋운다.

오줌을 잘 나오게 하는 풀

쐐기풀 *Urtica thunbergiana* Siebold & Zucc.

●효능 : 이뇨(利尿), 지통(止痛), 지혈(止血), 혈당강하(血糖降下)

한약명 : 담마(蕁麻)-지상부

성　미 : 맛은 맵고 쓰며 성질은 차고 독성이 있다.

쐐기풀과. 여러해살이풀. 중부 이남. 산과 들에서 자라고, 꽃은 7~8월에 연록색 수상화서로 피며, 열매는 달걀 모양 수과로 9~10월에 여문다.

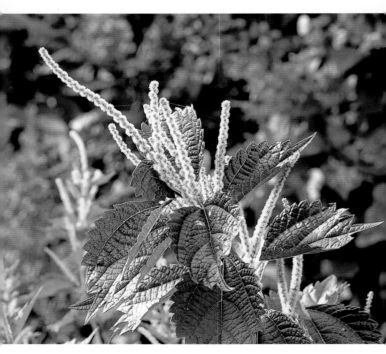

요리

봄에 20~30cm 자란 새순을 이용하는데 줄기에 까칠까칠한 가시가 많다. 밑동을 베고 잎을 제거한다. 끓는 물에 삶아서 찬물에 헹구고 나물 무침을 하여 먹는다. 삶으면 가시가 무뎌져 먹을 수 있게 된다. 억센 줄기는 껍질을 벗겨내고 삶는다.

종기를 치료하는 풀

수영 개싱아, 녹각설, 산대황, 시금초
Rumex acetosa L.

● 효능 : 이뇨(利尿), 지혈(止血), 청열(淸熱), 항진균(抗眞菌)

한약명 : 산모(酸模)―뿌리
성 미 : 맛은 시고 성질은 차다.

마디풀과. 여러해살이풀. 전국. 산과 들의 풀밭이나 빈터에서
자라고, 꽃은 5~6월에 연녹색 또는 홍록색으로 피며, 열매는
타원형 수과로 8~9월에 익는다.

오아! 잎을 씹으면
신맛이 나므
로 시금초라고도 부른다.

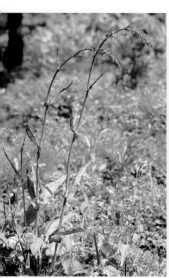

암꽃이 달린 수영

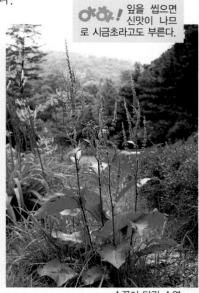

수꽃이 달린 수영

요리

• 어린 순을 뿌리째 채취하여 겉껍질을 벗겨내고 겉절
이나 나물 무침을 하여 먹으며 국거리로도 쓴다. 또,
삶아서 양념 간장에 찍어 먹거나 나물 무침을 하기도
한다.
♣뿌리를 채취하여 소주에 담가서 7일쯤 두어 노랗게
우러났을 때 조금씩 마신다.
※수산 성분이 있어 한꺼번에 너무 많은 양을 먹으면 신진
대사 기능이 떨어지는 현상을 일으키기도 한다.

뿌리

피로를 회복시켜 주는 풀

여뀌 고채, 날료, 날채, 당채, 택료
Persicaria hydropiper (L.) Spach

●효능 : 거풍(祛風), 소종(消腫), 제습(除濕), 지혈(止血), 해독(解毒), 행체(行滯)

한약명 : 수료(水蓼)―전초
성 미 : 잎은 씹으면 매운 맛이 난다. 성질은 차다.

마디풀과. 한해살이풀. 전국. 들의 습지와 냇가에서 자라고, 꽃은 6~9월에 붉은색으로 피며, 열매는 납작한 수과로 9월에 검은색으로 익는다.

♂♀! 잎에서 매운 맛(苦味: 고미)이 나므로 고채(苦菜)라고도 불린다.

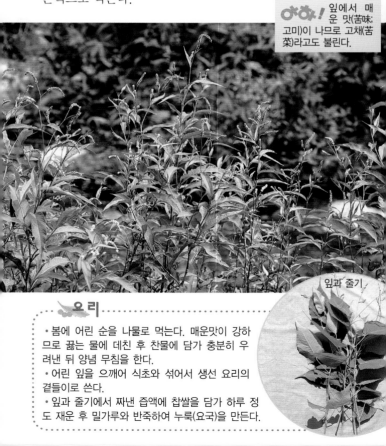

잎과 줄기

🌿 요리

• 봄에 어린 순을 나물로 먹는다. 매운맛이 강하므로 끓는 물에 데친 후 찬물에 담가 충분히 우려낸 뒤 양념 무침을 한다.
• 어린 잎을 으깨어 식초와 섞어서 생선 요리의 곁들이로 쓴다.
• 잎과 줄기에서 짜낸 즙액에 찹쌀을 담가 하루 정도 재운 후 밀가루와 반죽하여 누룩(요국)을 만든다.

식중독을 해독하는 풀

개여뀌 *Persicaria longiseta* (Bruijn) Kitag.

●효능 : 살충(殺蟲), 이뇨(利尿), 이중(利中), 지혈(止血), 하기(下
　　　　氣), 해독(解毒)

한약명 : 대료(大蓼) · 요(蓼) – 잎

성　미 : 성질은 차다.

마디풀과. 한해살이풀. 전국. 들의 빈터에서 자라고, 꽃은 6~9
월에 홍자색 또는 흰색으로 피며, 열매는 세모진 수과로 10~11
월에 암자색으로 여문다.

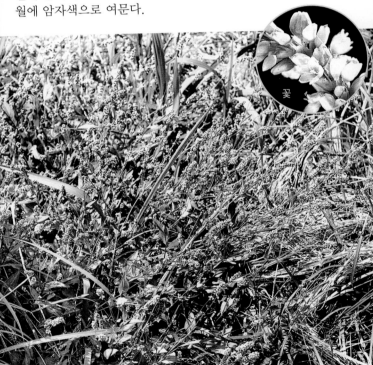

꽃

🌾 요리

봄에 어린 잎을 채취하여 나물로 먹는다. 쓴맛이 강하므로 끓는 물에 삶은 후
물에 충분히 담가서 쓴맛을 우려낸 다음 나물 무침을 한다.

풍증을 없애주는 풀

호장근 감제풀, 범싱아
Reynoutria japonica Houttyn

●효능 : 거풍(祛風), 산어(散瘀), 소종(消腫), 이뇨(利尿), 정통(定痛), 지혈(止血), 청열(淸熱), 해독(解毒), 활혈(活血)

한약명 : 호장근(虎杖根)-뿌리
성 미 : 맛은 쓰고 성질은 차다.

마디풀과. 여러해살이풀. 전국. 산과 들에서 자라고, 꽃은 6~8월에 흰색 이삭화서로 피며, 열매는 세모진 수과로 9~10월에 암갈색으로 여문다.

뿌리가 곤봉 모양이며 줄기에 붉은 점이 퍼진 것이 호랑이 무늬를 닮았다고 하여 호장근(虎杖根)이라고 한다.

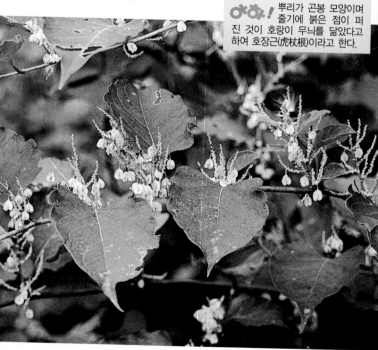

요리
봄에 죽순 모양의 어린 새순과 줄기를 먹는다. 약간 신맛이 있으므로 껍질을 벗겨내고 끓는 물에 데친 후 찬물에 2~3번 헹구고 다시 살짝 졸인 후 나물무침을 하거나 국거리로 쓴다.

비위를 강하게 하는 풀

개별꽃 들별꽃, 해아삼
Pseudostellaria heterophylla (Miq.) Pax

● 효능 : 건비(健脾), 보기(補氣), 보폐(補肺), 생진(生津)

한약명 : 태자삼(太子參) – 뿌리

성 미 : 맛은 달고 조금 쓰며 성질은 평온하다.

석죽과. 여러해살이풀. 중부 이남. 산야지 숲 속에서 자라고, 꽃은 5월에 흰색으로 1송이씩 피며, 열매는 달걀 모양 삭과로 6~7월에 익는다.

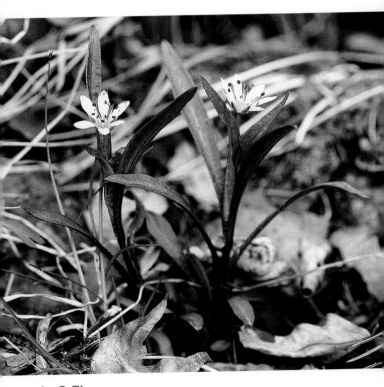

요리

봄에 어린 순을 채취하여 나물이나 국거리로 먹는다. 약간 쓴맛이 나므로 끓는 물에 살짝 데친 다음 찬물에 1~2번 헹구고 조리한다.

갈증을 풀어주는 풀

동자꽃 담배나물, 전대나물, 전추라화
Lychnis cognata Maxim.

●효능 : 발한(發汗), 이뇨(利尿), 청열(淸熱)

한약명 : 전하라(剪夏羅)-지상부
성 미 : 맛은 달고 성질은 차다.

석죽과. 여러해살이풀. 전국. 깊은 산 숲 속이나 높은 산 초원에서 자라고, 꽃은 6~8월에 주홍색 두상화서로 피며, 열매는 삭과로 8~9월에 익는다.

♂♀! 동자승의 전설에서 유래하여 꽃이 동자승의 얼굴 같다 하여 동자꽃이라 부른다.

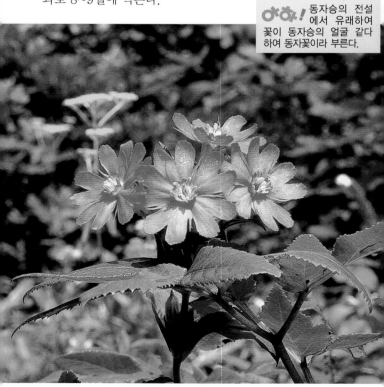

🍴 요 리

봄에 어린 잎을 채취하여 끓는 물에 삶아서 물에 헹구어 나물 무침을 하여 먹는다. 물에 헹구면 뿌연 물이 우러나는데 물이 맑아질 때까지 헹군다.

산모의 젖이 잘 나오게 하는 풀

장구채
말맹이나물, 여루채, 왕불류행

Silene firma Siebold & Zucc.

●효능 : 건비(健脾), 소종(消腫), 이뇨(利尿), 이수(利水), 조경(調經), 최유(催乳), 활혈(活血)

한약명 : 왕불류행(王不留行)-씨

성 미 : 맛은 쓰고 성질은 평하다.

석죽과. 두해살이풀. 전국. 산과 들의 풀밭에서 자라고, 꽃은 7월에 흰색 취산화서로 피며, 열매는 달걀 모양 삭과로 8~9월에 익는다.

♂♀! 꽃의 모양이 민속 악기인 장구를 닮았으며, 특히 꽃자루에 달린 꽃봉오리가 장구채와 비슷하므로 장구채라고 한다.

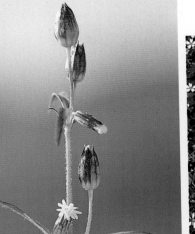

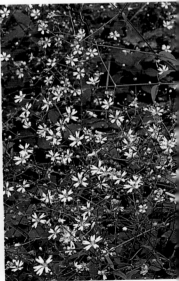

가는장구채

🪰 요리

• 봄에 새순을 채취하여 겉절이를 담가 먹으며, 끓는 물에 살짝 데친 후 찬물에 잠시 담가 우려내고 나물 무침을 하거나 국거리로 쓴다.
• 가는장구채도 같은 방법으로 이용한다.

몸의 노화를 방지하는 나무

감태나무
백동백, 산호초
Lindera glauca Blume

● **효능** : 거풍(祛風), 해열(解熱)

한약명 : **산호초(山胡椒)** – 열매

성 미 : 맛은 맵고 성질은 따뜻하다.

녹나무과. 늘푸른큰키나무. 중부 이남. 산골짜기에서 자라고, 꽃은 4~5월에 연한 노란색 산형화서로 피며, 열매는 둥근 장과로 9월에 검은색으로 익는다.

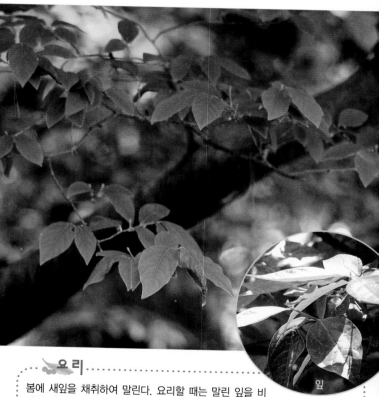

잎

🌿 요 리

봄에 새잎을 채취하여 말린다. 요리할 때는 말린 잎을 비벼서 잘게 부수고 간장에 버무린다. 잘 섞이면 점성이 생겨 청국장처럼 되는데 이것을 밥에 얹어 먹는다. 메밀국수의 곁들이로도 이용한다.

혈액 순환을 좋게 하는 나무

생강나무
개동백, 단향매, 동박나무, 아귀나무
Lindera obtusiloba Blume

●효능 : 소종(消腫), 산어(散瘀), 서근(舒筋), 해열(解熱), 활혈(活血)

한약명 : 삼첩풍(三鉆風) · 황매목(黃梅木) - 나무껍질
성 미 : 맛은 맵고 성질은 따뜻하다.

녹나무과. 갈잎 중키나무. 전국. 산기슭 양지쪽에서 자라고, 꽃은 2~3월에 노란색 산형화서로 피며, 열매는 둥근 장과로 9~10월에 검은색으로 익는다.

ㅇㅎ! 잎을 문지르거나 가지를 자르면 생강 냄새가 나므로 생강나무라고 한다.

채취한 잎

요리
• 봄에 어린 순을 채취하여 끓는 물에 데친 후 찬물에 담가 우려내고 쌈채로 쓰거나 나물 무침을 한다. 튀각을 만들거나 전을 부쳐 먹기도 한다.
• 잎은 장아찌를 만들어 먹는다.
• 꽃을 채취하여 말렸다가 차를 끓여 마신다.

오줌을 잘 나오게 하는 덩굴나무

사위질빵 길빵나물, 수먹넝쿨, 주머니끈나물
Clematis apiifolia DC.

●효능 : 거풍(祛風), 수렴(收斂), 이뇨(利尿), 진경(鎭痙), 진통(鎭痛), 통경락(通經絡)

한약명 : **여위(女萎)** - 전초
성　미 : 맛은 맵고 성질은 따뜻하다.

미나리아재비과. 갈잎 덩굴나무. 전국. 산과 들의 숲 가장자리에서 자라고, 꽃은 6~9월에 흰색 취산화서로 피며, 열매는 수과로 9~10월에 여문다.

♂♀! 사위가 짐을 적게 지도록 연약한 줄기로 지게의 멜빵을 해준다고 하여 사위질빵이라고 한다.

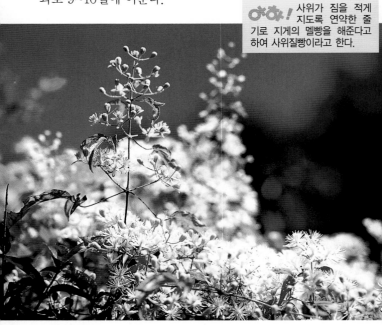

요리

• 어린 순을 나물로 먹는다. 독 성분을 함유하고 있으므로 끓는 물에 데친 후 오래도록 찬물에 담가 충분히 우려내고 건져서 요리해야 한다. 데친 것을 말려서 묵나물로 이용한다.
※독 성분이 덜 빠진 것을 먹으면 입 안이 붓고 치아가 빠지며 구토와 설사를 일으키므로 주의해야 한다.

위를 튼튼하게 하는 나무

병조희풀 만사초, 무종이취, 병모란풀, 선목단풀
Clematis heracleifolia DC.

●**효능** : 거담(祛痰), 거풍습(祛風濕), 건위(健胃), 소화(消化), 해수(咳嗽)

한약명 : **철선련(鐵線蓮)** - 뿌리
성 미 : 맛은 맵고 달며 성질은 따뜻하다.

미나리아재비과. 갈잎 떨기나무. 황해도 이남. 산록에서 자라고, 꽃은 7~8월에 보라색 산형화서로 피며, 열매는 달걀 모양 수과로 9~10월에 여문다.

> ♂♀! 끝이 네 갈래 진 꽃의 모양이 호리병과 비슷하여 병조희풀이라고 부른다.

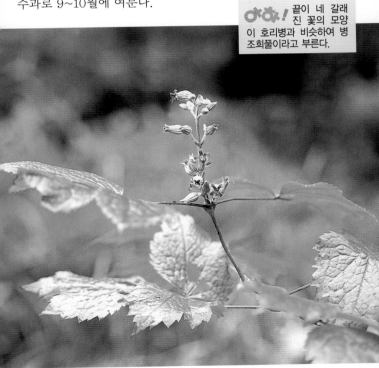

요리

봄에 연한 잎을 채취하여 살짝 데쳐서 나물 무침을 하여 먹거나 생으로 튀김을 만들어 먹는다. 또는 찌개에 넣거나 국거리로도 쓴다.

기를 잘 통하게 하는 덩굴나무

으아리
고칫대, 선인초, 소목통, 철선련
Clematis mandshurica Ruprecht.

●효능 : 거풍습(祛風濕), 경락소통(經絡疏通), 산벽적(散癖積), 소담연(消痰涎), 진통(鎭痛), 항균(抗菌), 화담(化痰)

한약명 : 위령선(威靈仙)-뿌리
성 미 : 맛은 맵고 짜며 성질은 따뜻하다.

미나리아재비과. 갈잎 덩굴나무. 전국. 산기슭과 들의 숲가장자리 양지에서 자라고, 꽃은 6~8월에 흰색 원추화서로 피며, 열매는 달걀 모양 수과로 9월에 여문다.

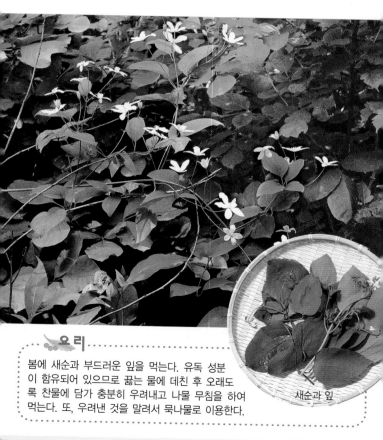

새순과 잎

🌿 요 리

봄에 새순과 부드러운 잎을 먹는다. 유독 성분이 함유되어 있으므로 끓는 물에 데친 후 오래도록 찬물에 담가 충분히 우려내고 나물 무침을 하여 먹는다. 또, 우려낸 것을 말려서 묵나물로 이용한다.

풍습을 막아주는 덩굴나무

큰꽃으아리 _{전자련}
Clematis patens C. Morren & Decne.

●효능 : 거풍습(祛風濕), 이뇨(利尿), 지비통(止痺痛), 진통(鎭痛), 통경락(通經絡), 해독(解毒)

한약명 : 위령선(威靈仙) · 철전련(鐵轉蓮)—뿌리
성 미 : 맛은 맵고 짜며 성질은 따뜻하다.

미나리아재비과. 갈잎 덩굴나무. 전국. 산기슭의 숲 가장자리에서 자라고, 꽃은 5~6월에 흰색 또는 연한 자주색으로 피며, 열매는 달걀 모양 수과로 10월에 여문다.

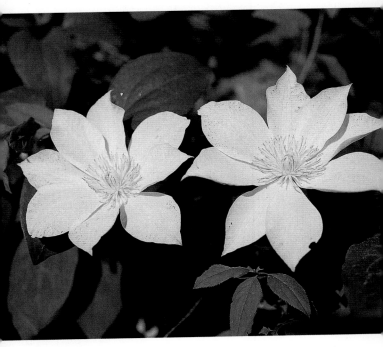

요리

•봄에 어린 잎을 채취하여 끓는 물에 삶은 후 찬물에 헹구어 유독 성분을 우려내고 나물 무침을 하여 먹는다.
✚씨를 생으로 먹으면 피로 회복에 효과를 볼 수 있다.

관절을 튼튼하게 하는 덩굴나무

할미질빵
밀빵나물, 세꽃으아리, 큰잎질빵, 할미밀망

Clematis trichotoma Nakai

● **효능** : 거풍습(祛風濕), 소담연(消痰涎), 지통(止痛), 화담(化痰)

한약명 : 위령선(威靈仙)—뿌리

성 미 : 맛은 맵고 짜며 성질은 따뜻하다.

미나리아재비과. 갈잎 덩굴나무. 전국. 산기슭 덤불 속에서 자라고, 꽃은 6~8월에 흰색 취산화서로 피며, 열매는 난형 수과로 9~10월에 익는다.

사위에게 무거운 짐을 지지 못하게 하려고 연약한 이 덩굴로 사위의 지게 멜빵을 만들었다고 해서 생긴 이름이다.

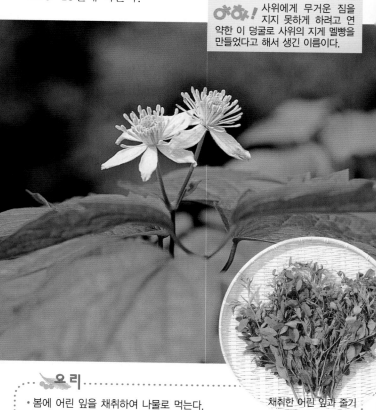

채취한 어린 잎과 줄기

요리

• 봄에 어린 잎을 채취하여 나물로 먹는다.

※미나리아재비과 식물은 유독 성분이 들어 있으므로 끓는 물에 삶아서 찬물에 담가 충분히 우려낸 뒤 요리해야 한다.

통증을 없애주는 풀

노루귀 *Hepatica asiatica* Nakai

●효능 : 거풍(祛風), 소종(消腫), 진통(鎭痛), 진해(鎭咳)

한약명 : 장이세신(獐耳細辛)-뿌리줄기

미나리아재비과. 여러해살이풀. 전국. 산지 숲 속 그늘에서 자라고, 꽃은 3~4월에 흰색·담홍색·자주색으로 피며, 열매는 수과로 6월에 여문다.

이른 봄에 잎이 나올 때 끝이 말리고 솜털이 빽빽한 모습이 노루의 귀와 닮았다 하여 노루귀라고 한다.

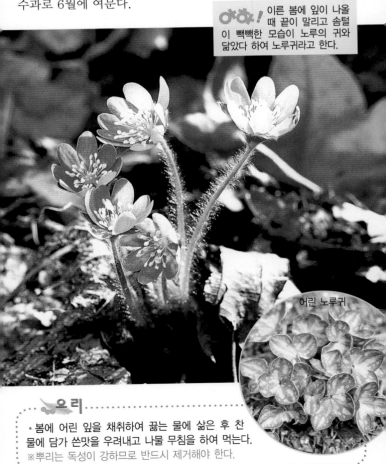

어린 노루귀

요리

•봄에 어린 잎을 채취하여 끓는 물에 삶은 후 찬물에 담가 쓴맛을 우려내고 나물 무침을 하여 먹는다.
※뿌리는 독성이 강하므로 반드시 제거해야 한다.

뭉친 근육을 풀어주는 풀

쌍동바람꽃 이지은련화
Anemone rossii S. Moore

●효능 : 서근(舒筋), 청열(淸熱), 해독(解毒), 활혈(活血)

한약명 : 이지은련화(二枝銀蓮花) - 뿌리줄기

미나리아재비과. 여러해살이풀. 강원도 이북. 깊은 산지의 숲 속에서 자라고, 꽃은 5~6월에 흰색 두상화로 피며, 열매는 형 과로 8월에 익는다.

> ♂♀! 줄기에 꽃이 2송이씩 동 시에 피므로 쌍동바람꽃 이라고 한다.

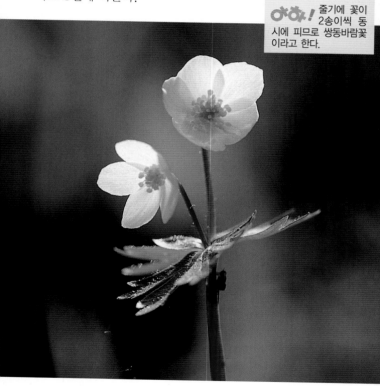

🌾 **요리**

• 어린 줄기와 꽃봉오리를 채취하여 삶아서 물에 헹구고 나물 무침을 하여 먹 는다.

※ 맹독성 식물인 투구꽃의 새순과 비슷하므로 채취할 때 주의해야 한다.

열을 내리게 하는 풀

꿩의다리 꼬발, 아시아꿩의다리
Thalictrum aquilegifolium var. sibiricum Regel & Tiling

●효능 : 소염(消炎), 진통(鎭痛), 청열(淸熱), 해독(解毒)

한약명 : 마미련(馬尾連)−전초
성 미 : 맛은 쓰고 성질은 차다.

미나리아재비과 여러해살이풀. 전국. 산기슭의 풀밭에서 자라고, 꽃은 6~8월에 흰색 또는 보라색 산방화서로 피며, 열매는 타원형 수과로 9~10월에 갈색으로 익는다.

오호! 가늘고 긴 줄기가 꿩의 다리와 비슷하므로 꿩의다리라고 부른다.

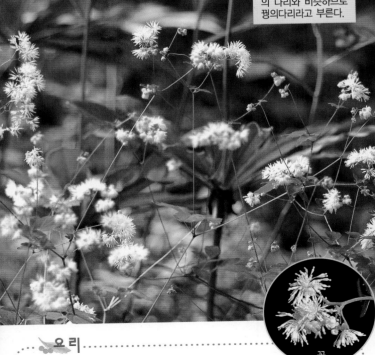

꽃

〜☘ 요 리

• 봄에 어린 잎과 줄기를 채취하여 끓는 물에 데친 후 찬물에 담가 헹구고 건져내 나물 무침을 한다.
※미나리아재비과 식물은 유독 성분이 들어 있으므로 끓는 물에 삶아서 찬물에 담가 충분히 우려낸 뒤 요리해야 한다.

염증을 가라앉게 하는 풀

산꿩의다리
갈미꿩의다리, 개구엽, 뫼가락풀
Thalictrum filamentosum var. tenerum (Huth) Ohwi

●**효능** : 소염(消炎), 진통(鎭痛), 청열(淸熱), 해독(解毒)

한약명 : **시과당송초(翅果唐松草)** −전초
성 미 : 맛은 쓰고 성질은 차다.

미나리아재비과. 여러해살이풀. 전국. 산지의 숲 속에서 자라고, 꽃은 6~8월에 흰색 총상화서로 피며, 열매는 굽은 수과로 9~10월에 익는다.

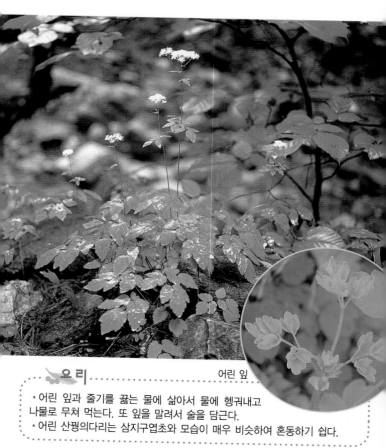

어린 잎

🌿 **요리**
• 어린 잎과 줄기를 끓는 물에 삶아서 물에 헹궈내고 나물로 무쳐 먹는다. 또 잎을 말려서 술을 담근다.
• 어린 산꿩의다리는 삼지구엽초와 모습이 매우 비슷하여 혼동하기 쉽다.

양기를 북돋우는 풀

촛대승마 _{단수승마}
Cimicifuga simplex Wormsk.

●효능 : 산풍(散風), 승양(昇陽), 투진(透疹), 해독(解毒), 해열(解熱)

한약명 : 야승마(野升麻) - 뿌리줄기

성 미 : 맛은 맵고 달며 성질은 조금 차다.

미나리아재비과. 여러해살이풀. 전국. 깊은 산지의 숲 속 그늘
에서 자라고, 꽃은 5~7월에 흰색으로 피며, 열매는 긴 타원형
골돌과로 5~9월에 익는다.

오호! 줄기가 곧게 서고 흰꽃
들이 원기둥처럼 모여
있는 것이 초를 꽂아 놓은 촛대 같
다고 하여 촛대승마라고 한다.

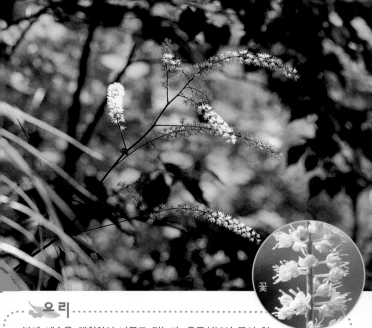

꽃

요리

· 봄에 새순을 채취하여 나물로 먹는다. 유독성분이 들어 있
으므로 끓는 물에 삶은 다음 물에 충분히 담가 독성을 우려내고 참깨 무침 등
무침 나물을 하여 먹는다.
※유독 성분이 들어 있으므로 한 번에 많이 먹지 말아야 한다.

풍증을 없애주는 풀

동의나물
눈알가지, 동이나물, 마제초, 얼개지
Caltha palustris L.

●효능 : 거풍(祛風), 진통(鎭痛), 최토(催吐)

한약명 : 마제초(驢蹄草)·수호로(水葫蘆)—전초

미나리아재비과. 여러해살이풀. 전국. 산지의 계곡과 습지 주변
에서 자라고, 꽃은 4~5월에 노란색으로 피며, 열매는 골돌과로
8월에 익는다.

♂♀! 잎의 모양이
말발굽과 비
슷하다고 하여 마제초(馬
蹄草)라고 한다.

채취한 잎

🌿 요 리

• 봄에 어린 잎과 줄기를 먹는데 끓는 물에 데친
후 찬물에 한동안 담가 독성을 우려내고 나물 무침을
하거나 쌈으로 먹는다. 데친 것을 말려서 묵나물로 이용한다.
• 가을에 뿌리를 채취하여 전분을 빼내어 묵나물과 함께 물고기류를 찜 요리
할 때 넣는다.
※독성이 있으므로 생식은 금한다.

정력을 보강해 주는 풀

삼지구엽초
강전, 닻풀, 방장초, 선령비, 음양곽
Epimedium koreanum Nakai

● 효능 : 강양(强陽), 강정(强精), 거풍(祛風), 보신(補腎), 제습(除濕), 최음(催淫)

한약명 : 음양곽(淫羊藿)–전초

성 미 : 맛은 맵고 성질은 따뜻하다.

매자나무과. 여러해살이풀. 중부 이북. 높은 산 그늘에서 자라고, 꽃은 4~5월에 유백색 총상화서로 피며, 열매는 뾰족한 원기둥 모양 삭과로 8월에 익는다.

오호! 한 줄기에서 세 가지가 나오고 잎이 각각 세 장씩 달리므로 삼지구엽초(三枝九葉草)라고 한다.

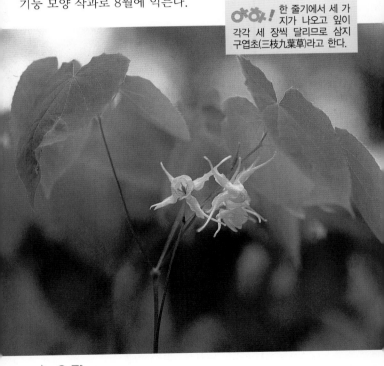

요리

• 봄에 어린 순을 채취하여 끓는 물에 데치고 여러 번 물을 갈아가면서 찬물에 담가 충분히 쓴맛을 우려낸다. 나물 무침을 하거나 튀김을 만든다.

♠전초를 말린 후 소주에 담가 약술을 만들거나 닭을 삶을 때 넣어서 먹는다.

으름덩굴 임하부인, 통초, 한국바나나
Akebia quinata (Thunb.) Decaisne

산모의 젖이 잘 나오게 하는 덩굴나무

●효능 : 사화(瀉火), 이뇨(利尿), 진통(鎭痛), 혈맥통리(血脈通利)

한약명 : **목통(木通)**-줄기

성　미 : 맛은 쓰고 성질은 차다.

으름덩굴과. 갈잎 덩굴나무. 황해도 이남. 산과 들에서 자라고, 꽃은 4~8월에 암자색으로 피며, 열매는 긴 타원형 장과로 10월에 자갈색으로 익는다.

> **♂♀!** 열매가 익어 껍질이 벌어진 모양이 여자의 음부와 같다고 해서 임하부인(林下婦人)이라고도 한다.

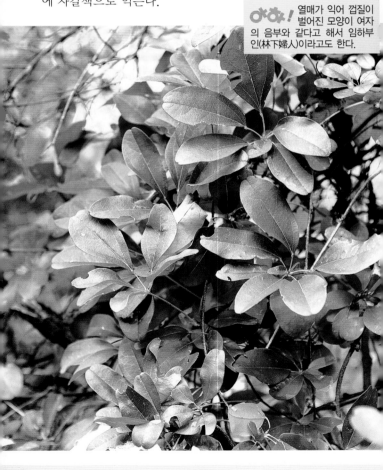

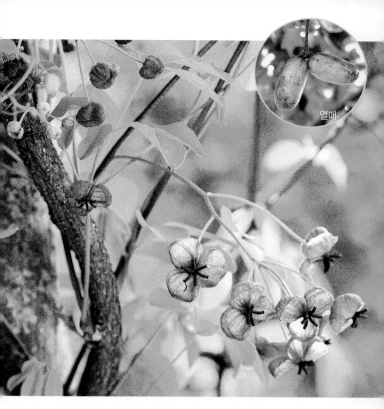

열매

🌿 요 리

• 봄에 어린 순을 채취하여 초장에 찍어 먹거나 나물 무침을 하며 국거리로도 쓴다. 독 성분이 들어 있으므로 끓는 물에 데친 후 오래도록 찬물에 담가 충분히 우려내고 요리해야 한다.
• 여름에 열매가 익어 벌어지면 하얀 속을 먹는다. 설탕에 재워 엑기스를 내거나 술을 담가서 마신다. 두꺼운 열매껍질은 속에 된장이나 다진 육류를 넣고 훈제를 만들어 먹는다.

채취한 줄기

🍵 으름덩굴차

• 봄 또는 가을에 줄기를 잘라 겉껍질을 벗겨내고 적당한 길이로 잘라 햇볕에 말린다.
• 으름 덩굴줄기 10g을 물 900㎖에 넣고 물의 양이 절반이 될 때까지 끓이다가 감초를 넣어서 다시 끓인다. 하루에 3번 나누어 마신다.
✚ 몸이 부을 때, 소변이 잘 나오지 않을 때, 소변 때의 통증, 젖이 나오지 않을 때, 월경이 없을 때, 열이 나고 가슴이 답답할 때 등에 치료 효과가 있다.

고혈압 예방에 좋은 풀

약모밀 <small>멸, 십약, 어성초, 취채</small>
Houttuynia cordata Thunberg

●효능 : 배농(排膿), 소종(消腫), 이뇨(利尿), 청열(淸熱), 통림(通淋), 해독(解毒)

한약명 : **어성초(魚腥草)**−지상부
성 미 : 맛은 맵고 쓰며 성질은 조금 차다.

삼백초과. 여러해살이풀. 남부. 산지 숲 속의 습지에서 자라고, 꽃은 5~6월에 노란색 이삭화서로 피며, 열매는 삭과로 8~9월에 여문다.

풀에서 고기의 비린내가 난다고 하여 어성초(魚腥草) 또는 취채(臭菜)라고도 불린다.

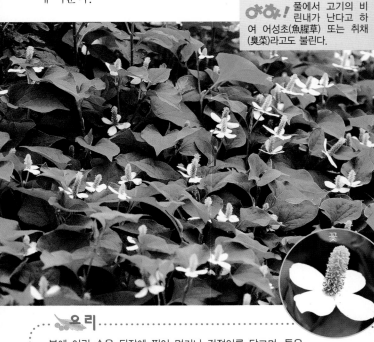

꽃

요리
• 봄에 어린 순을 된장에 찍어 먹거나 겉절이를 담그며, 특유의 냄새 때문에 밀가루 옷을 입혀 튀김을 만들어 먹거나 끓는 물에 우려내어 차로 마시기도 한다.
• 연한 잎과 땅속줄기를 끓는 물에 데친 후 찬물에 충분히 담가 냄새를 우려내고 나물 무침을 하거나 기름에 볶는다. 생잎에 밀가루옷을 입히고 튀김을 만들면 냄새가 없어진다.

종기를 가라앉게 하는 풀

홀아비꽃대 노젓갈, 놋절나물, 젓갈나물
Chloranthus japonicus Sieb.

●효능 : 거풍(祛風), 산어(散瘀), 소종(消腫), 조습(燥濕), 지통(止痛), 해독(解毒), 화담(化痰), 활혈(活血)

한약명 : 은선초(銀線草)-지상부
성 미 : 맛은 쓰고 매우며 성질은 따뜻하다.

홀아비꽃대과. 여러해살이풀. 전국. 산지 숲 속의 그늘에서 자라고, 꽃은 4~6월에 흰색 수상화서로 피며, 열매는 달걀 모양 삭과로 9~10월에 익는다.

가지 없는 줄기가 곧게 서며 꽃잎이 없고 수술만 있는 것이 쓸쓸한 홀아비 같다고 하여 홀아비꽃대라 한다.

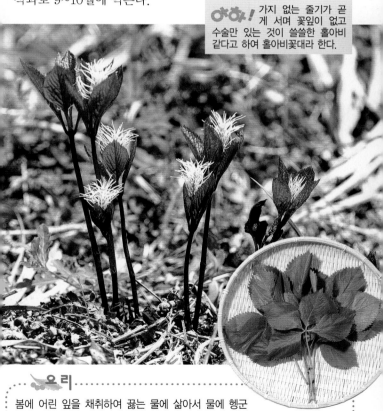

채취한 잎

요리

봄에 어린 잎을 채취하여 끓는 물에 삶아서 물에 헹군 후 초장에 찍어 먹거나 나물 무침을 하여 먹는다.

다래나무
다래넝쿨, 다래몽두리, 다래순, 지금도나무, 참다래
Actinidia arguta (S. & Z.) Planch. ex Miq.

●**효능** : 지갈(止渴), 해번열(解煩熱)

한약명 : **미후리(獼猴梨)**—열매
성   미 : 맛은 달고 시며 성질은 차다.

다래나무과. 갈잎 덩굴나무. 전국. 산지 숲에서 자라고, 꽃은 5~6월에 흰색·녹백색 취산화서로 피며, 열매는 달걀 모양 장과로 9~10월에 황록색으로 익는다.

♂♀! 열매의 맛이 달다고 하여 다래라는 이름이 붙었다.

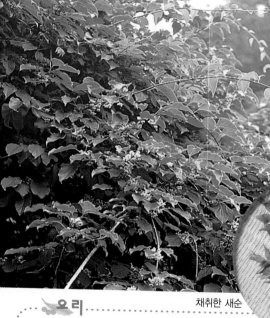

채취한 새순

요리

• 봄에 어린 순을 끓는 물에 데친 후 찬물에 담가 우려 내고 나물 무침이나 기름 볶음으로 먹으며 매운탕에 넣기도 한다. 우려낸 것을 말린 후 묵나물이나 장아찌로 만든다.
• 잘 익은 열매를 생으로 먹는다. 조금 시들해진 열매는 단맛이 더 강하다.
♠열매를 소주에 넣어 과일술을 담근다.

채취한 열매

종기를 가라앉게 하는 풀

물레나물 금사도, 금사호접, 대련교, 황해당
Hypericum ascyron L.

●효능 : 소종(消腫), 지혈(止血), 패독(敗毒), 평간(平肝)

한약명 : 홍한련(紅旱蓮)-전초

성　미 : 맛은 조금 쓰고 성질은 차다.

물레나물과. 여러해살이풀. 전국. 산과 들에서 자라고, 꽃은 6~8월에 노란색으로 피며, 열매는 달걀 모양 삭과로 9~11월에 익는다.

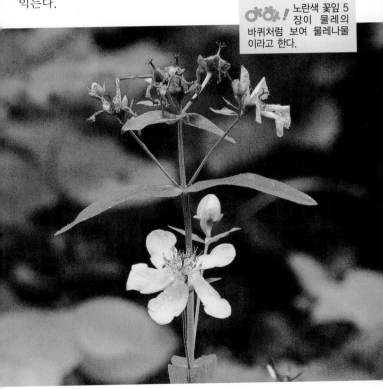

노란색 꽃잎 5장이 물레의 바퀴처럼 보여 물레나물이라고 한다.

요리

봄에 어린 순을 채취하여 나물로 먹는다. 끓는 물에 살짝 데친 후 찬물에 헹구어 낸 다음 고추장이나 된장 또는 간장에 무쳐서 먹는다.

산모의 젖을 잘 나오게 하는 풀

고추나물 소연교
Hypericum erectum Thunb.

●효능 : 소종(消腫), 조경(調經), 지통(止痛), 지혈(止血), 통유(通乳), 활혈(活血)

한약명 : 소연교(小連翹) - 지상부
성   미 : 맛은 맵고 성질은 평온하다.

물레나물과. 여러해살이풀. 전국. 산지의 약간 습기가 있는 곳에서 자라고, 꽃은 7~8월에 노란색으로 피며, 열매는 달걀 모양 삭과로 10월에 여문다.

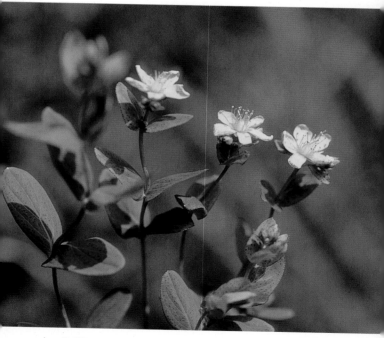

요리

봄에 어린 잎을 채취하여 나물로 먹는다. 삶아서 물에 헹구고 나물 무침을 하거나 잘게 썰어 산채 비빔밥의 소재로 넣는다. 된장국의 국거리나 찌개거리로도 쓴다.

통증을 진정시키는 풀

피나물
노랑매미꽃, 봄매미꽃, 하청화
Hylomecon vernalis Maxim.

●효능 : 거풍습(祛風濕), 산어(散瘀), 서근(舒筋), 소종(消腫), 지통(止痛), 지혈(止血), 활락(活絡), 활혈(活血)

한약명 : 하청화근(荷靑花根)─뿌리
성   미 : 맛은 쓰고 성질은 평온하다.

양귀비과. 여러해살이풀. 중부 이북. 산지의 그늘진 습지에서 자라고, 꽃은 4~5월에 노란색으로 피며, 열매는 좁은 원기둥 모양 삭과로 6~7월에 익는다.

♂♀! 줄기를 끊으면 피같이 붉은 유액이 나오므로 피나물 이라고 한다.

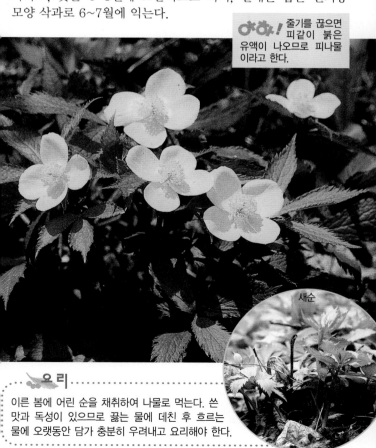

새순

🌿 요리

이른 봄에 어린 순을 채취하여 나물로 먹는다. 쓴 맛과 독성이 있으므로 끓는 물에 데친 후 흐르는 물에 오랫동안 담가 충분히 우려내고 요리해야 한다.

금낭화 등모랑, 며느리꽃, 며느리주머니, 며느리취
Dicentra spectabilis (L.) Lem.

●효능 : 거풍(祛風), 소창독(消瘡毒), 화혈산혈(和血散血)

한약명 : 하포목단근(包包牧丹根) – 뿌리줄기
성 미 : 맛은 맵고 성질은 따뜻하다.

양귀비과. 여러해살이풀. 전국. 깊은 산 계곡 부근과 초원에서 자라고, 꽃은 5~7월에 담홍색 주머니 모양으로 피며, 열매는 긴 타원형 삭과로 7~10월에 여문다.

♂♀! 염통 모양의 꽃이 옛날 여자들이 지니고 다니던 예쁜 주머니처럼 생겨서 금낭화(金囊花)라 부른다.

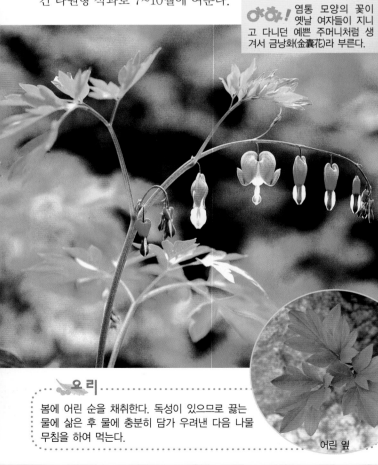

어린 잎

🌿오리

봄에 어린 순을 채취한다. 독성이 있으므로 끓는 물에 삶은 후 물에 충분히 담가 우려낸 다음 나물 무침을 하여 먹는다.

백일해를 치료하는 풀

미나리냉이 삼나물, 삼베나물
Cardamine leucantha (Tausch) O. E. Schulz

● 효능 : 소염(消炎), 지해(止咳)

한약명 : **채자칠(菜子七)** — 뿌리

십자화과. 여러해살이풀. 전국. 산지의 그늘진 곳에서 자라고, 꽃은 5~7월에 흰색 총상화서로 피며, 열매는 길쭉한 각과로 8~9월에 익는다.

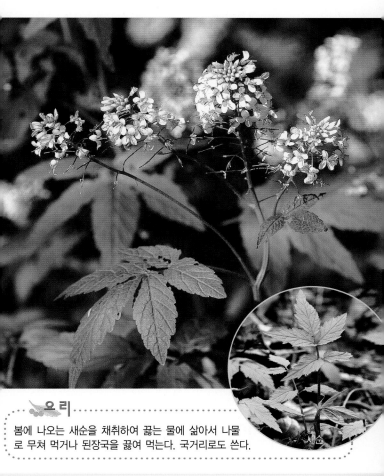

요리

봄에 나오는 새순을 채취하여 끓는 물에 삶아서 나물로 무쳐 먹거나 된장국을 끓여 먹는다. 국거리로도 쓴다.

새순

생선의 비린내와 독성을 없애주는 풀

고추냉이 겨자냉이, 매운냉이, 와사비
Wasabia japonica (Miq.) Matsum.

●**효능** : 발한(發汗), 살어독(殺魚毒), 온중진식(溫中進食), 축풍(逐風)

한약명 : **산규근**(山葵根)-뿌리, **신엽**(辛葉)-잎
성　미 : 맛은 맵고 성질은 따뜻하다.

십자화과. 여러해살이풀. 울릉도. 서늘한 계곡의 습지에서 자라고, 꽃은 5~6월에 흰색 총상화서로 피며, 열매는 장각과로 7~8월에 익는다.

잎과 줄기에 고추처럼 매운 맛이 있는 냉이라는 뜻에서 고추냉이라고 한다.

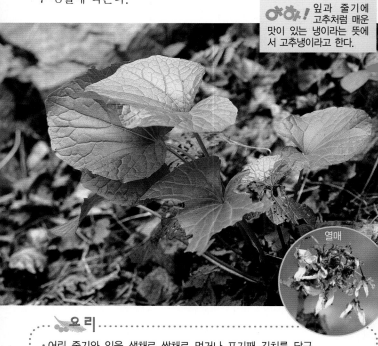

열매

🌿 요리

• 어린 줄기와 잎을 생채로 쌈채로 먹거나 포기째 김치를 담근다. 또, 삶아서 나물 무침을 하거나 간장이나 초에 절여 향신료로도 이용한다.
• 가는 뿌리줄기가 달린 줄기와 잎을 술지게미에 재어 숙성시켜 겨자채 절임을 만든다.
• 뿌리줄기에 비린내와 독성을 제거하는 효능이 있으므로 갈아서 생선을 먹을 때의 향신료(와사비)로 쓴다.

마음을 편안하게 안정시키는 풀

기린초 각시기린초, 넓은잎기린초
Sedum kamtschaticum Fisch. & Mey.

●효능 : 소종(消腫), 영심(寧心), 이습(利濕), 지혈(止血), 해독(解毒), 활혈(活血)

한약명 : 비채(費菜)-전초
성 미 : 맛은 시고 성질은 평온하다.

꿩의비름과. 여러해살이풀. 중부 이남. 산지의 양지쪽 바위 위에서 자라고, 꽃은 5~7월에 노란색 별 모양으로 피며, 열매는 골돌과로 9월에 익는다.

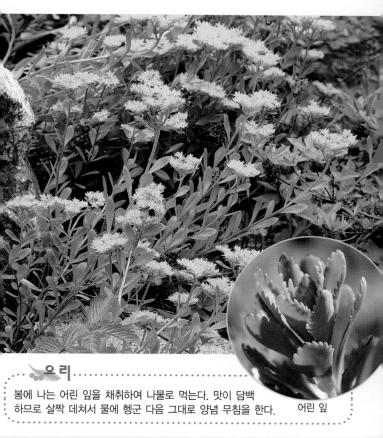

🍃요리

봄에 나는 어린 잎을 채취하여 나물로 먹는다. 맛이 담백하므로 살짝 데쳐서 물에 헹군 다음 그대로 양념 무침을 한다.

어린 잎

부기를 가라앉게 하는 풀

돌나물 돈나물, 돋나물, 석련화
Sedum sarmentosum Bunge

● 효능 : 소종(消腫), 청열(淸熱), 해독(解毒)

한약명 : 석지갑(石指甲) · 수분초(垂盆草)−전초

성 미 : 맛은 달고 담백하며 성질은 서늘하다.

꿩의비름과. 여러해살이풀. 전국. 산지의 돌과 바위에서도 잘
자라고, 꽃은 5~6월에 노란색 취산화서로 피며, 열매는 골돌과
로 8월에 익는다.

산지의 돌과 바위
에서도 잘 자라며
어린 잎을 나물로 먹는다고
하여 돌나물이라고 부른다.

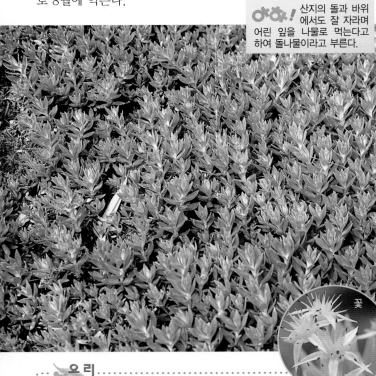

꽃

🌿 요 리

봄에 어린 잎을 채취하여 생으로 장에 찍어 먹거나 밥에 넣
고 비벼 먹으며, 나물 무침을 하거나 된장국에 넣는다. 또 끓는 물
에 살짝 데친 후 찬물에 헹구어 나물 무침을 하고, 미나리 · 달래 등과 함께
물김치를 담그기도 한다.

기침을 멈추게 하는 풀

노루오줌
큰노루오줌, 호마, 홍승마
Astilbe chinensis var. *davidii* Fr.

●효능 : 거풍(祛風), 지해(止咳), 청열(淸熱)

한약명 : 낙신부(落新婦)·적승마(赤升麻)─전초
성 미 : 맛은 쓰고 성질은 서늘하다.

범의귀과. 여러해살이풀. 전국. 산지의 냇가나 습한 곳에서 자라고, 꽃은 7~8월에 분홍색 원추화서로 피며, 열매는 삭과로 9~10월에 여문다.

> ♂♀! 뿌리줄기에서 노루의 오줌 냄새 같은 누린내가 나기 때문에 노루오줌이라고 한다.

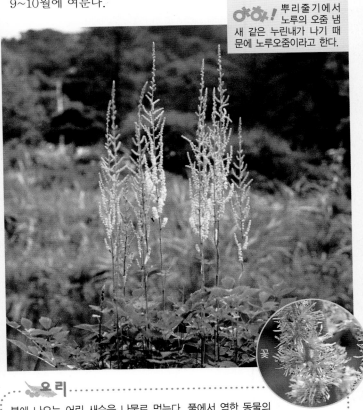

꽃

🌿요리

봄에 나오는 어린 새순을 나물로 먹는다. 풀에서 역한 동물의 오줌 냄새가 나므로 끓는 물에 데친 후 찬물에 오래도록 담가두어 역한 냄새를 충분히 빼내고 건져내어 나물 무침을 한다.

콩팥을 튼튼하게 하는 풀

바위떡풀 대문자꽃잎풀
Saxifraga fortunei var. *incisolobata* Nakai

●효능 : 보신(補腎), 소염(消炎), 이뇨(利尿)

한약명 : 대문자초(大文字草) · 화중호이초(華中虎耳草) — 지상부

범의귀과. 여러해살이풀. 전국. 산지 습지의 바위 위에서 자라고, 꽃은 8~9월에 흰색 원추상취산화서로 피며, 열매는 달걀 모양 삭과로 10월에 익는다.

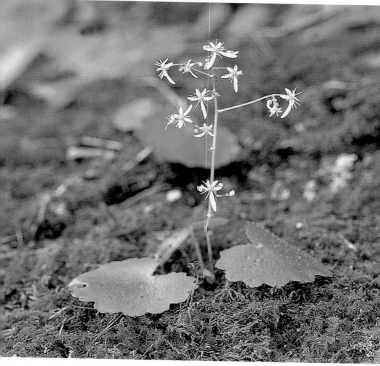

🐝요리

• 여름에 잎을 채취하여 쌈채로 먹거나 튀김을 만든다.
• 잎자루는 끓는 물에 살짝 데쳐서 나물 무침을 하거나 국거리로 쓰고 기름에 볶아서도 먹는다. 데친 것을 말려서 묵나물로 이용한다.

피의 열기를 식혀주는 풀

바위취 호이초
Saxifraga stolonifera Meerb.

●효능 : 거풍(祛風), 억균(抑菌), 양혈(凉血), 청열(淸熱), 해독(解毒)

한약명 : 호이초(虎耳草)—전초

범의귀과. 늘푸른 여러해살이풀. 중부 이남. 산지의 절벽이나 음습지에서 자라고, 꽃은 5월에 흰색 또는 연홍색 화서로 피며, 열매는 둥근 삭과로 10월에 익는다.

♂♀! 잎을 나물로 먹고 고산 지대의 바위 위에서도 잘 자라므로 바위취라고 부르는 것 같다.

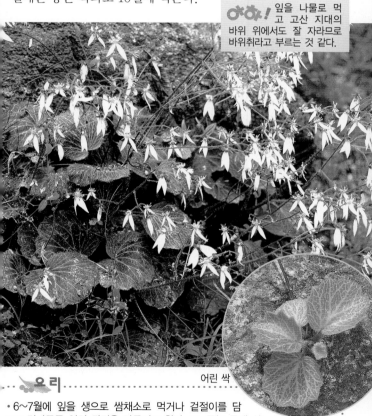

어린 싹

🐟 요 리

• 6~7월에 잎을 생으로 쌈채소로 먹거나 겉절이를 담그고 밀가루를 입혀 튀김을 만들기도 한다. 또, 끓는 물에 살짝 데친 후 찬물에 헹구어 나물 무침을 하거나 국거리로 이용한다.
• 꽃을 밥을 지을 때 얹어 꽃밥을 만들어 먹기도 한다.

설사를 멎게 하는 나무

조팝나무 목상산, 설유화, 이엽수선국, 조밥나무
Spiraea prunifolia for. *simpliciflora* Nakai

●효능 : 수렴(收斂), 진통(鎭痛), 해열(解熱)

한약명 : 소엽화(笑靨花) · 촉칠근(蜀漆根)−뿌리
성 미 : 맛은 쓰고 매우며 독성이 있다.

장미과. 갈잎 떨기나무. 전국. 산이나 들판 및 논밭의 둑에서 자라고, 꽃은 4~5월에 흰색 산형화서로 피며, 열매는 골돌과로 9월에 갈색으로 익는다.

꽃이 좁쌀을 튀겨놓은 듯하여 조밥나무라고 부르다가 점차 강하게 발음되어 조팝나무가 되었다.

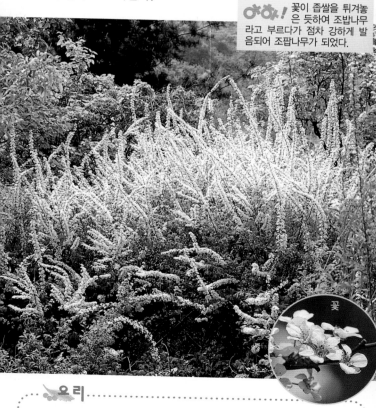

꽃

🌿요 리

봄에 어린 순을 채취하여 나물로 먹는다. 시고 쓴맛이 나므로 끓는 물에 데친 후 여러 번 물을 갈아가면서 찬물에 담가 충분히 우려내고 나물 무침을 한다.

정력을 보강해 주는 풀

눈개승마 가승마, 고기나물, 삼나물, 쉬나물, 승마초
Aruncus dioicus (Wait.) Fernald var. *kamtschaticus* Hara

●효능 : 보신(補腎), 수렴(收斂), 해열(解熱)

한약명 : 승마초(升麻草)−전초

장미과. 여러해살이풀. 전국. 고산 지대의 양지쪽 풀밭과 숲가
장자리에서 자라고, 꽃은 6~8월에 황백색 원추화서로 피며, 열
매는 긴 타원형 골돌과로 10월에 익는다.

> ♂♀! 나물로 이용하
> 는 어린 새싹
> 이 쇠고기 맛이 난다 하여
> 고기나물이라고도 부른다.

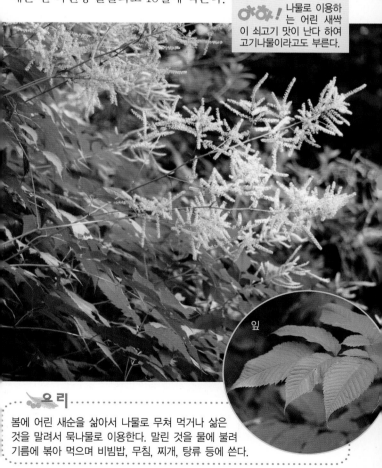

잎

요리

봄에 어린 새순을 삶아서 나물로 무쳐 먹거나 삶은
것을 말려서 묵나물로 이용한다. 말린 것을 물에 불려
기름에 볶아 먹으며 비빔밥, 무침, 찌개, 탕류 등에 쓴다.

소화력을 높여주는 풀

양지꽃 <small>소시랑개비, 큰소시랑개비</small>
Potentilla fragarioides L. var. *major* Max.

●효능 : 보음허(補陰虛), 보익중기(補益中氣), 소종(消腫), 소화촉
　　　 진(消化促進), 지혈(止血), 청열(淸熱), 해독(解毒)

한약명 : **치자연(雉子筵)**－지상부, **치자연근(雉子筵根)**－뿌리
성　미 : 맛은 달고 성질은 따뜻하다.

장미과. 여러해살이풀. 전국. 산기슭이나 풀밭의 양지에서 자라
고, 꽃은 4~6월에 노란색 취산화서로 피며, 열매는 달걀 모양
수과로 6~7월에 여문다.

> ♂♀! 이른 봄에 햇빛
> 이 잘 드는 양
> 지에서 잘 자라므로 양지꽃
> 이라 부르는 것 같다.

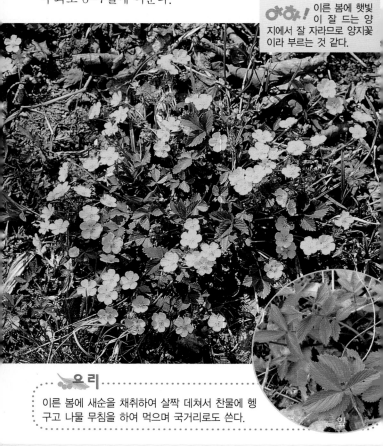

🌿 요리

이른 봄에 새순을 채취하여 살짝 데쳐서 찬물에 헹
구고 나물 무침을 하여 먹으며 국거리로도 쓴다.

열을 내리게 하는 풀

세잎양지꽃 삼엽위릉채
Potentilla freyniana Bornmueller

●효능 : 산어(散瘀), 소종(消腫), 지혈(止血), 진경(鎭痙), 청열(淸熱), 해독(解毒)

한약명 : 삼엽위릉채(三葉萎陵菜)-전초

장미과. 여러해살이풀. 전국. 산기슭의 풀밭이나 밭둑에서 자라고, 꽃은 3~4월에 노란색 총상화서로 피며, 열매는 수과로 5월에 익는다.

오호! 양지꽃의 일종이며 잎이 작은 잎 3장으로 된 겹잎이어서 세잎양지꽃이라고 부른다.

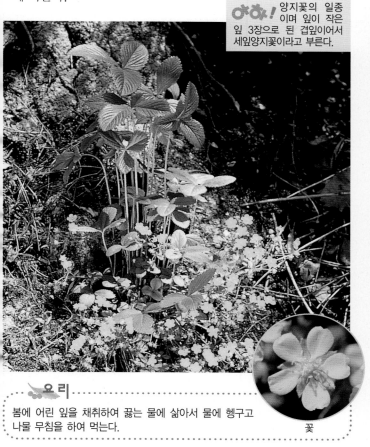

꽃

요리

봄에 어린 잎을 채취하여 끓는 물에 삶아서 물에 헹구고 나물 무침을 하여 먹는다.

혈액 순환을 활발하게 하는 풀

뱀무 귀머거리풀, 대근초, 잡새기나물
Geum japonicum Thunberg

●효능 : 보허(補虛), 익신(益腎), 활혈(活血)

한약명 : **수양매(水楊梅)**-지상부
성 미 : 맛은 맵고 성질은 따뜻하다.

장미과. 여러해살이풀. 중부 이남. 산과 들의 햇볕이 잘 드는 언덕이나 길가에서 자라고, 꽃은 6~7월에 노란색 취산화서로 피며, 열매는 수과로 9월에 여문다.

> ♂♀! 꽃이 사람의 귀에 들어가면 잘 들리지 않게 된다고 하여 귀머거리풀이라 부르기도 한다.

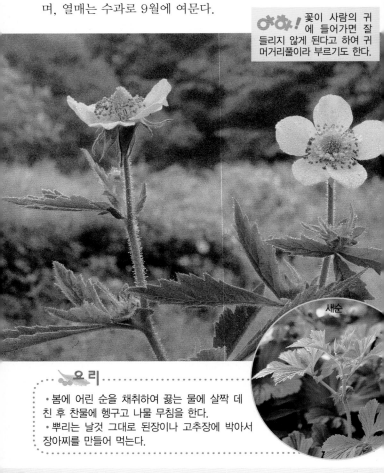

새순

🌿요리

• 봄에 어린 순을 채취하여 끓는 물에 살짝 데친 후 찬물에 헹구고 나물 무침을 한다.
• 뿌리는 날것 그대로 된장이나 고추장에 박아서 장아찌를 만들어 먹는다.

옻나무 독을 해독하는 풀

오이풀 외순나물, 외풀, 지우초, 찔렁
Sanguisorba officinalis L.

●효능 : 수렴(收斂), 양혈(凉血), 지혈(止血), 해독(解毒), 해열(解熱)

한약명 : 지유(地榆)—뿌리
성　미 : 맛은 쓰고 시며 성질은 조금 차다.

장미과. 여러해살이풀. 전국. 산과 들의 양지쪽 풀밭에서 자라고, 꽃은 6~8월에 검붉은색 수상화서로 피며, 열매는 수과로 9~10월에 여문다.

♂♀! 어린 줄기와 잎에서 오이 냄새가 나므로 오이풀이라고 한다.

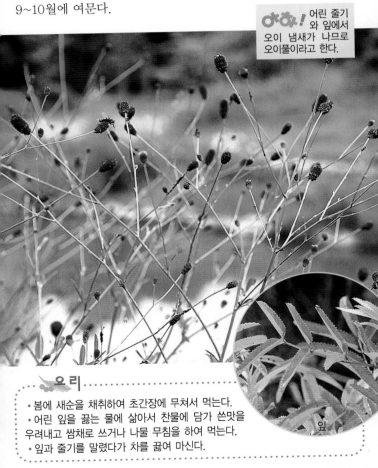

잎

🦋 요리

• 봄에 새순을 채취하여 초간장에 무쳐서 먹는다.
• 어린 잎을 끓는 물에 삶아서 찬물에 담가 쓴맛을 우려내고 쌈채로 쓰거나 나물 무침을 하여 먹는다.
• 잎과 줄기를 말렸다가 차를 끓여 마신다.

위장을 튼튼하게 하는 풀

짚신나물
낭아, 선학초, 용아초, 짚신풀
Agrimonia pilosa Ledeb.

●**효능** : 강심(强心), 건위(健胃), 소염(消炎), 수렴(收斂), 지사(止瀉), 지혈(止血), 진통(鎭痛), 항균(抗菌), 해독(解毒)

한약명 : 선학초(仙鶴草) · 용아초(龍芽草)—지상부
성 미 : 맛은 쓰고 떫으며 성질은 서늘하다.

장미과. 여러해살이풀. 전국. 들이나 길가에서 자라고, 꽃은 6~8월에 노란색 총상화서로 피며, 열매는 꽃받침에 싸인 수과로 9~10월에 익는다.

♂♀! 나물로 먹으면 마치 짚신을 삶아서 먹는 것처럼 별 맛이 없다고 해서 짚신나물이라고 부른다.

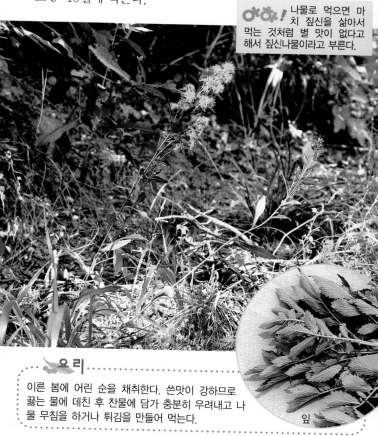

잎

🌿 **요리**

이른 봄에 어린 순을 채취한다. 쓴맛이 강하므로 끓는 물에 데친 후 찬물에 담가 충분히 우려내고 나물 무침을 하거나 튀김을 만들어 먹는다.

주엽나무
가막과즐나무, 조각수, 주염나무, 쥐엄나무
Gleditsia japonica Miq.

●효능 : 개규(開竅), 거담(祛痰), 거풍(祛風), 산결(散結), 소종(消腫)

한약명 : **조협(皀莢)**—열매

성　미 : 맛은 맵고 성질은 따뜻하며 독성이 조금 있다.

콩과. 갈잎 큰키나무. 전국. 산기슭 습지에서 자라고, 꽃은 5~6월에 황록색 총상화서로 피며, 열매는 협과로 꼬투리가 비틀리고 10월에 익는다.

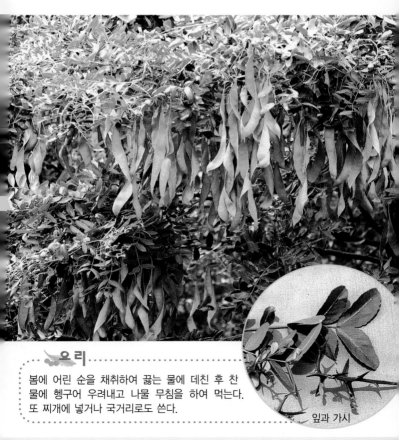

🌿 요 리

봄에 어린 순을 채취하여 끓는 물에 데친 후 찬물에 헹구어 우려내고 나물 무침을 하여 먹는다. 또 찌개에 넣거나 국거리로도 쓴다.

잎과 가시

간을 깨끗하게 해주는 풀

차풀 며느리감나물
Chamaecrista nomame (Siebold) H. Ohashi

●**효능** : 산어(散瘀), 이습(利濕), 청간(淸肝), 화적(化積)

한약명 : **산편두(山扁豆)**-지상부

성 미 : 맛은 달고 성질은 평하다.

콩과. 한해살이풀. 전국. 강가나 산지에서 자라고, 꽃은 7~8월
에 노란색으로 피며, 열매는 납작하고 긴 타원형 협과로 10월에
익는다.

> ♂♀! 풀 전체
> 를 차 대
> 용으로 썼기 때문에
> 차풀이라고 한다.

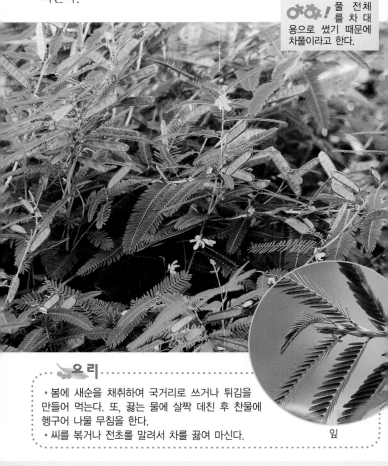

🍃**요리**

• 봄에 새순을 채취하여 국거리로 쓰거나 튀김을
만들어 먹는다. 또, 끓는 물에 살짝 데친 후 찬물에
헹구어 나물 무침을 한다.

• 씨를 볶거나 전초를 말려서 차를 끓여 마신다.

잎

풍과 습을 없애주는 풀

갈퀴나물
녹두두미, 말굴레풀, 산야완두, 참갈퀴
Vicia amoena Fisch. ex DC.

●효능 : 거풍습(祛風濕), 서근(舒筋), 지통(止痛), 활혈(活血)

한약명 : 산야완두(山野豌豆)-지상부
성 미 : 맛은 달고 쓰며 성질은 따뜻하다.

콩과. 여러해살이덩굴풀. 전국. 들판의 풀밭에서 자라고, 꽃은 6~9월에 홍자색으로 피며, 열매는 긴 타원형 협과로 8~10월에 익는다.

ㅇㅎ! 덩굴손의 모양이 농기구인 갈퀴와 닮아서 갈퀴나물이라고 부른다.

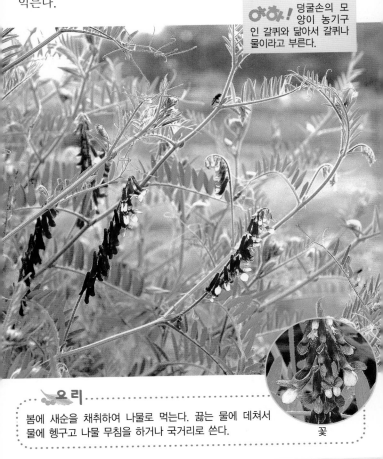

꽃

요리

봄에 새순을 채취하여 나물로 먹는다. 끓는 물에 데쳐서 물에 헹구고 나물 무침을 하거나 국거리로 쓴다.

원기를 회복시키는 풀

나비나물
녹두나물, 콩나물
Vicia unijuga A. Braun

●효능 : 보허(補虛)

한약명 : 삼령자(三鈴子)-뿌리와 잎
성 미 : 맛은 달고 성질은 평온하다.

콩과. 여러해살이풀. 전국. 산과 들의 양지쪽 풀밭에서 자라고,
꽃은 8월에 홍자색 총상화서로 피며, 열매는 긴 타원형 협과로
9~10월에 여문다.

잎 2개가 나비 모양으로 벌어져 있어 나비나물이라는 이름이 붙었다.

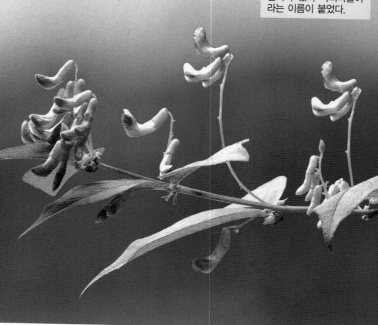

🌿요리

이른 봄에 나오는 어린 새싹을 쓰는데 얇고 부드럽기 때문에 시들지 않도록
빨리 처리하는 것이 좋다. 삶아서 깨 무침 등 무침 요리를 하고, 또 튀김을 만
들며 국거리로도 쓴다.

통증을 가시게 하는 풀

활량나물 _{화살나물}
Lathyrus davidii Hance

●효능 : 진통(鎭痛)

한약명 : 대산여두(大山黧豆)-씨

콩과. 여러해살이풀. 전국. 산과 들에서 자라고, 꽃은 6~8월에 노란색 나비 모양으로 피고 총상화서를 이루며, 열매는 선형 협과로 10월에 익는다.

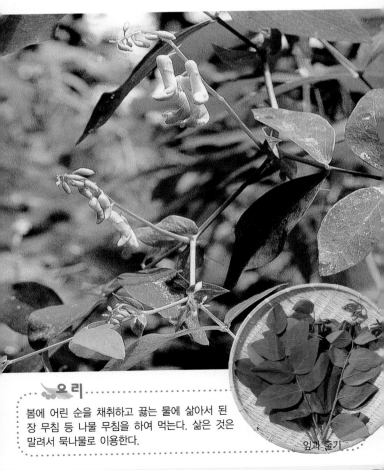

잎과 줄기

요리

봄에 어린 순을 채취하고 끓는 물에 삶아서 된장 무침 등 나물 무침을 하여 먹는다. 삶은 것은 말려서 묵나물로 이용한다.

술독을 풀어주는 덩굴나무

칡
갈등, 곡불히, 청월치끈, 청치끈
Pueraria lobata (Willd.) Ohwi

●효능 : 발한(發汗), 승양(升陽), 지갈(止渴), 지사(止瀉), 진경(鎭痙), 투진(透疹), 해기(解飢), 해열(解熱)

한약명 : 갈근(葛根)—뿌리
성 미 : 맛은 달고 매우며 성질은 서늘하다.

콩과. 갈잎 덩굴나무. 전국. 산기슭 양지에서 자라고, 꽃은 7~8월에 자홍색 총상화서로 피며, 열매는 꼬투리 모양 협과로 9~10월에 갈색으로 익는다.

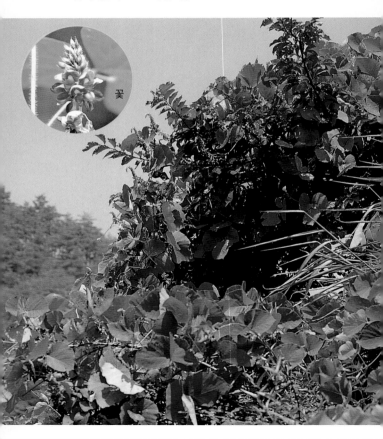

꽃

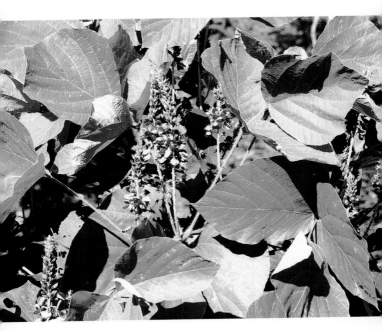

🌿 요리

• 새 덩굴의 순과 꽃봉오리를 채취하여 끓는 물에 살짝 데친 후 찬물에 담가 우려내고 나물 무침을 한다. 기름에 튀기기도 하고 쌀과 섞어 칡밥을 지어 먹는다.
• 어린 잎으로 튀김, 칡밥, 죽, 장아찌를 만들어 먹고 국거리로 쓴다. 삶아서 나물로 먹기도 한다.
♠꽃을 말려 차로 마시거나 술을 담가서 먹는다.
• 뿌리는 생으로 먹거나 두드려 부드럽게 만든 후 쪄서 먹는다. 또 즙을 내거나 말려서 차로 끓여 마신다.
• 뿌리에서 전분(칡가루)을 내어 국수, 수제비, 송편, 과자, 묵 등을 만든다.

채취한 뿌리

☕ 갈근차(葛根茶)

• 늦가을에 뿌리를 채취하여 겉껍질을 벗겨 버리고 적당한 길이로 잘라 햇볕에 말린다.
• 칡뿌리(갈근) 20g을 물 10컵 정도에 넣고 중불에서 끓인 후 약한 불에서 15분 정도 더 끓인다. 맛과 향이 푹 우러나면 체에 걸러 찌꺼기는 건져내고 차게 해서 마신다.
✚땀을 나게 하고 열을 내리우며 진액을 생겨나게 하고 갈증을 멈추며 술독을 풀어주는 효능이 있다.

몸을 튼튼하게 하는 풀

활나물 구령초, 농길리, 불지갑, 야백합
Crotalaria sessiliflora Linné

●효능 : 소종(消腫), 이뇨(利尿), 이습(利濕), 자양강장(滋養强壯),
　　　　진경(鎭痙), 청열(淸熱), 항암(抗癌), 해독(解毒)

한약명 : 농길리(農吉利)—지상부
성　　미 : 맛은 쓰고 성질은 서늘하다.

콩과. 한해살이풀. 전국. 들이나 길가의 초원에서 자라고, 꽃은
7~9월에 청자색 나비 모양으로 피며, 열매는 긴 타원형 협과로
9~10월에 익는다.

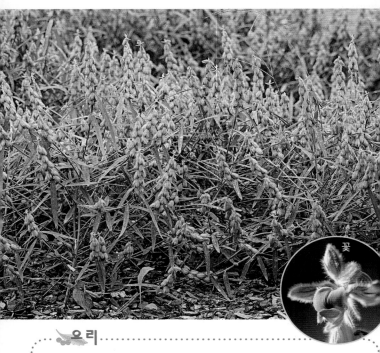
꽃

🌿 요리

• 이른 봄에 새순을 채취하여 끓는 물에 데친 후 말려서 묵나물로 이용한다.
요리할 때는 물에 불리고 나물 무침을 하거나 기름에 볶아 먹는다.
※한꺼번에 많은 양을 먹으면 메스꺼움, 설사 등 부작용이 나타날 수 있으므
로 주의해야 한다.

근육과 뼈를 튼튼하게 하는 나무

광대싸리
골싸리, 구럭싸리, 싸리버들옷, 엽저주
Securinega suffruticosa (Pall.) Rehder

● **효능** : 강근골(強筋骨), 건비(健脾), 서근(舒筋), 익신(益腎), 활혈(活血)

한약명 : **일엽추(一葉秋)**-어린 가지와 잎
성 미 : 맛은 맵고 쓰며 성질은 따뜻하다.

대극과. 갈잎 떨기나무. 전국. 산과 들의 계곡이나 하천가에서 자라고, 꽃은 6~7월에 연황색으로 피며, 열매는 둥근 삭과로 9~10월에 여문다.

♂♀! 싸리나무와 비슷하여 광대처럼 싸리나무 흉내를 낸다고 광대싸리라고 한다.

채취한 잎과 줄기

🌿 요리

봄에 어린 잎을 살짝 데쳐서 나물 무침을 하여 먹는다. 데친 것을 말려서 묵나물로 이용한다. 잎은 오래 삶으면 노랗게 변하므로 살짝 데쳐야 한다.

설사를 멎게 하는 풀

이질풀 개발초, 현초
Geranium thunbergii S. & Z.

●효능 : 거풍(祛風), 수렴(收斂), 지사(止瀉), 청열(淸熱), 해독(解毒), 활혈(活血)

한약명 : 노관초(老鸛草)-지상부와 열매
성　미 : 맛은 맵고 쓰며 성질은 평하다.

쥐손이풀과. 여러해살이풀. 전국. 산과 들에서 자라고, 꽃은 8~9월에 분홍색·홍자색·흰색 등으로 피며, 열매는 삭과로 9~10월에 익는다.

전초를 약초로 쓰는데, 이질의 치료에 특별한 효능이 있다고 하여 이질풀이라고 한다.

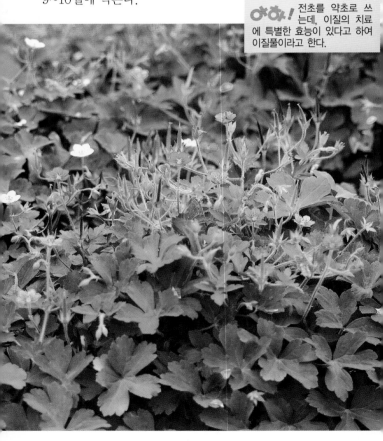

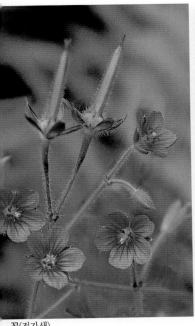

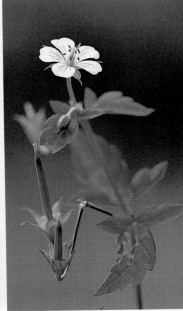

꽃(적자색)

흰꽃이질풀

- 봄에 연한 잎을 채취하여 기름에 볶아서 먹는다. 또, 끓는 물에 데쳐서 물에 헹구고 양념 무침을 한다.
- 잎을 삶아서 말린 후 달이면 약초차가 된다.

🍵 이질풀차

- 한여름에 꽃이 피어 있을 때 지상부를 베어 바람이 잘 통하는 그늘에서 말린 후 잘게 썰어 나무통 속에 넣어서 보관한다.
- 설사(泄瀉)일 때는 말린 이질풀 10~15g을 물 600㎖에 넣고 약한 불로 진하게 달인 후 건더기를 체로 걸러낸다. 이렇게 달여낸 물을 1일 3~4회 뜨거울 때 마신다. 변비(便秘)일 때는 말린 이질풀 5~7g을 쓴다.
- ✚건위(健胃)·정장(整腸)의 효능이 있어서 설사를 멈추게 하며 이질(痢疾)의 치료에 특효가 있다. 계속 마시면 변비·위궤양(胃潰瘍)·십이지장궤양(十二指腸潰瘍)의 치료에도 효과가 있다.

위장을 튼튼하게 하는 나무

초피나무 계피, 상초나무, 전피, 제피
Zanthosylum piperitum A. P. DC.

● **효능** : 건위(健胃), 산한(散寒), 살충(殺蟲), 온중(溫中), 정장(整腸), 제습(除濕), 지통(止痛), 해독(解毒)

한약명 : 산초(山椒) · 화초(花椒) - 열매껍질

성 미 : 맛은 맵고 성질은 따뜻하며 독성이 조금 있다.

운향과. 갈잎 떨기나무. 중부 이남. 산지에서 자라고, 꽃은 5월에 황록색 원추화서로 피며, 열매는 둥근 삭과로 9~10월에 익으며 씨는 검은색이다.

> **ㅇㅏ!** 향기 샘이 있어 독특한 냄새가 나는 열매껍질을 산초라고 하는 데서 초피(椒皮)나무라는 이름이 유래하였다.

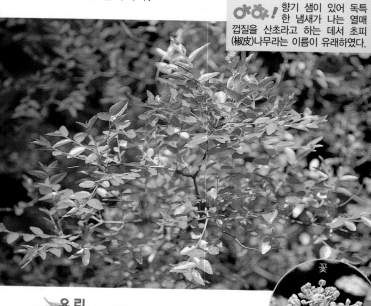

꽃

🍃 요리

• 어린 잎을 삶아서 나물 무침을 하거나 전을 부쳐 먹는다. 간장에 재어 장아찌를 만든다. 또, 잎을 말려서 가루로 만들어 돼지고기를 삶을 때 넣어 잡냄새를 제거한다.
• 열매로 조림을 하거나 장아찌를 만들어 먹는다.
• 씨를 가루로 만들어 추어탕을 끓이거나 개고기 · 돼지고기 등을 삶을 때 잡냄새를 없애는 향신료로 쓴다.
• 수꽃의 꽃봉오리는 조림을 만들어 먹는다.

열을 내리게 하는 나무

가죽나무 가중나무
Ailanthus altissima Swingle

●효능 : 살충(殺蟲), 소염(消炎), 제습(除濕), 지사(止瀉), 지혈(止血), 해열(解熱)

한약명 : **저백피(樗白皮)**─뿌리와 줄기의 껍질
성 미 : 맛은 쓰고 떫으며 성질은 차다.

소태나무과. 갈잎 큰키나무. 전국. 산지에서 자라고, 꽃은 6월에 녹백색 원추화서로 피며, 열매는 피침형 시과로 9월에 연한 적갈색으로 익는다.

> ♂♀! 나무의 형태는 중나무(참중나무)와 비슷하나 진짜가 아닌 가짜 중나무라는 뜻에서 유래했다.

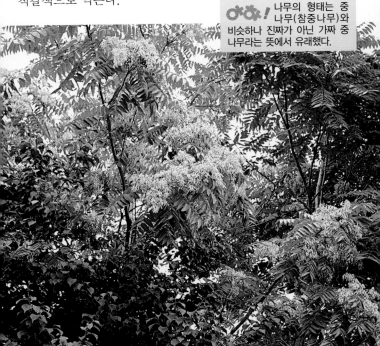

요리

어린 새잎을 끓는 물에 데친 후 찬물에 담가 우려내고 나물 무침을 하여 먹는다. 또, 생잎은 전을 부쳐 부침개를 만들거나 기름에 튀겨서 튀각을 만들어 먹는다.

해독 작용을 하는 나무

붉나무
굴나무, 뿔나무, 염부목, 오배자나무
Rhus chinensis Miller

●**효능** : 산어(散瘀), 지혈(止血), 청열(淸熱), 해독(解毒), 해열(解熱)

한약명 : **염부목(鹽膚木)**-뿌리와 잎, **오배자(五倍子)**-벌레집

성 미 : 염부목-맛은 시고 짜며 성질은 차다.
오배자-맛은 시고 성질은 평온하다.

옻나무과. 갈잎 중키나무. 전국. 산기슭 및 골짜기에서 자라고, 꽃은 7~8월에 황백색 원추화서로 피며, 열매는 둥글납작한 핵과로 10월에 황적색으로 익는다.

> ♂♀! 열매에 싸인 흰가루가 소금처럼 짠맛이 나므로 소금이 나는 나무라 하여 염부목(鹽赴木)이라고도 한다.

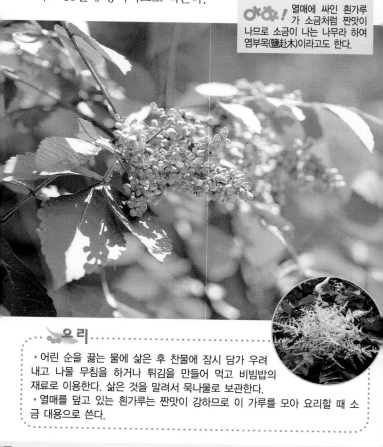

🍒 요리

• 어린 순을 끓는 물에 삶은 후 찬물에 잠시 담가 우려 내고 나물 무침을 하거나 튀김을 만들어 먹고 비빔밥의 재료로 이용한다. 삶은 것을 말려서 묵나물로 보관한다.
• 열매를 덮고 있는 흰가루는 짠맛이 강하므로 이 가루를 모아 요리할 때 소금 대용으로 쓴다.

피멍을 없애주는 나무

옻나무 개옻, 옻칠, 참옻, 칠목
Rhus verniciflua Stokes

●효능 : 소적(消積), 살충(殺蟲), 파어(破瘀)

한약명 : 건칠(乾漆)-수액을 가공한 것
성 미 : 맛은 맵고 쓰며 성질은 따뜻하고 독성이 조금 있다.

옻나무과. 갈잎 큰키나무. 중부 이북. 산과 들에서 자라고, 꽃은 6월에 황록색 원추화서로 피며, 열매는 편원형으로 9월에 연황색으로 익는다.

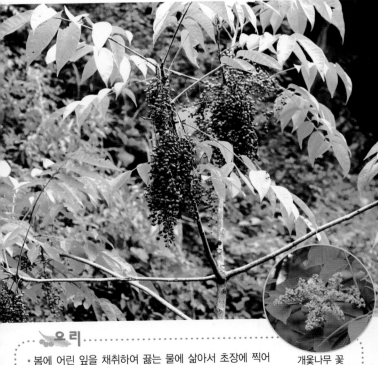

개옻나무 꽃

요리

• 봄에 어린 잎을 채취하여 끓는 물에 삶아서 초장에 찍어 먹거나 나물 무침을 한다.
♠줄기를 닭과 삶을 때 넣어 옻닭을 만들어 먹는다. 보신탕을 끓일 때 넣으면 잡냄새를 없애준다. 또 줄기로 술을 담그거나 달인 물을 차 대용으로 마신다.
• 개옻나무도 같은 방법으로 이용한다.

혈압을 내리게 하는 나무

화살나무
참빗나무, 햇님나물, 홀잎나무
Euonymus alatus (Thunb.) Sieb.

●**효능** : 거담(祛痰), 산어(散瘀), 살충(殺蟲), 진정(鎭靜), 통경(通經), 파혈(破血), 항암(抗癌), 혈압강하(血壓降下)

한약명 : 귀전우(鬼箭羽)-가지와 가지날개

성 미 : 맛은 쓰고 성질은 차다.

노박덩굴과. 갈잎 떨기나무. 전국. 산기슭과 산 중턱 암석지에서 자라고, 꽃은 5~6월에 황록색 취산화서로 피며, 열매는 삭과로 10월에 붉은색으로 익는다.

ㅇㅎㅇ! 가지에 코르크질 날개가 달린 모양이 화살과 비슷하다고 하여 화살나무라 부른다.

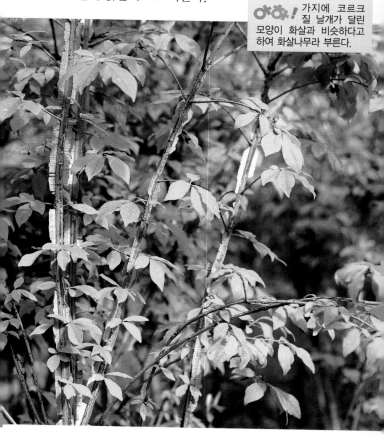

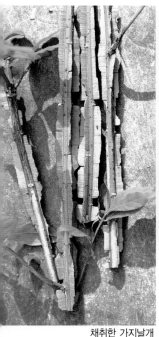

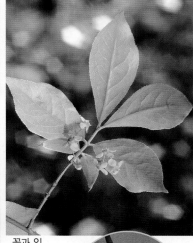

꽃과 잎

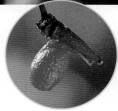

열매

채취한 가지날개

요리

봄에 어린 잎을 채취한다. 약간 쓴맛이 나므로 끓는 물에 삶아서 흐르는 물에 담가 우려내어 쌈채나 겉절이를 만들어 먹고 나물 무침을 하며, 국거리로 쓰거나 쌀과 섞어 나물밥을 짓는다. 삶은 것은 말려서 묵나물로도 이용한다.

🍵 화살나무차

• 연중 수시로 가지에 붙은 날개 모양의 코르크를 채취하여 햇볕에 말린다.
• 가지날개(귀전우) 6~9g을 물 500㎖에 넣고 약한 불로 은근히 끓여 국물만 따라낸다. 그냥 마시면 쓴맛이 나므로 꿀을 넣어서 하루 3번에 나누어 먹는다.
✚피를 잘 통하게 하고, 어혈(瘀血)을 없애는 효능이 있어 무월경·징가(癥瘕)·산후어혈로 배가 아플 때·충적복통(蟲積腹痛) 등에 효과가 있다.

기침을 멎게 하는 나무

참빗살나무
금은류, 물뿌리나무, 참햄님나물
Euonymus hamiltonianus Wall.

●효능 : 구충(驅蟲), 진통(鎭痛), 진해(鎭咳)

한약명 : **사면목(絲綿木)**−줄기껍질
성　미 : 맛은 쓰고 떫으며 성질은 차다.

노박덩굴과. 갈잎 떨기나무. 전국. 산록 이하의 냇가 근처에서
자라고, 꽃은 5~6월에 연두색 취산화서로 피며, 열매는 네모진
삭과로 10월에 익는다.

> ♂♀! 줄기를 참빗의
> 살을 만드는
> 재료로 쓰므로 참빗살나무
> 라고 한다.

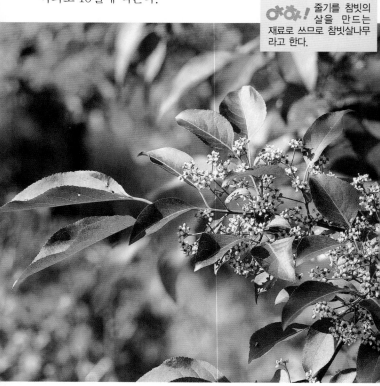

🌿 요 리

봄에 새순과 연한 잎을 채취하여 생으로 튀김·조림·찜 요리를 하여 먹는다.
또, 끓는 물에 삶은 후 물에 담가 떫은 맛을 우려내고 양념 무침을 한다.

혈액 순환을 원활하게 하는 덩굴나무

노박덩굴 노랑꽃나무, 노방패너울, 노파위나무, 노판구
Celastrus orbiculatus Thunb.

●효능 : 거풍(祛風), 해독(解毒), 소종(消腫), 활혈(活血)

한약명 : 남사등(南蛇藤) — 줄기와 가지
성 미 : 맛은 조금 맵고 성질은 따뜻하다.

노박덩굴과. 갈잎 덩굴나무. 전국. 산과 들의 숲 속에서 자라고, 꽃은 5~6월에 연두색 취산화서로 피며, 열매는 둥근 삭과로 10월에 노란색으로 여문다.

어허! 열매껍질이 노란색이고 줄기가 덩굴이므로 노란색 박과 비슷하다고 하여 노박덩굴이라고 한다.

열매

요리

봄에 어린 순을 채취하여 나물로 먹는다. 약간 쓴맛이 나므로 끓는 물에 살짝 데친 후 찬물에 헹구고 건져내 나물 무침을 한다.

뼈를 튼튼하게 하는 나무

고로쇠나무

고래솔나무, 고로수, 물통나무

Acer pictum ssp. mono (Max.) Ohashi

●효능 : 거풍제습(祛風除濕), 활혈거어(活血祛瘀)

한약명 : **지금축(地錦槭)** — 나무껍질

성　미 : 맛은 맵고 성질은 따뜻하다.

단풍나무과. 갈잎 큰키나무. 전국. 깊은 산지의 숲 속에서 자라고, 꽃은 4~5월에 노란색 원추화서로 피며, 열매는 시과로 9~10월에 여문다.

> 수액을 마시면 뼈에 좋다고 하여 골리수(骨利樹)라 부르다가 고로쇠나무가 되었다.

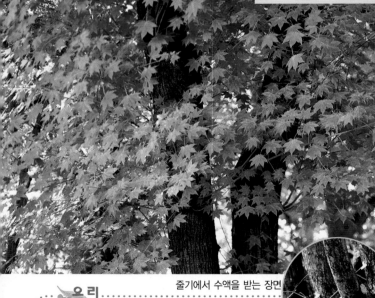

줄기에서 수액을 받는 장면

요리

• 새잎을 생으로 또는 끓는 물에 데친 후 찬물에 헹구어 쌈채로 이용한다. 또, 새잎을 생으로 나물 무침을 하여 먹는다.

• 수액을 음료수처럼 수시로 마시거나 조청처럼 만들어서 차 대용으로 끓여 마신다. 또 밥을 할 때 고로쇠 수액을 밥물로 넣어 고로쇠 밥을 짓는다.

출혈을 멈추게 하는 나무

고추나무

개철초나무, 까자귀나무, 꼬시노물, 매대나무
Staphylea bumalda DC.

● 효능 : 이뇨(利尿), 지혈(止血)

한약명 : 성고유(省沽油) – 열매와 뿌리

고추나무과. 갈잎 떨기나무. 전국. 산골짜기와 냇가에서 자라고, 꽃은 5~6월에 흰색으로 피며, 열매는 반원형 삭과로 9~10월에 여문다.

잎 모양이 고춧잎과 비슷하고 꽃봉오리가 고추를 닮아 고추나무라고 한다.

채취한 잎과 새순

요리

• 봄에 잎과 새순을 채취하여 끓는 물에 살짝 데쳐서 나물 무침을 하거나 기름에 볶아 먹는다. 생잎으로 샐러드를 만들기도 한다.
• 잎은 삶은 후 살살 비비면서 말려 묵나물로 두었다가 이용할 때는 물에 불려 나물 무침을 하여 먹거나 국거리로 쓴다.

천식을 가라앉게 하는 덩굴나무

머루 멀구, 산머루
Vitis coignetiae Pulliat ex Planch.

●효능 : 지통(止痛), 지해(止咳)

한약명 : 산등등앙(山藤藤秧)-뿌리와 줄기

포도과. 갈잎 덩굴나무. 전국. 산기슭과 골짜기에서 자라고, 꽃은 5~6월에 황록색 원추화서로 피며, 열매는 둥근 장과로 9~10월에 검은색으로 익는다.

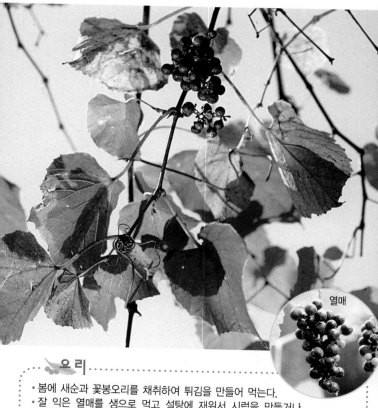

열매

요리
• 봄에 새순과 꽃봉오리를 채취하여 튀김을 만들어 먹는다.
• 잘 익은 열매를 생으로 먹고 설탕에 재워서 시럽을 만들거나 졸여서 후식용으로 쓴다.
♠주스를 만들거나 소주에 담가 숙성시켜 과일술을 만들어 마신다.

열을 내리게 하는 나무

피나무

꽃피나무, 달피나무, 벌나무, 참피나무
Tilia amurensis Rupr.

●효능 : 발한(發汗), 소염(消炎), 항염(抗炎), 해열(解熱)

한약명 : **자단(紫椴)**—꽃
성　미 : 맛은 쓰고 맵다.

피나무과. 갈잎 큰키나무. 중부 이북. 산골짜기 숲 속에서 자라고, 꽃은 6월에 연한 노란색 산방화서로 피며, 열매는 둥근 견과로 9~10월에 익는다.

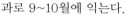

♂♀! 나무껍질을 어망, 삿자리 등 여러 가지를 만드는 데 이용하므로 피(皮)나무라고 이름지었다.

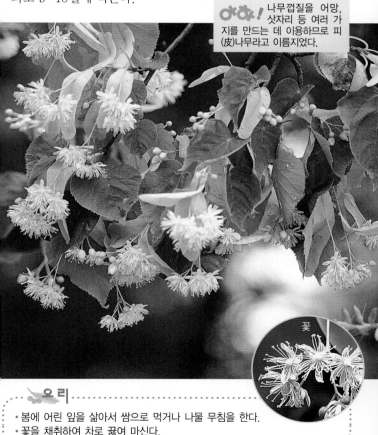

꽃

요리
•봄에 어린 잎을 삶아서 쌈으로 먹거나 나물 무침을 한다.
•꽃을 채취하여 차로 끓여 마신다.

간 치료와 숙취를 풀어주는 나무

헛개나무 목밀, 백석목, 볼게나무, 호리깨나무
Hovenia dulcis Thunb.

● 효능 : 이뇨(利尿), 지갈제번(止渴除煩), 청열(淸熱), 해주독
(解酒毒)

한약명 : 지구자(枳椇子)—씨
성　미 : 맛은 달고 성질은 평하다.

갈매나무과. 여러해살이풀. 전국. 산중턱 이하의 숲 속에서 자
라고, 꽃은 5~7월에 녹색 취산화서로 피며, 열매는 울퉁불퉁한
핵과로 8~10월에 갈색으로 익는다.

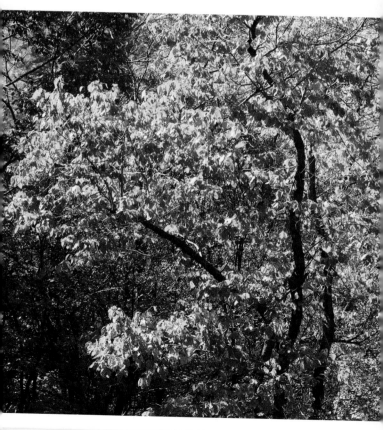

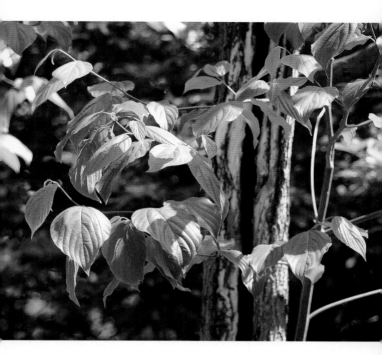

🌿 요리

- 나무껍질과 열매를 말렸다가 차를 끓여 마신다.
- 어린 잎을 쌈채로 먹거나 장아찌를 만든다.
- 두툼하게 불거진 열매 덩어리를 생으로 먹는다.
- ♠열매를 소주나 고량주에 넣어 숙성시켜서 과일술을 담근다.

열매

🍵 지구자차(枳椇子茶)

- 가을에 다 익은 열매를 채취하여 햇볕에 말린다.
- 헛개나무열매(지구자) 30g을 20~30분 정도 물에 불린 후 물 2ℓ에 넣고 끓이다가 물이 끓으면 불을 줄여 약한 불에서 30분 정도 더 끓인다.
- 얇게 썰어 말린 줄기를 물에 끓여서 매일 음료수처럼 마시면 간 질환의 치료에 효과를 볼 수 있다.
- ✚식욕을 돋우고 피로를 풀어주며 숙취 해소에 특히 효과가 좋다. 특히 간 질환의 치료에 효능이 있다.

해독 작용을 하는 풀

남산제비꽃 *Viola albida var. chaerophylloides* (Regel) F. Maek.

●효능 : 산어(散瘀), 소염(消炎), 청열(清熱), 해독(解毒)

한약명 : 정독초(疔毒草)-지상부

성　미 : 맛은 쓰고 성질은 차다.

제비꽃과. 여러해살이풀. 전국. 산골짜기 그늘 및 들의 양지쪽 언덕에서 자라고, 꽃은 4~6월에 흰색으로 피며, 열매는 타원형 삭과로 7~8월에 여문다.

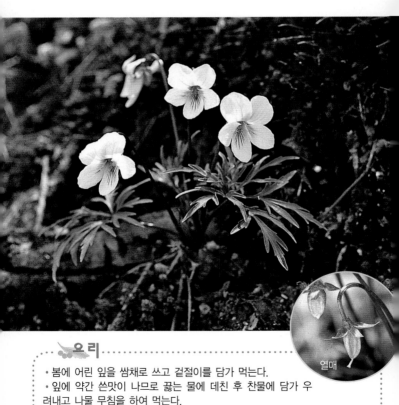

열매

🌿요리

• 봄에 어린 잎을 쌈채로 쓰고 겉절이를 담가 먹는다.
• 잎에 약간 쓴맛이 나므로 끓는 물에 데친 후 찬물에 담가 우려내고 나물 무침을 하여 먹는다.
• 꽃을 샐러드에 토핑으로 쓰고 화전을 만들어 먹는다. 또, 생꽃으로 튀김이나 밀가루범벅 튀김을 만들어 먹는다.

열을 내리게 하는 풀

달맞이꽃 월견초
Oenothera biennis L.

●효능 : 소염(消炎), 해열(解熱)

한약명 : 월견초(月見草)-뿌리

바늘꽃과. 두해살이풀. 전국. 들의 초원과 물가 또는 길가에서 자라고, 꽃은 7~8월에 노란색으로 피며, 열매는 긴 타원형 삭과로 9월에 여문다.

> 꽃이 달이 뜨는 저녁 때 피기 시작하여 아침에 지므로 달맞이꽃이라고 한다.

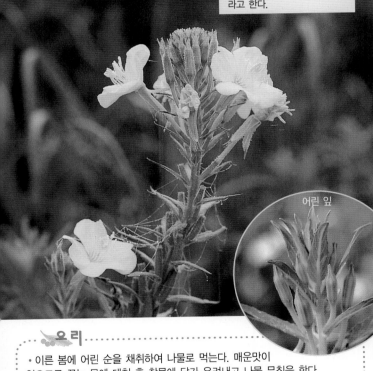

어린 잎

요리

• 이른 봄에 어린 순을 채취하여 나물로 먹는다. 매운맛이 있으므로 끓는 물에 데친 후 찬물에 담가 우려내고 나물 무침을 한다.
• 꽃을 꽃봉오리째 채취하여 생으로 기름에 넣어 튀김을 만들어 먹는다. 막 부풀어 오른 꽃봉오리도 살짝 데친 후 초무침을 하여 먹는다.
• 씨로 기름을 짜서 식용유로 사용한다.

통증을 멈추게 하는 나무

박쥐나무
과목, 남방잎, 누른대나무, 팔각풍
Alangium platanifolium var. trilobum (Miq.) Ohwi

●효능 : 거풍(祛風), 근육이완(筋肉弛緩), 마취(痲醉), 산어(散瘀), 지통(止痛), 통락(通絡)

한약명 : **백룡수(白龍鬚)**-뿌리
성 미 : 독성이 약간 있다.

박쥐나무과. 갈잎 떨기나무. 전국. 바위가 많은 산지에서 자라고, 꽃은 6~8월에 연황색 취산화서로 피며, 열매는 달걀 모양 핵과로 8월에 진한 하늘색으로 익는다.

오호! 잎이 박쥐 날개 모양이어서 박쥐나무라고 한다.

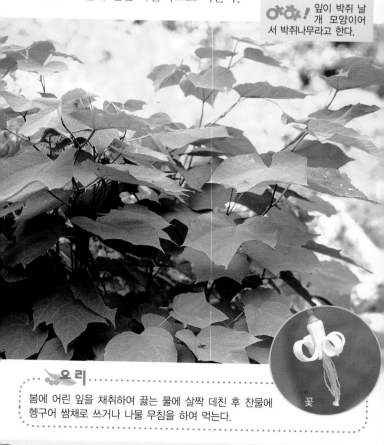

꽃

오리

봄에 어린 잎을 채취하여 끓는 물에 살짝 데친 후 찬물에 헹구어 쌈채로 쓰거나 나물 무침을 하여 먹는다.

부러진 뼈를 잘 붙게 하는 나무

산딸나무 미영꽃나무, 쇠박달나무
Cornus kousa Buerger et Hance

●효능 : 속골(續骨), 수렴(收斂), 지리(止痢), 지혈(止血)

한약명 : **야여지(野荔枝)**−꽃과 열매
성 미 : 맛은 떫고 성질은 평온하다.

층층나무과. 갈잎 큰키나무. 황해도 이남. 산지에서 자라고, 꽃은 6~7월에 피는데 꽃잎은 없고 흰색 총포가 꽃잎처럼 보이며, 열매는 둥근 취과로 10월에 익는다.

♂♀! 산 속의 큰 나무에 딸기 모양의 열매가 달리므로 산딸나무라고 한다.

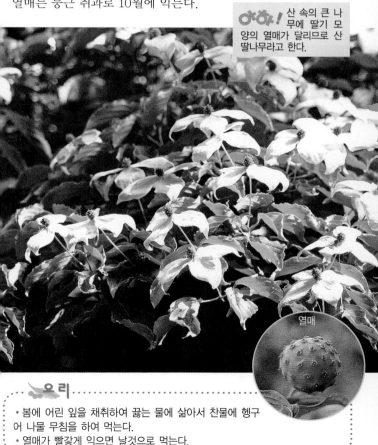

열매

🐟요리

• 봄에 어린 잎을 채취하여 끓는 물에 삶아서 찬물에 헹구어 나물 무침을 하여 먹는다.
• 열매가 빨갛게 익으면 날것으로 먹는다.

통증을 멎게 하는 풀

독활 <small>땃두릅, 뫼두릅나무</small>
Aralia cordata var. *continentalis* (Kitag.) Y. C. Chu

● 효능 : 거풍(祛風), 보허(補虛), 소종(消腫), 소풍(疏風), 승습(勝濕), 이뇨(利尿), 조습(燥濕), 지통(止痛), 활혈(活血)

한약명 : 총목(惚木)-뿌리
성 미 : 맛은 맵고 쓰며 성질은 따뜻하다.

두릅나무과. 여러해살이풀. 전국. 산지에서 자라고, 꽃은 7~8월에 연한 녹색 산형화서로 피며, 열매는 둥근 액과로 9~10월에 흑자색으로 여문다.

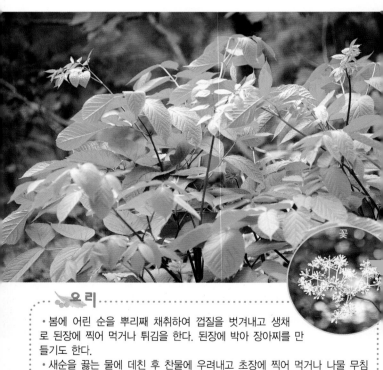

꽃

요 리

• 봄에 어린 순을 뿌리째 채취하여 껍질을 벗겨내고 생채로 된장에 찍어 먹거나 튀김을 한다. 된장에 박아 장아찌를 만들기도 한다.
• 새순을 끓는 물에 데친 후 찬물에 우려내고 초장에 찍어 먹거나 나물 무침을 한다.
• 벗겨낸 껍질은 잘게 썰어서 기름에 볶으며 간장으로 조미하여 밑반찬으로 쓴다.

통증을 가시게 하는 풀

땅두릅 독요초
Aralia cordata Thunberg

●효능 : 거풍(祛風), 발한(發汗), 보허(補虛), 소종(消腫), 이뇨(利尿), 지통(止痛), 화혈(和血)

한약명 : 총목(惣木)-뿌리

두릅나무과. 여러해살이풀. 전국. 산지에서 자라고, 꽃은 7~8월에 연한 녹색 산형화서로 피며, 열매는 둥근 장과로 9~10월에 흑자색으로 여문다.

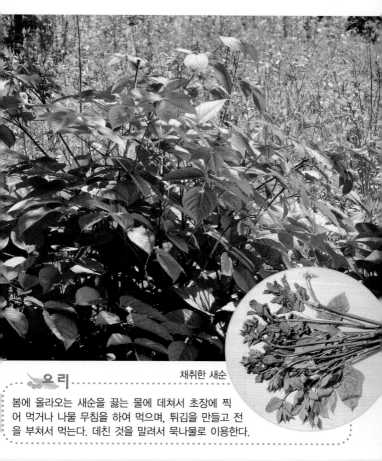

채취한 새순

🌿 요리

봄에 올라오는 새순을 끓는 물에 데쳐서 초장에 찍어 먹거나 나물 무침을 하여 먹으며, 튀김을 만들고 전을 부쳐서 먹는다. 데친 것을 말려서 묵나물로 이용한다.

근육과 뼈를 튼튼하게 하는 나무

오갈피나무 나무인삼, 단편오가, 오가
Eleutherococcus sessiliflorus (Rupr. & Maxim.) S. Y. Hu

● 효능 : 강근골(强筋骨), 강장(强壯), 거풍습(祛風濕), 보간신(補肝腎), 이수(利水), 진통(鎭痛), 해독(解毒), 활혈(活血)

한약명 : 오가피(五加皮)—나무껍질과 뿌리껍질
성　미 : 맛은 맵고 쓰며 성질은 따뜻하다.

두릅나무과. 갈잎 떨기나무. 전국. 산과 들의 숲 속에서 자라고, 꽃은 8~9월에 자주색 산형화서로 피며, 열매는 타원형 장과로 10월에 검은색으로 익는다.

오호! 잎이 손바닥을 펼친 것처럼 다섯 갈래로 갈라진 나무여서 오갈피나무라고 불린다.

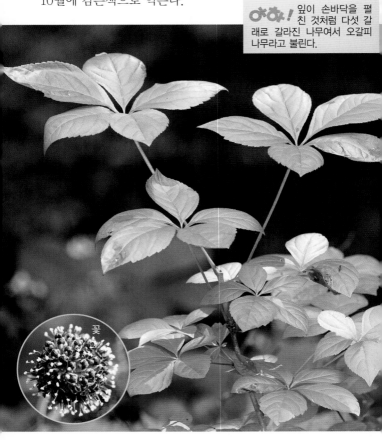

꽃

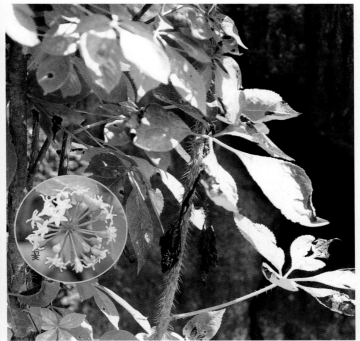

가시오갈피

🌿 요리

- 봄에 어린 순을 채취하여 생으로 초장을 찍어 먹으며, 잘게 썰어서 쌀과 섞어 밥(오가반)을 지어 먹는다.
- 부드러운 잎을 끓는 물에 살짝 데친 후 잠시 찬물에 담가 떫은 맛을 우려내고 쌈채로 쓰거나 나물 무침을 하며, 또 튀김이나 장아찌을 만들어 먹는다.
- ♠잎과 줄기 또는 열매를 소주나 고량주에 담가서 오가피주를 만든다.
- 가시오갈피도 같은 방법으로 이용한다.

🍵 오가피차

- 여름에 뿌리 또는 줄기의 껍질을 벗긴 다음 겉껍질을 벗겨 버리고 햇볕에 말린다.
- 오가피와 영지 각각 30g을 물 500㎖에 넣고 달인 다음 3~5번 정도로 나누어 마신다.
- ✚요통, 슬관절통, 요각통(좌골신경통), 소변을 본 후 방울방울 떨어지거나 양기가 약해져 있을 때, 냉습증, 여자 음부소양증 등의 치료에 효능이 있다.

폐를 깨끗하게 해주는 풀

참반디 산취, 참나물, 참반디, 참반디나물
Sanicula chinensis Bunge

●효능 : 산풍(散風), 청폐(淸肺), 행혈(行血), 화담(化痰)

한약명 : 대폐근초(大肺筋草) - 지상부

성 미 : 맛은 달고 매우며 성질은 평온하다.

산형과. 여러해살이풀. 전국. 산지의 숲 속에서 자라고, 꽃은 7월에 흰색 겹산형화서로 피며, 열매는 둥근 분과로 8월에 익으며 갈고리 모양의 가시가 있다.

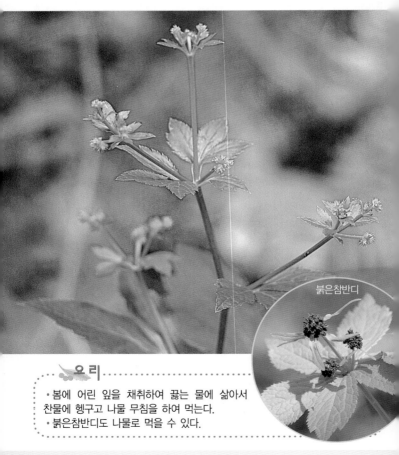

붉은참반디

요리

• 봄에 어린 잎을 채취하여 끓는 물에 삶아서 찬물에 헹구고 나물 무침을 하여 먹는다.
• 붉은참반디도 나물로 먹을 수 있다.

혈액 순환을 활발하게 하는 풀

파드득나물 반디나물, 밤나물, 참나물
Cryptotaenia japonica Hassk.

●**효능** : 소염(消炎), 소종(消腫), 해독(解毒), 활혈(活血)

한약명 : 압아근(鴨兒芹)-줄기와 잎
성 미 : 맛은 쓰고 매우며 성질은 평하다.

산형과. 여러해살이풀. 전국. 산지 숲 속에서 자라고, 꽃은 6~7월에 흰색 겹산형화서로 피며, 열매는 타원형 분과로 검은색으로 익는다.

♂♀! 이 풀을 먹으면 힘이 없는 사람도 새처럼 파드득 난다 하여 '파드득나물' 이라고 한다.

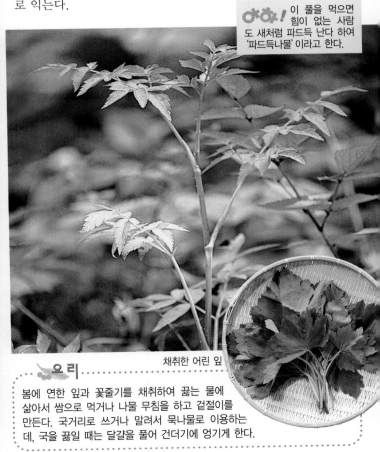

채취한 어린 잎

🌿 요리

봄에 연한 잎과 꽃줄기를 채취하여 끓는 물에 삶아서 쌈으로 먹거나 나물 무침을 하고 겉절이를 만든다. 국거리로 쓰거나 말려서 묵나물로 이용하는데, 국을 끓일 때는 달걀을 풀어 건더기에 엉기게 한다.

벌레를 제거하는 풀

사상자

뱀도랏, 진들개미나리, 파자초
Torilis japonica (Houtt.) DC.

● **효능** : 거풍(祛風), 구충(驅蟲), 습조살충(濕燥殺蟲), 온신(溫腎), 장양(壯陽)

한약명 : **사상자(蛇床子)** - 열매
성 미 : 맛은 맵고 쓰며 성질은 조금 따뜻하다.

산형과. 두해살이풀. 전국. 들의 풀밭에서 자라고, 꽃은 6~8월에 흰색 겹산형화서로 피며, 열매는 달걀 모양 분열과이고 가시털이 있어 잘 붙는다.

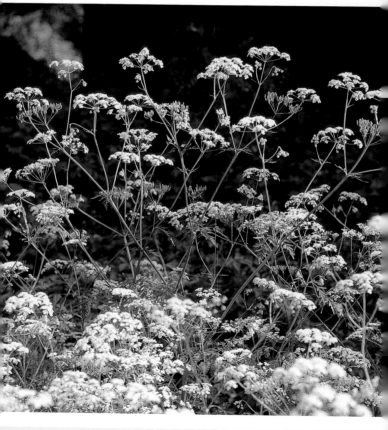

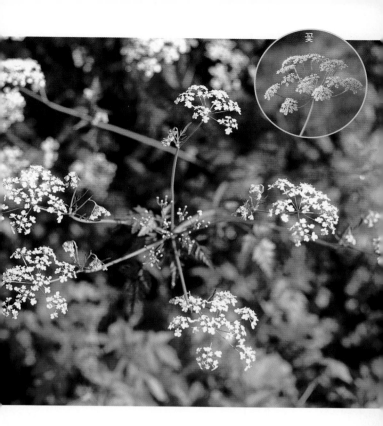

꽃

🌿 요리

이른 봄에 어린 순을 뿌리째 채취하여 나물로 먹는다. 쓴맛이 강하므로 끓는
물에 데친 후 오래 찬물에 담가 충분히 우려내고 요리한다.

열매

☕ 사상자차

· 늦은 여름부터 가을 사이에 잘 여문 열매를 따서 햇
볕에 말린다.
· 말린 사상자 30g을 물 500㎖에 넣고 달인 후 3~5
번에 나누어 마신다.
✛콩팥을 보강시키는 작용과 습한 기운을 제거하고 균을 없애
는 작용이 있어 낭습증 · 냉대하 · 음부소양증 등을 치료하는 효능이 있다.

소화력을 향상시키는 풀

누룩치

개우산풀, 노리대나물, 왜우산풀, 좀우산풀
Pleurospermum camtschaticum Hoffm.

●효능 : 보혈(補血), 양혈(養血), 활혈(活血)

한약명 : 능자근(棱子芹)−뿌리

산형과. 여러해살이풀. 중부 이남. 산이나 들에서 자라고, 꽃은 6~7에 흰색 겹산형화서로 피며, 열매는 달걀 모양 분과로 가을에 여문다.

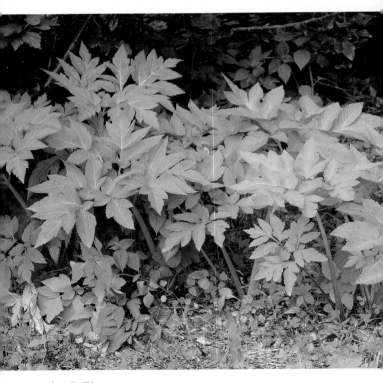

🦋 요리

봄에 연한 잎과 줄기를 채취하여 끓는 물에 삶아서 찬물에 헹군 후 쌈채로 쓰거나 초장을 찍어 먹으며 나물 무침을 한다. 또, 삶은 것으로 겉절이를 담그거나 장아찌를 만들고 전을 부쳐서 먹기도 한다.

통증을 멈추게 하는 풀

고본 *Angelica tenuissima* Nakai

●효능 : 거풍지통(祛風止痛), 발표산한(發表散寒), 억균(抑菌),
　　　　진정(鎭靜), 진통(鎭痛), 항염(抗炎), 해열(解熱)

한약명 : **고본(藁本)**—뿌리줄기
성　미 : 맛은 맵고 성질은 따뜻하다.

산형과. 여러해살이풀. 전국. 깊은 산의 산기슭에서 자라고, 꽃
은 8~9월에 흰색 겹산형화서로 피며, 열매는 긴 타원형 분과로
9월에 여문다.

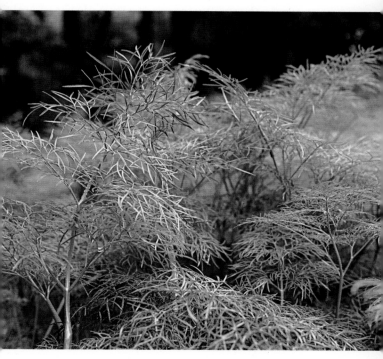

요리

• 뿌리를 끓는 물에 데친 후 물에 헹구고 나물 무침을 한다.
♣ 뿌리를 소주에 담가 숙성시키면 향이 좋은 술이 된다.

혈액 순환을 좋게 하는 풀

구릿대 *Angelica dahurica* (F. ex H.) Benth. & Hook. F. ex H. & Sav.

●**효능** : 거풍(祛風), 소염(消炎), 소종(消腫), 조습(燥濕), 지통(止痛), 통규(通竅), 항균(抗菌)

한약명 : 백지(白芷)-뿌리

성 미 : 맛은 맵고 성질은 따뜻하다.

산형과. 여러해살이풀. 전국. 산지의 골짜기에서 자라고, 꽃은 6~8월에 흰색 산형화서로 피며, 열매는 편평한 타원형 분과로 10월에 여문다.

♂♀! 줄기가 구리처럼 황동빛을 띠며, 대나무처럼 보이므로 구릿대라는 이름이 붙었다.

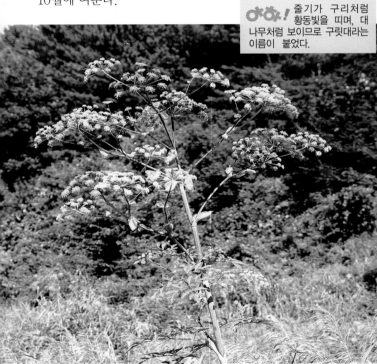

🍂 요리

봄에 어린 순을 채취하여 나물로 먹는데, 매운 맛이 나므로 끓는 물에 데친 후 잠시 찬물에 담가 우려내고 나물 무침을 하거나 기름에 볶는다.

가래를 없애주는 풀

바디나물

개당나물, 까치발나물, 사약채, 연삼
Angelica decursiva (Miq.) Fr. et Sav.

● 효능 : 산풍(散風), 소담(消痰), 청열(淸熱), 항경련(抗痙攣), 항궤양(抗潰瘍), 항균(抗菌), 항암(抗癌), 해독(解毒)

한약명 : 전호(前胡)-뿌리
성 미 : 맛은 맵고 쓰며 성질은 조금 차다.

산형과. 여러해살이풀. 전국. 산이나 들의 습지 부근에서 자라고, 꽃은 8~9월에 흰색 또는 짙은 자주색 겹산형화서로 피며, 열매는 납작한 타원형 분과이다.

♂♀! 촘촘히 꽃차례를 이루고 있는 꽃줄기들이 베틀의 바디살처럼 보이므로 바디나물이라고 한다.

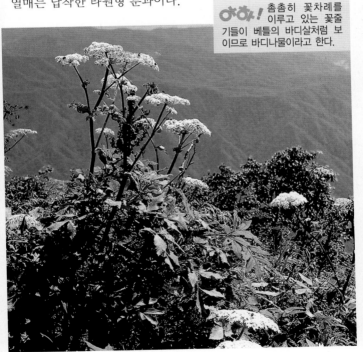

요리

• 봄에 어린 잎을 겉절이를 만들어 먹는다. 또 잎을 삶아서 나물 무침을 하거나 말려서 묵나물로 이용한다.
• 요리에서 미나리 대용품으로 사용하기도 한다.

열기를 내리게 하는 풀

궁궁이 거른대, 거무노리, 도랑대, 백봉천궁
Angelica polymorpha Max.

●효능 : 거풍(祛風), 산한(散寒), 지통(止痛), 정열(淸熱)

한약명 : 산궁궁(山芎窮) · 천궁(川芎)−뿌리
성　미 : 맛은 맵고 쓰며 성질은 따뜻하다.

산형과. 여러해살이풀. 전국. 산골짜기 냇가 근처에서 자라고,
꽃은 8~9월에 흰색 화서로 피며, 열매는 납작한
타원형 분과로 9~10월에 여문다.

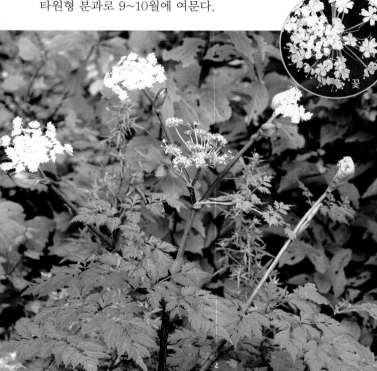

꽃

🐝 요리

• 새순을 채취하여 끓는 물에 살짝 데친 후 찬물에 헹구어 나물 무침을 하여
먹는다. 또 국거리로도 쓴다.
• 어린 잎을 쌈으로 먹거나 데쳐서 나물 무침을 한다.

경련을 진정시키는 풀

강활 강호리, 독활, 조선강활
Ostericum praeteritum Kitag.

●효능 : 거풍습(祛風濕), 발표산한(發表散寒). 이관절(利關節),
　　　　지통(止痛), 진통(鎮痛), 해열(解熱)

한약명 : **강활(羌活)**−뿌리

성　미 : 맛은 맵고 쓰며 성질은 따뜻하다.

산형과. 여러해살이풀. 중부 이북. 산지 숲 속에서 자라고, 꽃은
8~9월에 흰색 산형화서로 피며, 열매는 타원형 시과로 10월에
익는다.

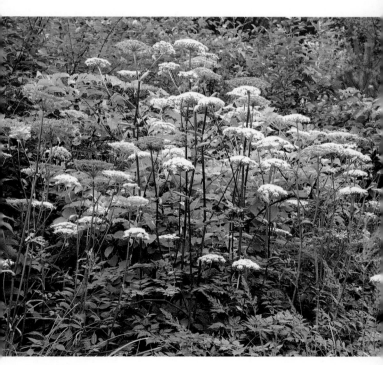

요리

봄에 어린 순을 채취하여 나물로 먹는다. 쓴맛이 강하므로 끓는 물로 데친 후
여러 번 찬물에 담가 충분히 우려내고 나물 무침을 하여 먹는다.

풍증을 없애주는 풀

방풍 _{개방풍, 산방풍}
Ledebouriella seseloides (Hoffm.) H. Wolff

●효능 : 거풍(祛風), 발표(發表), 승습(勝濕), 지통(止痛), 해열(解熱), 항궤양(抗潰瘍), 항염(抗炎)

한약명 : **방풍(防風)**―뿌리
성 미 : 맛은 맵고 달며 성질은 조금 따뜻하다.

산형과. 세해살이풀. 북부 지방. 산과 들의 풀밭에서 자라고, 꽃은 7~8월에 흰색 겹산형화서로 피며, 열매는 편평한 타원형 분열과로 8월에 여문다.

> ♂♀! 줄기가 무성하게 모여나므로 바람(풍;風)을 막아준다(방;防)고 하여 방풍(防風)이라고 부른다.

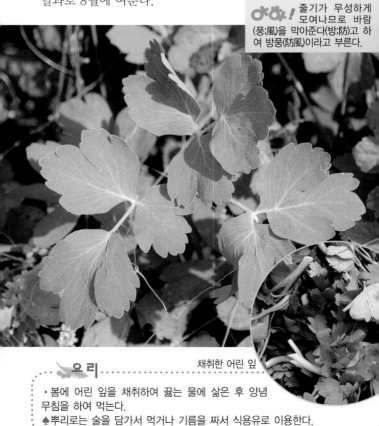

채취한 어린 잎

~요리~

• 봄에 어린 잎을 채취하여 끓는 물에 삶은 후 양념 무침을 하여 먹는다.
♠ 뿌리로는 술을 담가서 먹거나 기름을 짜서 식용유로 이용한다.

해독 작용을 하는 풀

어수리
단모독활, 단모백지, 어너리, 호박나물
Heracleum moellendorffii Hance

●효능 : 거풍습(祛風濕), 소종(消腫), 지통(止痛), 진정(鎭靜), 최면
(催眠), 해독(解毒)

한약명 : 독활(獨活)-뿌리
성 미 : 맛은 맵고 쓰며 성질은 따뜻하다.

산형과. 여러해살이풀. 전국. 산과 들에서 자라고, 꽃은 7~8월
에 흰색 겹산형화서로 피며, 열매는 달걀 모양 분과로 9~10월
에 익는다.

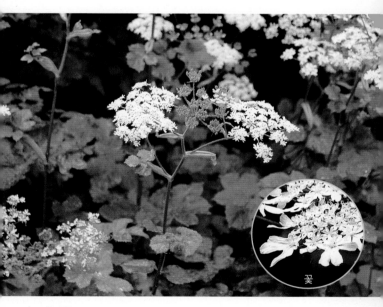

꽃

요리

• 어린 순을 생으로 겉절이하듯 나물 무침을 하고 밥에 넣어 나물밥을 한 뒤
양념장으로 비벼 먹기도 한다.
• 어린 잎과 줄기를 끓는 물에 소금을 넣고 살짝 데쳐서 쌈채로 쓰거나 나물
무침을 하여 먹고 전을 부치기도 한다. 데치면 특유의 쌉싸레한 향이 다소 없
어져 먹기에 편하다. 또, 데친 것을 장아찌로 만들거나 말려서 묵나물로 이용
한다.

관절을 튼튼하게 하는 나무

들쭉나무 _{전과}
Vaccinium uliginosum L.

●효능 : 건위(健胃), 해독(解毒)

한약명 : 독사월귤(篤斯越橘)-잎과 열매
성　미 : 맛은 달다.

진달래과. 갈잎 떨기나무. 제주도와 중부 이북. 산꼭대기 근처
에서 자라고, 꽃은 6~7월에 흰색 종 모양으로 피며, 열매는 타
원형 장과로 8~9월에 흑자색으로 익는다.

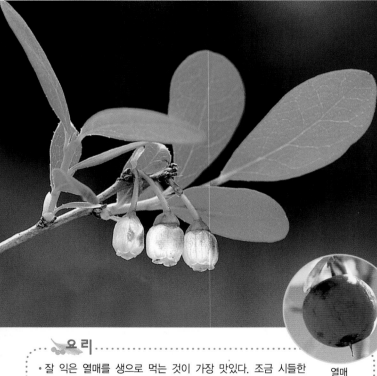

열매

요리
• 잘 익은 열매를 생으로 먹는 것이 가장 맛있다. 조금 시들한
열매가 단맛이 강하여 먹기에 좋고, 잼을 만들면 적자색이 되는데
새콤달콤하여 맛있다.
♣열매를 발효시켜 들쭉술을 담근다.

염증을 가라앉게 하는 나무

월귤 _{땃들쭉, 큰잎월귤나무}
Vaccinium vitis-idaea L.

●효능 : 소염(消炎), 이뇨(利尿), 해독(解毒)

한약명 : **월귤엽(越橘葉)**−잎

성　미 : 맛은 쓰고 떫으며 성질은 따뜻하다.

진달래과. 늘푸른 떨기나무. 금강산 이북. 고산의 정상 부근에서 자라고, 꽃은 5~6월에 연홍색 총상화서로 피며, 열매는 둥근 장과로 8~9월에 적색으로 익는다.

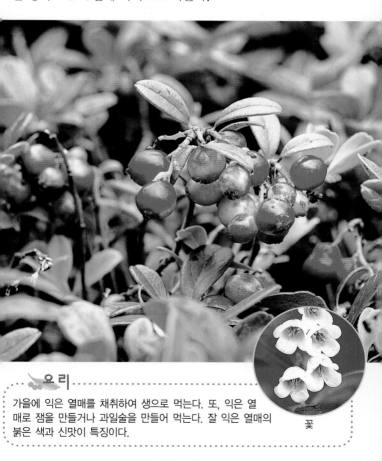

꽃

요리

가을에 익은 열매를 채취하여 생으로 먹는다. 또, 익은 열매로 잼을 만들거나 과일술을 만들어 먹는다. 잘 익은 열매의 붉은 색과 신맛이 특징이다.

월경을 순조롭게 하는 풀

까치수영 개꼬리풀, 까치수염, 낭미진주채
Lysimachia barystachys Bunge

●**효능** : 산어혈(散瘀血), 소종(消腫), 조경(調經), 청열(清熱)

한약명 : 낭미파화(狼尾巴花)−전초
성 미 : 맛은 쓰고 시며 성질은 평온하다.

앵초과. 여러해살이풀. 전국. 산과 들의 습한 풀밭에서 자라고,
꽃은 6~8월에 흰색으로 피며, 열매는 둥근 삭과로 8월에 붉은
갈색으로 여문다.

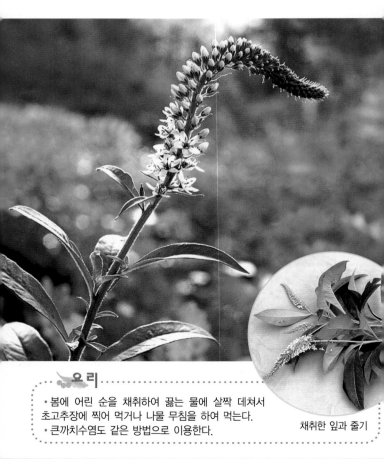

채취한 잎과 줄기

🌿요리

• 봄에 어린 순을 채취하여 끓는 물에 살짝 데쳐서
초고추장에 찍어 먹거나 나물 무침을 하여 먹는다.
• 큰까치수염도 같은 방법으로 이용한다.

설사를 멎게 하는 풀

좁쌀풀 큰좁쌀풀, 황련화
Lysimachia vulgaris L. var. *davurica* (Ledebour) R. Knuth

●효능 : 강압(降壓), 소염(消炎), 지사(止瀉), 지혈(止血), 진정(鎭靜)

한약명 : **황련화(黃連花)**-지상부

앵초과. 여러해살이풀. 전국. 산과 들의 양지쪽 습지에서 자라고, 꽃은 6~8월에 노란색 원추화서로 피며, 열매는 둥근 삭과로 8~9월에 익는다.

> **ㅇㅎ!** 작은 꽃들이 다닥다닥 붙어서 마치 좁쌀이 붙어 있는 것처럼 보여서 좁쌀풀이라고 한다.

꽃

🦋**요리**

이른 봄에 어린 순을 채취한다. 약간 매운맛과 신맛이 있으므로 끓는 물에 살짝 데친 후 잠시 찬물에 담가 우려내고 나물 무침을 하여 먹는다.

가래를 삭이게 하는 풀

앵초 연앵초, 취란화, 취람보춘, 프리뮬라
Primula sieboldii E. Morren

●효능 : 지해(止咳), 화담(化痰)

한약명 : **앵초근(櫻草根)**-뿌리
성　미 : 맛은 달고 성질은 평온하다.

앵초과. 여러해살이풀. 전국. 산 계곡과 냇가 근처 습지에서 자라고, 꽃은 4~5월에 연한 홍자색으로 피며, 열매는 둥근 삭과로 8월에 익는다.

꽃 모양이 앵두나무 꽃과 비슷하다고 하여 앵초(櫻草)라는 이름으로 불린다.

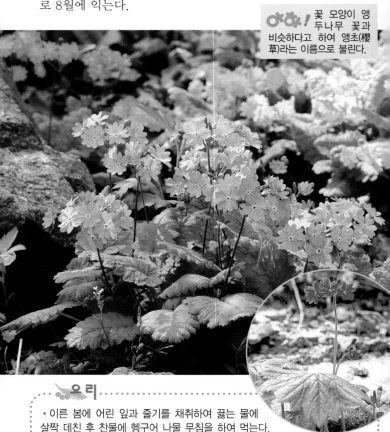

큰앵초

🐛오리

• 이른 봄에 어린 잎과 줄기를 채취하여 끓는 물에 살짝 데친 후 찬물에 헹구어 나물 무침을 하여 먹는다.
• 큰앵초도 나물로 먹을 수 있다.

해독 작용을 하는 풀

솔나물 유부용호, 황미화, 황우미
Galium verum var. asiaticum Nakai

●효능 : 소종(消腫), 지양(止痒), 청열(淸熱), 해독(解毒), 행혈(行血)

한약명 : **봉자채(蓬子菜)**－지상부

성　미 : 맛은 쓰고 담백하며 성질은 조금 차다.

꼭두서니과. 여러해살이풀. 전국. 산과 들의 양지에서 자라고,
꽃은 6~8월에 노란색 원추화서로 피며, 열매는 타원형 분열과
로 9~11월에 익는다.

> ♂♀! 가는 가지에 노란색
> 작은 꽃들이 뭉쳐서
> 달려 있는 것을 소의 꼬리로 여
> 겨 황우미(黃牛尾)라고도 한다.

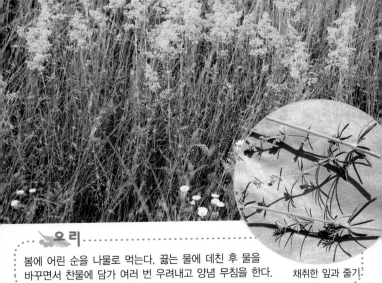

채취한 잎과 줄기

요리

봄에 어린 순을 나물로 먹는다. 끓는 물에 데친 후 물을
바꾸면서 찬물에 담가 여러 번 우려내고 양념 무침을 한다.

식욕을 돋우는 풀

당개지치
가래나물, 송곳나물, 승아초, 지장나물

Brachybotrys paridiformis Max. ex D. Oliver

●효능 : 양혈(養血), 활혈(活血) 이규(利竅), 통변(通便)

한약명 : **산가자(山茄子)** - 전초

성 미 : 맛은 달고 짜며 성질은 차고 독성이 있다.

지치과. 여러해살이풀. 중부 이북. 산지의 그늘지고 습한 곳에서 자라고, 꽃은 5~6월에 자주색 총상화서로 피며, 열매는 소견과로 8~9월에 검은색으로 익는다.

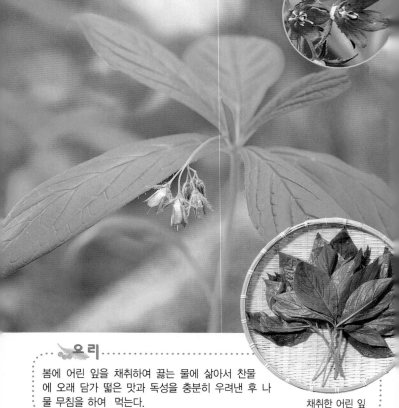

꽃

요리

봄에 어린 잎을 채취하여 끓는 물에 삶아서 찬물에 오래 담가 떫은 맛과 독성을 충분히 우려낸 후 나물 무침을 하여 먹는다.

채취한 어린 잎

종기를 가라앉게 하는 풀

지치 <small>자초, 지주, 지초</small>
Lithospermum erythrorhizon S. et Z.

●효능 : 강심(强心), 소종(消腫), 양혈(凉血), 투진(透疹), 항균(抗
菌), 해독(解毒), 해열(解熱)

한약명 : **자초(紫草)**-뿌리
성　미 : 맛은 달고 성질은 차다.

지치과. 여러해살이풀. 전국. 산과 들의 양지바른 풀밭에서 자
라고, 꽃은 5~6월에 흰색으로 피며, 열매는 넓적한 분과로 8월
에 회색으로 익는다.

> **오호!** 뿌리가 자주색인데,
> 자주색 염료의 원
> 료로 이용된다고 하여 자초(紫
> 草)라고도 부른다.

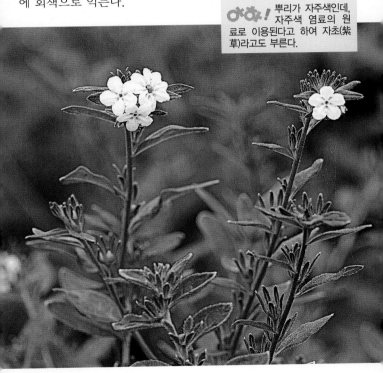

🌿 **요리**
- 봄에 어린 잎을 채취하여 끓는 물에 삶아서 나물 무침을 하여 먹는다.
- 뿌리를 삶을 때 나오는 빨간색 물을 한과나 떡을 만들 때 이용한다.

간을 튼튼하게 하는 나무

누리장나무
개똥나무, 노나무, 누린대나물, 이라리나무
Clerodendrum trichotomum Thunb.

●효능 : 강혈압(降血壓), 거풍습(祛風濕), 서근(舒筋), 소종(消腫),
　　　　 평천(平喘), 활혈(活血)

한약명 : 취오동(臭梧桐)－뿌리와 가지
성　미 : 맛은 맵고 달고 쓰며 성질은 서늘하다.

마편초과. 갈잎 떨기나무. 황해도 이남. 산기슭이나 바닷가에서
자라고, 꽃은 8~9월에 엷은 붉은색 취산화서로 피며, 열매는
둥근 핵과로 10월에 흰색으로 익는다.

오오! 나무에서
누린내가
난다고 하여 누리장
나무라고 한다.

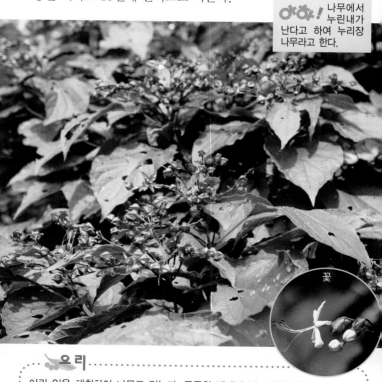

꽃

🌿 **요리**

어린 잎을 채취하여 나물로 먹는다. 독특한 냄새가 나고 약간 독
성분이 있으므로 끓는 물에 데친 후 오래도록 찬물에 담가 충분히 우려내고
나물 무침을 한다.

기침을 멎게 하는 풀

금란초 <small>가지조개나물, 금창초</small>
Ajuga decumbens Thunb.

● 효능 : 양혈(凉血), 소종(消腫), 지해(止咳), 청열(淸熱), 화담(化痰), 해독(解毒)

한약명 : 백모하고초(白毛夏枯草) - 지상부
성 미 : 맛은 쓰고 성질은 차다.

꿀풀과. 여러해살이풀. 남부. 산과 들의 풀밭·길가 등에서 자라고, 꽃은 3~6월에 자주색으로 피며, 열매는 둥근 소견과로 8~10월에 여문다.

오아! 조개나물과 비슷하면서 가지가 많으므로 가지조개나물이라고도 부른다.

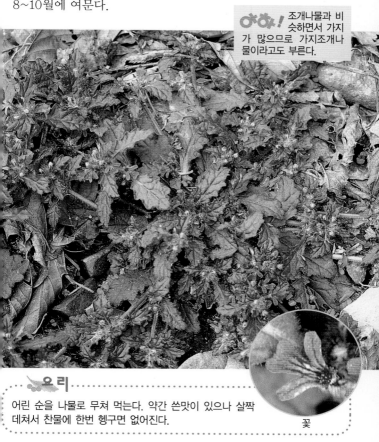

꽃

🌿 **요리**

어린 순을 나물로 무쳐 먹는다. 약간 쓴맛이 있으나 살짝 데쳐서 찬물에 한번 헹구면 없어진다.

종기를 가라앉게 하는 풀

조개나물 ^{다화근골초}
Ajuga multiflora Bunge

●효능 : 소종(消腫), 양혈(凉血), 이뇨(利尿), 청열(淸熱), 해독(解毒), 활혈(活血)

한약명 : 백하초(白夏草)-지상부
성 미 : 맛은 쓰고 성질은 차다.

꿀풀과. 여러해살이풀. 전국. 산과 들의 양지바른 곳에서 자라고, 꽃은 5~6월에 자주색 화서로 피며, 열매는 둥글납작한 소견과로 8월에 익는다.

♂♀! 통 모양인 꽃의 모습이 조개와 비슷하고 어린 순을 나물로 먹을 수 있으므로 조개나물이라고 한다.

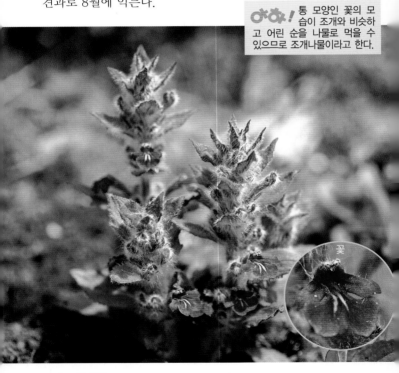

꽃

🦋요리

봄에 채취한 어린 순을 끓는 물에 데친 후 찬물에 헹궈 나물 무침을 하여 먹는다. 쓴맛이 있으므로 반드시 삶은 후 찬물에 한동안 담가 잘 우려내야 한다.

열을 내리게 하는 풀

황금 _{고금, 속썩은풀, 조금, 편금}
Scutellaria baicalensis Georgi

●효능 : 소염(消炎), 소종(消腫), 안태(安胎), 이뇨(利尿), 이담(利膽), 지사(止瀉), 지혈(止血), 청열(淸熱), 해독(解毒)

한약명 : **황금(黃芩)**─뿌리
성 미 : 맛은 쓰고 성질은 차다.

꿀풀과. 여러해살이풀. 전국. 산지에서 자라고, 꽃은 7~9월에 자주색 입술 모양으로 피고 원추화서를 이루며, 열매는 둥근 소견과로 9월에 색으로 익는다.

> ♂♀! 뿌리의 색깔이 노란(黃·황) 황금색이어서 황금(黃芩)이라고 한다.

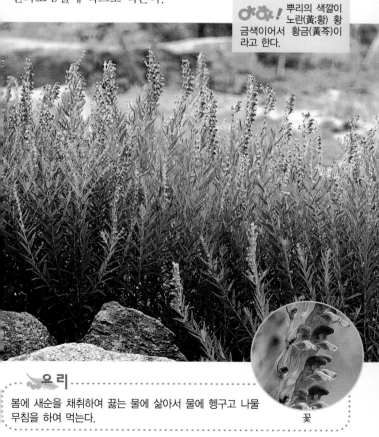

꽃

✿요리
봄에 새순을 채취하여 끓는 물에 삶아서 물에 헹구고 나물무침을 하여 먹는다.

소화 작용을 촉진하는 풀

배초향 곽향, 깨나물, 중개풀
Agastache rugosa (Fisch. & Mey.) Kuntze

●**효능** : 건위(健胃), 구풍(驅風), 소화촉진(消化促進), 지사(止瀉), 지토(止吐), 진통(鎭痛)

한약명 : **곽향(藿香)**-지상부
성　미 : 맛은 맵고 성질은 조금 따뜻하다.

꿀풀과. 여러해살이풀. 전국. 산과 들의 양지쪽 습한 곳에서 자라고, 꽃은 7~9월에 자주색 입술 모양으로 피며, 열매는 타원형 소견과로 10월에 익는다.

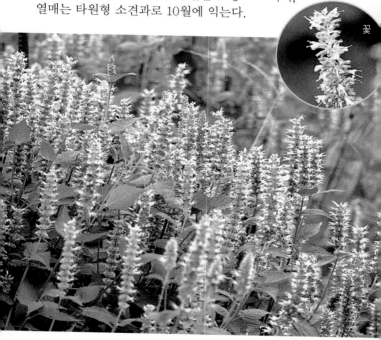

꽃

요리

• 봄에 어린 순을 채취한다. 약간 쓴맛이 있으므로 끓는 물에 데치고 찬물에 담가 우려내기를 2~3번 한 후 나물 무침을 한다. 국거리로도 쓴다.
• 잎에서 특유의 향이 나기 때문에 생잎을 이용하여 생선 비린내를 제거하거나 육류 요리에 잡내를 없애는 데 사용한다. 또 추어탕 등에 넣어 향신료로 사용한다.

벌깨덩굴
깨나물, 깻잎나무, 들깨나물, 지마화
Meehania urticifolia (Miq.) Makino

● 효능 : 소종(消腫), 지통(止痛), 청열(淸熱), 해독(解毒)

한약명 : 미한화(美漢花)-지상부

꿀풀과. 여러해살이풀. 전국. 깊은 산지의 숲 속 그늘진 곳에서 자라고, 꽃은 5월에 보라색 입술 모양으로 피며, 열매는 달걀 모양 소견과로 7~8월에 익는다.

O♂♀! 잎 모양이 깻잎과 비슷하고 덩굴처럼 비스듬히 자라므로 벌깨덩굴이라고 한다.

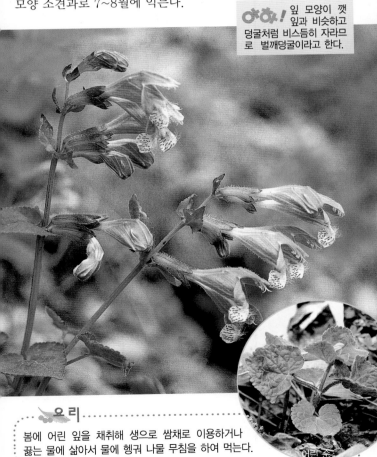

어린 순

🌿 요리

봄에 어린 잎을 채취해 생으로 쌈채로 이용하거나 끓는 물에 삶아서 물에 헹궈 나물 무침을 하여 먹는다.

가래를 삭이게 하는 풀

석잠풀 _{수소}
Stachys riederi var. japonica Miq.

●효능 : 소종(消腫), 청열(淸熱), 항균(抗菌), 화담(化痰)

한약명 : 초석잠(草石蠶) - 전초
성   미 : 맛은 달고 쓰며 성질은 시원하다.

꿀풀과. 여러해살이풀. 전국. 산이나 들의 습한 곳에서 자라고, 꽃은 6~9월에 연한 자주색 통 모양으로 피며, 열매는 분과로 9~10월에 익는다.

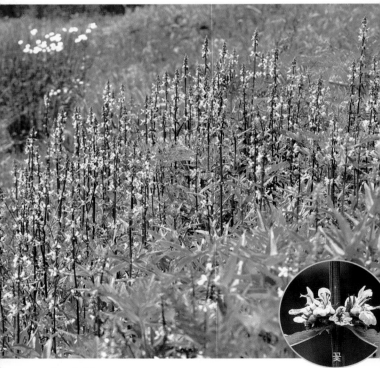

꽃

✿요리

봄에 어린 순을 채취하여 나물이나 국거리로 먹는다. 끓는 물에 데친 후 잠시 찬물에 담가 우려내고 요리한다.

땀을 잘 나게 하는 풀

긴병꽃풀 연전초, 장군덩이
Glechoma hederacea var. *longituba*

●효능 : 발한(發汗), 소종(消腫), 이뇨(利尿), 진해(鎭咳), 해독(解毒), 해열(解熱)

한약명 : **금전초(金錢草)·연전초(連錢草)**─지상부
성 미 : 맛은 맵고 쓰며 성질은 서늘하다.

꿀풀과. 여러해살이풀. 중부·북부. 산이나 들의 습한 양지에서 자라고, 꽃은 4~5월에 연한 자주색으로 피며, 열매는 타원형 소견과이다.

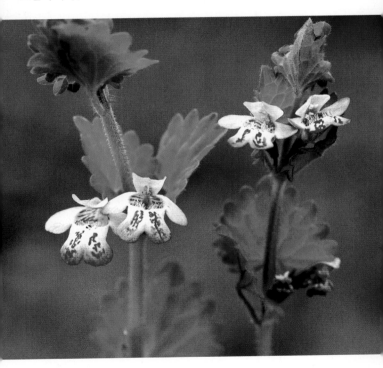

🐝 요리

봄에 나오는 새순을 삶아서 나물 무침을 하여 먹는다. 또, 전초를 채취하여 녹즙을 짜내어 마시기도 한다.

혈압을 내리게 하는 풀

꿀풀 꿀방망이, 봉두초, 하고초, 화살통풀
Prunella vulgaris var. *lilacina* Nakai

●효능 : 산결(散結), 소종(消腫), 이뇨(利尿), 청간(淸肝), 혈압강하
(血壓降下)

한약명 : 하고초(夏枯草)-지상부
성 미 : 맛은 맵고 쓰며 성질은 차다.

꿀풀과. 여러해살이풀. 전국. 산이나 들판의 길가와 풀밭에서
자라고, 꽃은 5~8월에 자주색 수상화서로 피며, 열매는 소견과
로 9월에 황갈색으로 여문다.

σ✿! 꽃에 꿀 성분
이 많이 함유
되어 있어서 꿀풀이라고
이름이 붙었다.

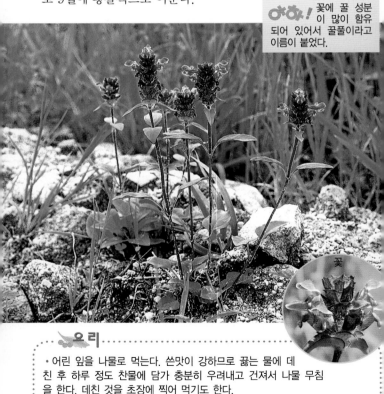

꽃

요리

· 어린 잎을 나물로 먹는다. 쓴맛이 강하므로 끓는 물에 데
친 후 하루 정도 찬물에 담가 충분히 우려내고 건져서 나물 무침
을 한다. 데친 것을 초장에 찍어 먹기도 한다.
· 꽃을 말렸다가 뜨거운 물에 담가 차로 마신다. 어린이들은 꽃에 있는 꿀을
그대로 빨아 먹는다.

해독 작용을 하는 풀

층층이꽃 자주층꽃, 층층꽃, 풍륜채
Clinopodium chinense var. parviflorum (Kudo) Hara

●효능 : 소종(消腫), 소풍(疏風), 지리(止痢), 지혈(止血), 청열(淸熱), 항균(抗菌), 해독(解毒), 해표(解表), 활혈(活血)

한약명 : 대화풍륜채(大花風輪菜) —지상부

꿀풀과 층층이꽃속. 여러해살이풀. 전국. 산과 들에서 자라고, 꽃은 7~8월에 연한 홍색 입술 모양으로 피며, 열매는 편평한 구형 분과로 10월에 익는다.

자주색 작은 꽃이 많이 모여 층을 이루고 달리므로 층층이꽃이라 하고 자주층꽃이라고도 부른다.

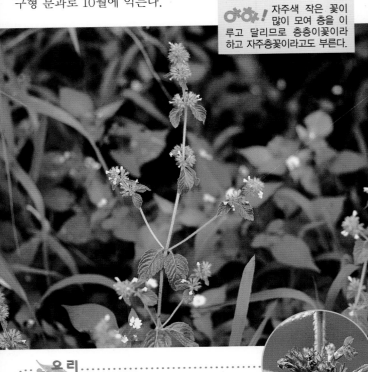

꽃

요리
• 봄에 어린 순을 채취하여 끓는 물에 데쳐서 무침 나물을 하여 먹는다.
✚봄에 꽃이 피기 전에 전초를 채취하여 삶아 먹으면 감기, 담낭염, 간염, 더위 먹었을 때 등에 치료 효과를 볼 수 있다.

물고기 중독을 해독하는 풀

차즈기 <small>야소, 자소, 자주깨, 홍소</small>
Perilla frutescens var. *acuta* Kudo

●**효능** : 거담(祛痰), 건위(健胃), 안태(安胎), 이뇨(利尿), 지혈(止血), 진통(鎭痛), 해어해독(解魚蟹毒), 해열(解熱)

한약명 : **소엽(蘇葉)**-잎
성 미 : 맛은 맵고 성질은 따뜻하다.

꿀풀과. 한해살이풀. 전국. 주로 농가에서 약초로 재배하고, 꽃은 8~9월에 연한 자주색 총상화서로 피며, 열매는 둥근 수과로 10월에 여문다.

> **아하!** 전체적으로 자줏빛을 띠고 잎이 깻잎과 비슷하다고 하여 자소(紫蘇)라고도 한다.

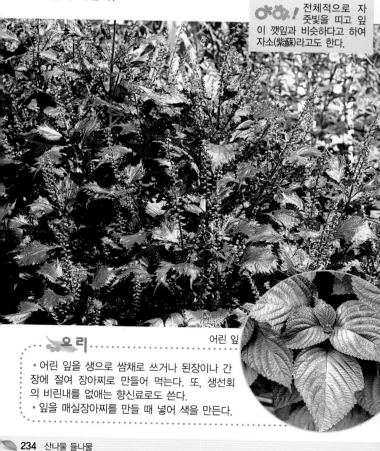

어린 잎

요리
· 어린 잎을 생으로 쌈채로 쓰거나 된장이나 간장에 절여 장아찌로 만들어 먹는다. 또, 생선회의 비린내를 없애는 향신료로도 쓴다.
· 잎을 매실장아찌를 만들 때 넣어 색을 만든다.

염증을 가라앉게 하는 풀

향유 노야기, 향여
Elsholtzia ciliata (Thunb.) Hylander

●효능 : 거담(祛痰), 발한(發汗), 소염(消炎), 억균(抑菌), 이뇨(利尿), 지혈(止血), 해열(解熱)

한약명 : **향유(香薷)**-지상부
성 미 : 맛은 맵고 성질은 조금 따뜻하다.

꿀풀과 향유속. 한해살이풀. 전국. 산야지 초원에서 자라고, 꽃은 8~9월에 연한 홍자색 이삭화서로 피며, 열매는 좁은 달걀 모양 소견과로 10월에 익는다.

풀 전체에서 강한 향기가 나므로 향유라고 부른다. 예전에 목욕탕 향료용으로도 이용하였다.

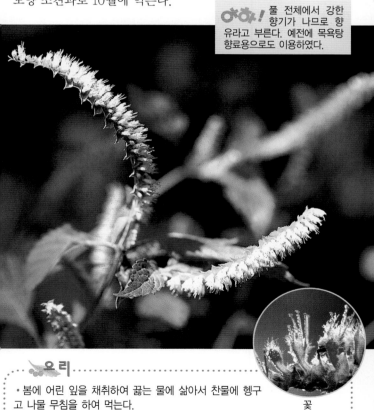

꽃

요리

• 봄에 어린 잎을 채취하여 끓는 물에 삶아서 찬물에 헹구고 나물 무침을 하여 먹는다.
• 열매로 기름을 짜서 요리에 이용한다.

통증을 멎게 하는 풀

방아풀 방아오리방풀, 연명초, 회채화
Isodon japonicus (Burm.) Hara

●효능 : 건위(健胃), 소화촉진(消化促進), 소종(消腫), 양혈(凉血),
지통(止痛), 항균(抗菌), 항종양(抗腫瘍), 해독(解毒)

한약명 : **연명초(延命草)**-지상부

꿀풀과. 여러해살이풀. 전국. 산과 들의 약간 건조한 곳에서 자
라고, 꽃은 8~9월에 연한 자주색 원추화서로 피며, 열매는 납
작한 타원형 소견과로 10월에 익는다.

> **♂♀!** 약효가 뛰어나,
> 목숨을 연명한
> 다는 뜻으로 연명초(延命
> 草)라고도 한다.

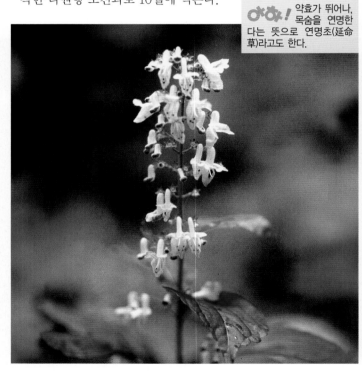

요리

봄에 잎을 채취하여 쌈채로 쓰고 방아풀 김치를 담그며 국거리로도 쓴다. 전
을 부치거나 튀김을 만들어 먹기도 한다. 또 보신탕, 매운탕, 추어탕 등에 넣
는 향신료로 쓴다.

혈압을 내리게 하는 나무

진달래 두견화, 산척촉, 참꽃나무
Rhododendron mucronulatum Turcz.

●효능 : 거담(祛痰), 산어(散瘀), 조경(調經), 진해(鎭咳), 청폐(清肺), 해독(解毒), 혈압강하(血壓降下), 화혈(和血)

한약명 : 산척촉(山擲蜀)·영산홍(迎山紅)—꽃

진달래과. 갈잎 떨기나무. 전국. 산지의 양지쪽에서 자라고, 꽃은 4~5월에 연한 홍색 깔때기 모양으로 피며, 열매는 타원형 삭과로 9~10월에 익는다.

♂♀! 독이 있어서 꽃을 먹을 수 없는 철쭉을 개꽃이라 하고, 먹을 수 있는 진달래를 참꽃이라고 한다.

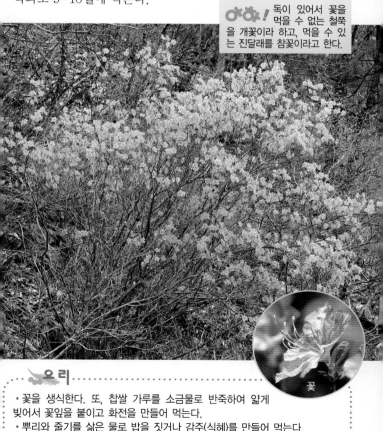

꽃

🌿요리

• 꽃을 생식한다. 또, 찹쌀 가루를 소금물로 반죽하여 얇게 빚어서 꽃잎을 붙이고 화전을 만들어 먹는다.
• 뿌리와 줄기를 삶은 물로 밥을 짓거나 감주(식혜)를 만들어 먹는다.

해독 작용을 하는 풀

냉초 숨위나물, 좁은잎냉초, 털냉초
Veronicastrum sibiricum (L.) Pennell

●**효능** : 거풍(袪風), 소염(消炎), 이뇨(利尿), 제습(除濕), 지통(止痛), 진통(鎭痛), 해독(解毒), 해열(解熱), 화담(化痰)

한약명 : **참룡검(斬龍劍)**-뿌리
성 미 : 맛은 조금 쓰고 성질은 차다.

현삼과. 여러해살이풀. 강원도 이북. 산지의 습한 곳에서 자라고, 꽃은 7~8월에 홍자색 총상화서로 피며, 열매는 달걀 모양 삭과로 9~10월에 여문다.

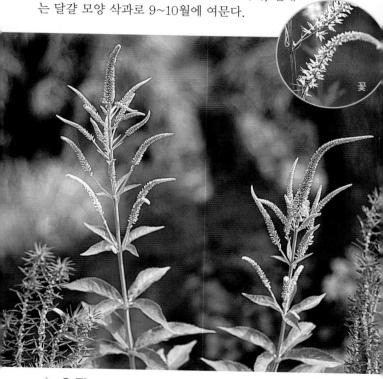

꽃

🌿 **요리**

이른 봄에 어린 순을 생으로 된장에 찍어 먹는다. 또, 약간 쓴맛이 있으므로 끓는 물에 데친 후 잠시 찬물에 담가 우려내고 나물 무침을 한다.

설사를 그치게 하는 나무

참나무 가랍나무, 도토리나무, 상수리나무, 털도토리
Quercus acutissima Carruth.

●효능 : 삽장탈고(澁腸脫固), 소염(消炎), 수렴지사(收斂止瀉),
　　　　지혈(止血)

한약명 : 상실(橡實)—열매를 말린 것
성　미 : 맛은 쓰고 떫으며 성질은 조금 따뜻하다.

참나무과. 갈잎 큰키나무. 전국. 양지바른 산기슭에서 자라고,
꽃은 4~5월에 연두색 유이화서로 피며, 열매는 타원형 견과로
다음해 10월에 익는다.

오호! 열매인 도토리로 만든
묵이 임금의 수라상에
자주 올랐다고 하여 상수라라고 부
르던 것이 변하여 상수리가 되었다.

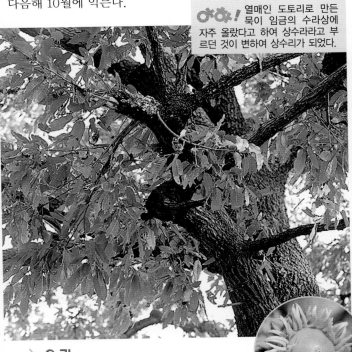

열매

　오리

• 열매를 이용하여 도토리묵, 전분, 국수 등을 만들고
열매 가루를 팥 가루와 섞어서 죽을 쑤어 먹는다.
• 껍질 벗긴 열매를 불에 구워 커피처럼 차를 끓여 마신다.
• 다른 참나무류의 도토리도 같은 방법으로 이용한다.

혈액 순환을 활성화하는 나무

딱총나무
개똥나무, 오른재나무, 지렁쿠나무

Sambucus williamsii var. *coreana* (Nakai) Nakai

●효능 : 거풍(祛風), 소염(消炎), 이뇨(利尿), 이습(利濕), 지통(止痛), 활혈(活血)

한약명 : 접골목(接骨木)-가지
성 미 : 맛은 달고 쓰며 성질은 평온하다.

인동과. 갈잎 떨기나무. 전국. 산지의 습지에서 자라고, 꽃은 5~6월에 황백색 원추화서로 피며, 열매는 둥근 핵과로 9~10월에 검은 홍색으로 익는다.

♂♀! 대보름 민속놀이로, 가지로 딱 소리를 내면서 총알이 나가는 딱총을 만든 데서 이름이 유래하였다.

꽃

요리

•봄에 어린 순을 채취하여 생으로 튀김을 만든다. 새순의 껍질을 벗겨내고 끓는 물에 데친 후 잠시 찬물에 담가 우려내고 나물 무침을 하여 먹는다.

※독성이 있으므로 임신부(妊娠婦)는 먹지 않는 것이 좋다.

몸 속의 기생충을 없애주는 나무

가막살나무

탐춘화, 털가막살나무

Viburnum dilatatum Thunb.

●효능 : 거3충(祛三蟲), 살충(殺蟲), 소곡(消穀), 청열(淸熱), 하기
(下氣), 해독(解毒)

한약명 : 협미(莢迷) - 줄기와 잎
성　미 : 맛은 시고 성질은 조금 차다.

인동과. 갈잎 떨기나무. 중부 이남. 산 중턱 이하 숲 속에서 자
라고, 꽃은 5~6월에 흰색 취산화서로 피며, 열매는 핵과로
9~10월에 붉은색으로 익는다.

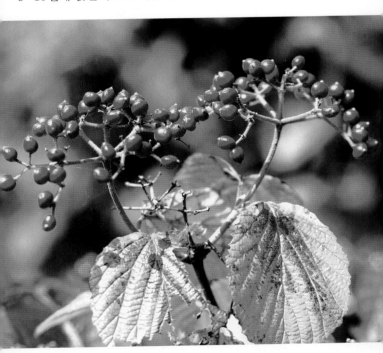

🍂 요리

• 어린 순을 나물로 먹는다.
🍂익은 열매를 생으로 먹는다. 붉은 열매를 빙설탕과 함께 소주에 담가 숙성
시키면 새큼하고 빛깔이 고운 과일술이 된다.

열을 내리게 하는 덩굴나무

인동덩굴 겨우살이덩굴, 노사등, 밀보등, 통령초
Lonicera japonica Thunberg

●효능 : 소종(消腫), 수렴(收斂), 양혈(養血), 지갈(止渴), 청열(淸熱), 해독(解毒)

한약명 : 금은화(金銀花)−꽃
성　미 : 맛은 달고 성질은 차다.

인동과. 반늘푸른덩굴나무. 전국. 산과 들에서 자라고, 꽃은 6~7월에 흰색으로 피어 노란색으로 변하며, 열매는 둥근 장과로 9~10월에 검은색으로 익는다.

♂♀! 겨울에도 잎과 덩굴이 마르지 않고 살아 있어 겨울을 견뎌낸다는 뜻으로 인동(忍冬)이라고 부른다.

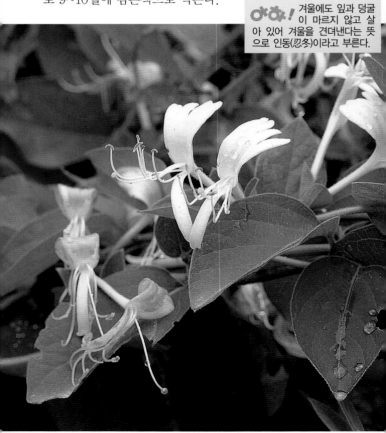

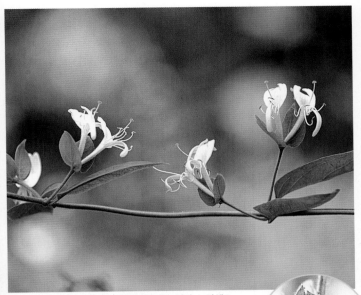

인동덩굴의 꽃은 처음에는 흰색이었다가 점차 노란색으로 변하므로 금은화(金銀花)라고도 한다.

열매

요리

• 잎을 말린 것으로 차를 끓여 인동차로 마신다.
• 꽃에 꿀이 많아 녹차를 우릴 때 같이 넣기도 하며, 식사 때 반찬으로 먹기도 한다.
♠꽃을 따서 소주나 고량주에 넣고 숙성시켜 인동주를 만들어 마신다.
♠전체를 삶아서 우려낸 물로 술이나 감주(식혜)를 만든다.

🍵 금은화차

• 이른 여름에 꽃을 채취하여 바람이 잘 통하는 그늘에서 말린다.
• 말린 금은화(15g)를 달인 물에 얼음설탕을 녹여서 마신다.
✚소염과 살균 작용이 뛰어나 인후염, 편도염, 방광염, 종기 등의 치료에 효과를 볼 수가 있다. 여름철에 고열이 계속되고 정신이 혼미하며, 헛소리를 하고 손발에 경련을 일으키는 증상의 치료에도 효능이 있다.

간을 튼튼하게 하는 풀

마타리
가얌취, 갬추, 녹장, 야황화, 여랑화, 택패, 토룡초
Patrinia scabiosaefolia Fisch. ex Trevir.

●**효능** : 보간(補肝), 소종(消腫), 진정(鎭靜), 진통(鎭痛), 청열(淸熱), 항균(抗菌), 해독(解毒), 활혈(活血)

한약명 : **패장(敗醬)**─뿌리

성　미 : 맛은 맵고 쓰며 성질은 조금 차다.

마타리과. 여러해살이풀. 전국. 산과 들의 양지바른 곳에서 자라고, 꽃은 7~9월에 노란색 산방화서로 피며, 열매는 타원형 건과로 9~10월에 여문다.

♂♀! 뿌리를 햇볕에 말리면 간장 썩는 냄새가 나기 때문에 패장(敗醬)이라고도 한다.

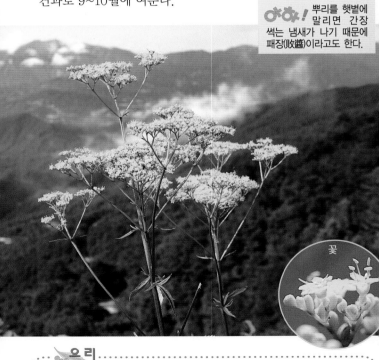

꽃

🌿 요리

봄에 어린 싹을 채취하여 생으로도 이용하지만 쓴맛이 있으므로 끓는 물에 데친 후 찬물에 담가 우려내어 나물 무침이나 튀김을 만들어 먹고 된장국의 국거리로 쓴다. 또, 잘게 썰어서 밥을 할 때 넣어 갬추밥을 만든다. 그리고, 데쳐서 우려낸 것을 말려서 묵나물로 이용한다.

종기를 가시게 하는 풀

뚜깔 개감추, 뚝갈, 부엌딱취, 흰미역취
Patrinia villosa (Thunb.) Juss.

●효능 : 거어(祛瘀), 배농(排膿), 소종(消腫), 진통(鎭痛), 청열(淸熱), 해독(解毒)

한약명 : 패장(敗醬)-뿌리
성 미 : 맛은 맵고 쓰며 성질은 조금 차다.

마타리과. 여러해살이풀. 전국. 산이나 들의 양지에서 자라고, 꽃은 7~8월에 흰색 산방화서로 피며, 열매는 달걀 모양 수과로 8~9월에 여문다.

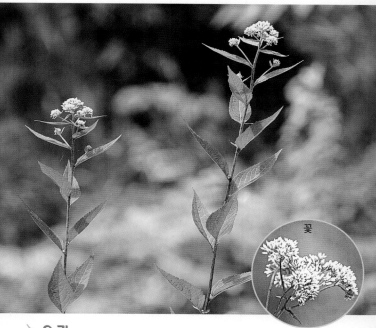

꽃

요리

봄에 어린 잎을 채취하여 나물로 먹는다. 쓴맛이 있으므로 끓는 물에 데친 후 찬물에 담가 충분히 우려내야 한다. 식초나 겨자를 가미하여 나물 무침을 하고 기름에 볶기도 하며, 우려낸 것을 말려서 묵나물을 만들고 잘게 썰어서 나물밥을 지어 먹고 국거리로도 쓴다.

혈압을 내리게 하는 풀

쥐오줌풀
꽃나물, 바구니나물, 은댕가리, 중댕가리
Valeriana fauriei Briquet

●**효능** : 진경(鎭痙), 진정(鎭靜)

한약명 : 길초(纈草)-뿌리
성 미 : 맛은 쓰고 매우며 성질은 따뜻하다.

마타리과. 여러해살이풀. 전국. 산골짜기 습지나 그늘에서 자라고, 꽃은 5~8월에 담홍색 산방화서로 피며, 열매는 피침형 수과로 8월에 여문다.

오호! 수염뿌리에서 쥐의 오줌 냄새와 비슷한 독특한 향기가 나므로 쥐오줌풀이라고 부른다.

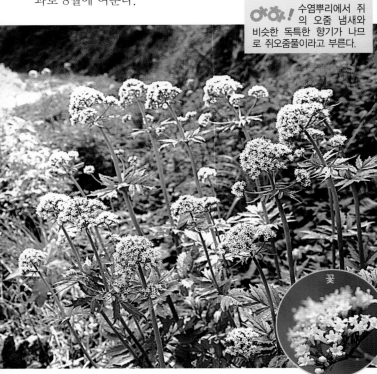

꽃

`✈ 요리`

이른 봄에 어린 순을 채취한다. 쓴맛이 나므로 끓는 물에 데친 후 찬물에 담가 충분히 우려내고 쌈채로 먹거나 나물 무침을 한다. 데친 것은 말려서 묵나물로 이용한다.

기침을 멎게 하는 풀

모싯대 굴나물, 무잔대, 행엽사삼
Adenophora remotiflora (S. et Z.) Miq.

● 효능 : 거담(祛痰), 소갈(消渴), 소담(消痰), 소염(消炎), 진해(鎭咳), 청열(淸熱), 해독(解毒)

한약명 : 제니(薺苨)-뿌리
성 미 : 맛은 달고 성질은 차다.

초롱꽃과. 여러해살이풀. 전국. 깊은 산 수림 밑이나 계곡의 산기슭에서 자라고, 꽃은 7~9월에 보라색 종 모양 원추화서로 피며, 열매는 삭과로 10월에 익는다.

♂♀! 잎이 살구나무 잎과 닮았고 뿌리는 더덕이나 잔대 같아서 행엽사삼(杏葉沙參)이라고도 한다.

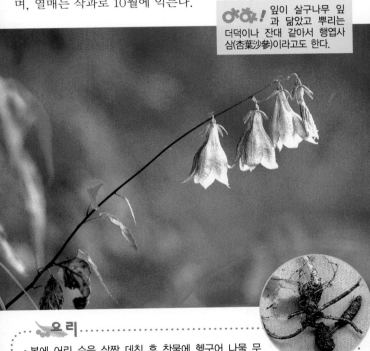

뿌리

🌿 요리

• 봄에 어린 순을 살짝 데친 후 찬물에 헹구어 나물 무침, 튀김을 만들고 국거리로 쓴다.
• 꽃은 튀김을 만들어 먹는다.
• 뿌리는 봄이나 가을에 캐어 삶아 먹거나 **두들겨** 부드럽게 만든 후 생채로 나물 무침을 하고 기름에 볶기도 하며, **된장이나 고추장**에 박아 장아찌를 만든다.

잔대 기러기싹, 딱주, 양유, 잠도라지

Adenophora triphylla var. *japonica* (Regel) H. Hara

●효능 : 강장(強壯), 강혈압(降血壓), 거담(祛痰), 보음(補陰), 소종(消腫), 지해(止咳), 청폐(淸肺)

한약명 : **사삼(沙蔘)**−뿌리

성 미 : 맛은 달고 조금 쓰며 성질은 조금 차다.

초롱꽃과. 여러해살이풀. 전국. 산과 들의 햇빛이 잘 드는 곳에서 자라고, 꽃은 7~9월에 하늘색 종 모양으로 피며, 열매는 술잔 모양 삭과로 10월에 익는다.

오하! 꽃받침잎이 달린 채 익은 열매 모습이 술잔과 닮았으므로 잔대라고 한다.

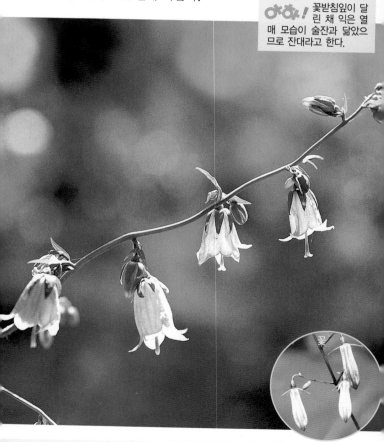

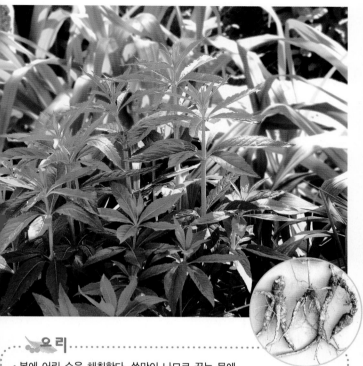

채취한 뿌리

🌿 요리

- 봄에 어린 순을 채취한다. 쓴맛이 나므로 끓는 물에 데친 후 찬물에 담가 우려내고 나물 무침을 하여 먹는다.
- 봄에 잎을 채취하여 생으로 쌈채로 쓰고 겉절이나 장아찌를 만들어 먹는다. 또 잎을 삶아서 나물 무침을 하거나 튀김을 만들고, 삶은 것을 말려서 묵나물로 이용한다.
- 뿌리는 생으로 먹거나 고추장에 박아 장아찌를 만들어 먹고, 짓찧어 물에 담가두어 쓴맛을 우려낸 후 고추장을 발라 불에 구워 먹는다. 또, 쪄서 나물 무침을 하고 초장에 찍어 먹기도 한다.
- ♠ 뿌리를 소주나 고량주에 넣고 숙성시켜서 잔대술을 담근다.

☕ 사삼차

- 가을 또는 봄에 뿌리를 캐어 물에 씻고 햇볕에 말린다.
- 잔대 뿌리(사삼) 5~10g을 잘게 썰거나 가루내어 물 600㎖에 넣고 약한 불에 10분 이상 끓인 다음 따뜻하게 해서 하루에 3번 나누어 마신다.
- ✚ 가래기침, 기관지염(氣管支炎), 열이 나고 갈증이 날 때, 약물 중독, 뱀이나 벌레에 물렸을 때, 식중독, 상처가 진물러서 헐 때 등의 치료에 효과가 있다.

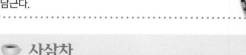

말린 뿌리

통증을 완화시키는 풀

초롱꽃 까마구오줌통, 산소채, 종꽃, 풍령초
Campanula punctata Lamarek

●효능 : 거담(祛痰), 지통(止痛), 진해(鎭咳), 최생(催生), 해독(解毒), 해열(解熱)

한약명 : 자반풍령초(紫斑風鈴草)-지상부

초롱꽃과. 여러해살이풀. 전국. 산과 들의 양지바른 풀밭에서 자라고, 꽃은 6~8월에 흰색 또는 연한 황백색으로 피며, 열매는 달걀 모양 삭과로 9~11월에 익는다.

꽃 모양이 밤길을 밝히는 청사초롱과 비슷하다고 하여 초롱꽃이라고 부른다.

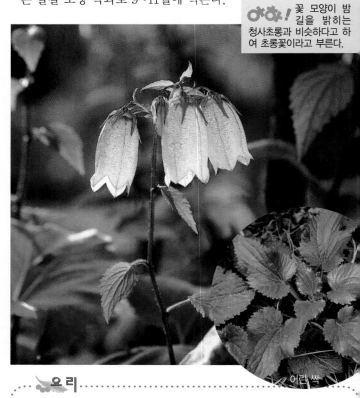

어린 싹

🌾 요리

• 봄에 어린 잎과 줄기를 끓는 물에 데쳐서 나물 무침을 하거나 기름에 볶아 먹는다. 데친 것을 말려서 묵나물로 이용한다.
• 육류를 요리할 때 꽃을 넣는다.

무기질과 단백질, 비타민 등이 풍부한 나물

염아자
단나물, 물잔대, 미나리싹, 영아자
Phyteuma japonicum Miq.

●효능 : 보익(補益), 보혈보신(補血補身), 소종(消腫)

한약명 : **영아자**—뿌리

초롱꽃과. 여러해살이풀. 전국. 산골짜기 낮은 지대의 습한 곳
에서 자라고, 꽃은 7~9월에 보라색 이삭화서로
피며, 열매는 둥근 삭과로 10~11월에 익는다.

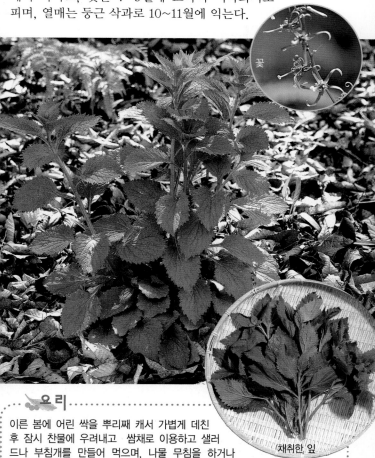

꽃

채취한 잎

요리

이른 봄에 어린 싹을 뿌리째 캐서 가볍게 데친
후 잠시 찬물에 우려내고 쌈채로 이용하고 샐러
드나 부침개를 만들어 먹으며, 나물 무침을 하거나
국거리용으로도 쓴다. 데친 것을 말려서 묵나물로 이용한다.

가래를 삭이게 하는 풀

더덕 사삼, 사엽당삼, 산해라, 산호라복, 양유, 윤엽당삼
Codonopsis lanceolata (S. et Z.) Trautv

● 효능 : 거담(祛痰), 배농(排膿), 소종(消腫), 최유(催乳), 하유즙
(下乳汁), 해독(解毒)

한약명 : 양유근(洋乳根) –뿌리
성 미 : 맛은 달고 매우며 성질은 평온하다.

초롱꽃과. 여러해살이 덩굴풀. 전국. 깊은 산지 숲 속에서 자라
고, 꽃은 8~9월에 연한 자주색 종 모양으로 피며, 열매는 원추
형 삭과로 10월에 여문다.

뿌리 전체에 불거
진 혹이 많아 마치
두꺼비 잔등처럼 더덕더덕하므
로 더덕이라고 부른다.

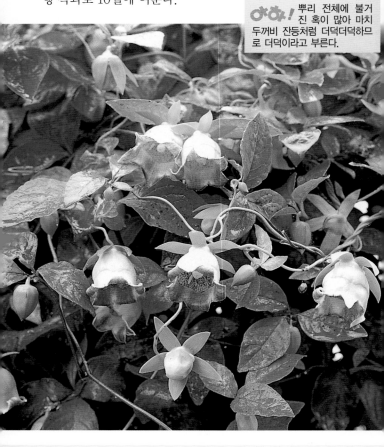

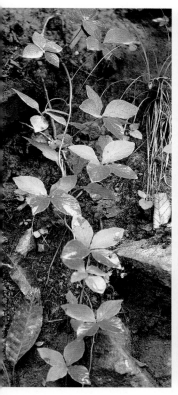
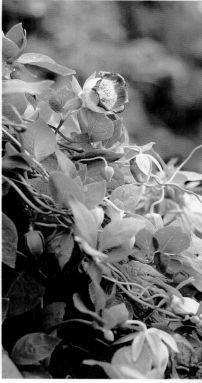

🌿 요 리

- 잎은 생으로 쌈채로 먹거나 삶아서 말렸다가 묵나물로 이용하거나 차를 끓여 마신다.
- 가을에 뿌리를 채취하여 껍질을 벗겨내고 두들겨 부드럽게 만든 것을 불에 굽거나 생으로 된장(고추장)에 찍어 먹으며 고추장이나 된장에 박아 장아찌를 만든다. 또, 찬물에 담가 두었다가 건져내어 나물 무침을 한다.
- ♠뿌리를 소주나 고량주에 넣고 숙성시켜서 더덕 술을 담근다.

뿌리

🥣 더덕차

- 가을 또는 봄에 뿌리를 캐어 줄기와 잔뿌리를 제거한다.
- 생더덕 1뿌리를 깨끗이 손질하여 강판에 곱게 간 후 따뜻하게 데운 우유 200㎖에 넣고 끓인다. 꿀을 한 스푼 정도 넣어 마신다.
- ✚발열 기침, 만성 기침, 급만성 기관지염에 치료 효능이 있다.

면역력을 증진시키는 덩굴풀

만삼 ^{당삼}
Codonopsis pilosula (Fr.) Nannf.

●효능 : 강장(强壯), 면역증강(免疫增强), 보중(補中), 부정거사(扶正祛邪), 생진액(生津液), 양혈(養血), 익기(益氣)

한약명 : 만삼(蔓蔘) - 뿌리
성 미 : 맛은 달고 성질은 평온하다.

초롱꽃과. 여러해살이 덩굴풀. 중부 이북. 깊은 산 속의 그늘지고 습한 곳에서 자라고, 꽃은 7~8월에 연한 녹색 종 모양으로 피며, 열매는 원추형 삭과로 10월에 익는다.

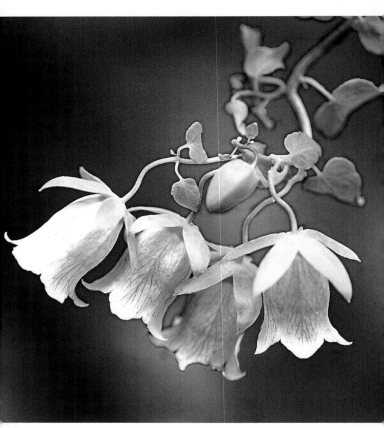

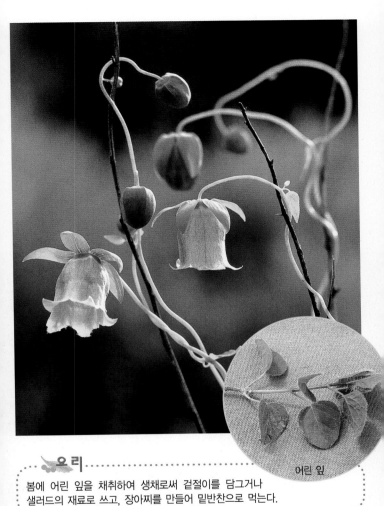

어린 잎

🍃 요리

봄에 어린 잎을 채취하여 생채로써 겉절이를 담그거나
샐러드의 재료로 쓰고, 장아찌를 만들어 밑반찬으로 먹는다.

뿌리

🍵 만삼차

· 가을 또는 봄에 뿌리를 캐어 줄기를 잘라 버리고 물
에 잘 씻어 햇볕에 말린다.
· 말린 뿌리 10~20g을 물 600㎖에 넣고 뭉근한 불
로 달인다. 달인 물을 꿀이나 설탕으로 약간 가미하여
하루 2~3잔으로 나누어 마신다.
✚강장(强壯)·익기(益氣)의 효능이 있어 식욕부진(食欲不
振)·번갈(煩渴)·정신불안(精神不安)의 치료에 효과를 볼 수 있다.

가래를 없어지게 하는 풀

도라지 길경, 도대, 돌가지, 참도라지
Platycodon grandiflorum (Jacq.) A. DC.

●효능 : 개제폐기(開提肺氣), 거담(祛痰), 배농(排膿), 이인(利咽), 폐기선개(肺氣宣開)

한약명 : 길경(桔梗) – 뿌리

성   미 : 맛은 맵고 쓰며 성질은 평온하다.

초롱꽃과. 여러해살이풀. 전국. 산과 들에서 자라고, 꽃은 7~8월에 하늘색 또는 흰색 종 모양으로 피며, 열매는 달걀 모양 삭과로 10월에 여문다.

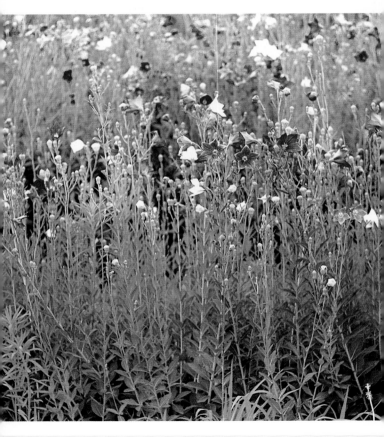

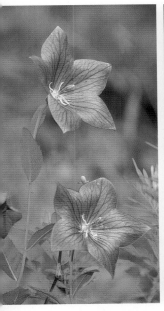
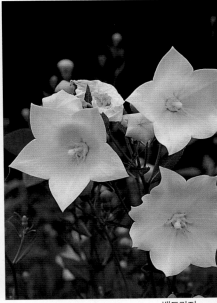

백도라지

🍒 요리

• 봄에 어린 잎을 쌈채로 이용한다. 또, 데쳐서 나물 무침을 하여 먹는다.
• 가을에 뿌리를 채취하여 먹는다. 생으로 또는 물에 담가 우려낸 것을 가늘게 쪼개어 나물 무침을 하거나 고추장에 박아 장아찌를 담근다. 또, 끓는 물에 살짝 데쳐서 나물 무침을 하고 볶음 요리·튀김·김치로 만들어 먹는다.

뿌리

🍵 길경차

• 가을 또는 봄에 뿌리를 캐어 겉껍질을 벗겨내고 햇볕에 말린다.
• 말린 도라지(길경) 10g, 감초 10g을 탕기에 넣어 물을 부어 끓인다. 물이 끓기 시작하면 불을 줄여 뭉근하게 달인다. 체로 받쳐 건더기를 걸러내고 달인 물에 꿀을 타서 마신다.
✚폐를 맑게 하고 답답한 가슴을 풀어 주며 뱃속의 찬 기운을 풀어 주어 기침을 멈추고 담을 없애는 효능이 있다.

담배풀

여호오줌, 풀숙나물, 호의뇨

Carpesium abrotanoides L.

● **효능** : 거담(祛痰), 살충(殺蟲), 지혈(止血), 청열(淸熱), 파혈(破血), 해독(解毒)

한약명 : 학슬(鶴虱) – 지상부
성　미 : 맛은 맵고 쓰며 성질은 평하고 독성이 있다.

국화과. 여러해살이풀. 중부 이남. 산기슭이나 들에서 자라고, 꽃은 8~9월에 노란색 두상화서로 피며, 열매는 수과로 10~11월에 검은 갈색으로 여문다.

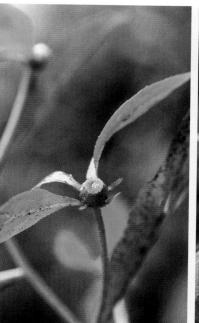

담배풀

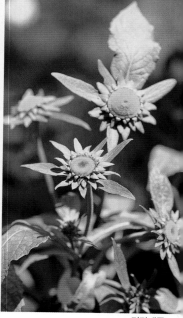

긴담배풀

🌿 **요리**

봄에 어린 순을 나물로 먹는다. 독특한 냄새가 나므로 끓는 물에 데친 후 오래도록 찬물에 담가 충분히 우려낸 다음 건져내 쌈채로 하거나 나물 무침을 한다.

숙취를 해소해 주는 풀

단풍취 게발딱지, 장이나물, 종이취, 창호나물
Ainsliaea acerifolia Sch. Bip.

●효능 : 숙취해소(宿醉解消), 식욕촉진(食慾促進), 피로회복(疲勞回復), 피부미용(皮膚美容)

한약명 : 색엽토아풍-전초

국화과. 여러해살이풀. 전국. 산지에서 자라고, 꽃은 7~9월에 흰색 이삭화서로 피며, 열매는 넓은 타원형 수과로 10~11월에 자주색으로 익는다.

♂♀! 손바닥처럼 갈라진 잎이 단풍나무 잎과 비슷하므로 단풍취라고 한다.

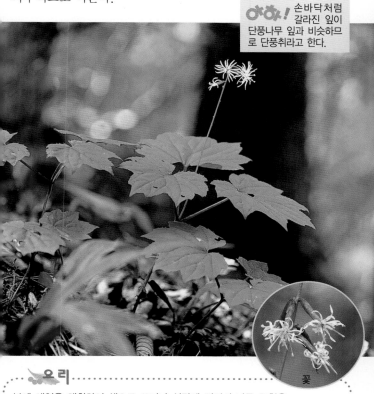

꽃

🌿요리

봄에 새잎을 채취하여 생으로 쓰거나 설탕에 절여서 나물 무침을 하여 먹는다. 또, 잎을 데쳐서 쌈채로 쓰고 나물 무침을 하거나 소금물에 2일 정도 담가 장아찌를 만들어 먹는다. 데친 것을 말려서 묵나물로 이용한다.

혈액 순환을 좋게 하는 풀

등골나물 새등골나물
Eupatorium japonicum Thunb.

●**효능** : 거습(祛濕), 거풍(祛風), 발표(發表), 산한(散寒), 투진(透疹), 해독(解毒), 해열(解熱), 화습(化濕), 활혈(活血)

한약명 : 패란(佩蘭)-지상부
성 미 : 맛은 맵고 성질은 평온하다.

국화과. 여러해살이풀. 전국. 산과 들에서 자라고, 꽃은 7~10월에 흰색 또는 연자색 산방화서로 피며, 열매는 원통 모양 수과로 11월에 여문다.

> ♂♀! 꽃이 등나무색을 띠고 등나무 꽃의 향과 같아서 등골나물라는 이름이 붙은 것으로 추정된다.

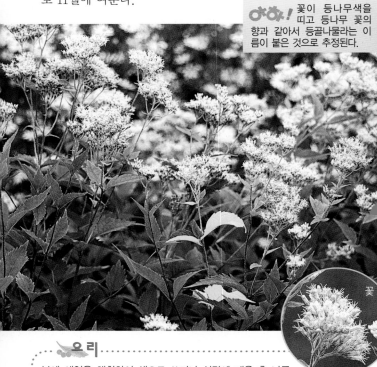

꽃

🍒 **요리**

봄에 새잎을 채취하여 생으로 쓰거나 설탕에 재운 후 나물 무침을 하여 먹는다. 또 잎을 데쳐서 쌈채로 쓰고 나물 무침을 하거나 소금물에 2일 정도 담가 장아찌를 만들어 먹는다. 데친 것을 말려서 묵나물로 이용한다.

위장을 튼튼하게 하는 풀

미역취 돼지나물
Solidago virgaurea var. *asiatica* Nakai

●효능 : 건위(健胃), 소종(消腫), 소풍(疎風), 이뇨(利尿), 진해(鎭咳), 청열(淸熱), 해독(解毒)

한약명 : 일지황화(一枝黃花) ― 전초
성　미 : 맛은 맵고 쓰며 성질은 차다.

국화과. 여러해살이풀. 전국. 산이나 들의 풀밭에서 자라고, 꽃은 7~10월에 노란색 두상화로 피며, 열매는 원통형 수과로 10~11월에 익는다.

오호! 어린 순을 나물로 먹는데 미역처럼 미끈미끈하다고 하여 미역취라고 부르는 것 같다.

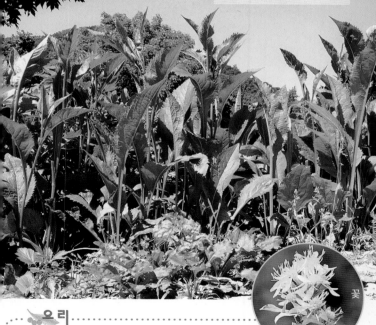

꽃

＞오리

봄에 어린 순을 채취하여 나물로 먹는다. 쓴맛이 강하므로 끓는 물에 데친 후 찬물에 오래도록 담가 충분히 우려내어 나물 무침을 만들어 먹고 국거리로 쓴다. 말려서 묵나물로 보관한다.

풍증을 없어지게 하는 풀

참취 동풍채, 백운초, 암취, 취나물
Aster scaber Thunberg.

●효능 : 소풍(疏風), 지통(止痛), 행기(行氣), 활혈(活血)

한약명 : **동풍채(東風菜)** - 전초
성 미 : 맛은 달고 성질은 차다.

국화과. 여러해살이풀. 전국. 높은 산 풀밭에서 자라고, 꽃은
8~10월에 흰색 두상화로 피며, 열매는 긴 타원상 피침형 수과
로 10~11월에 여문다.

♂♀! 산에서 자라는 야
생취는 산취라고
하고, 농가의 밭에서 재배하
는 것은 집취라고도 부른다.

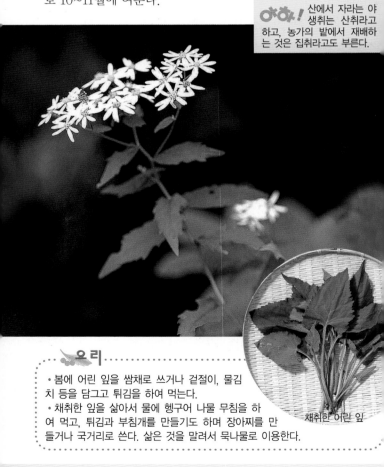

채취한 어린 잎

🌿 요리

• 봄에 어린 잎을 쌈채로 쓰거나 겉절이, 물김
치 등을 담그고 튀김을 하여 먹는다.
• 채취한 잎을 삶아서 물에 헹구어 나물 무침을 하
여 먹고, 튀김과 부침개를 만들기도 하며 장아찌를 만
들거나 국거리로 쓴다. 삶은 것을 말려서 묵나물로 이용한다.

기침을 멎게 하는 풀

까실쑥부쟁이
곰의수해, 박나물, 부지깽이나물, 설대나물
Aster ageratoides Turcz.

●**효능** : 거담(祛痰), 거풍(祛風), 지해(止咳), 청열(淸熱), 해독(解毒)

한약명 : **산백국(山白菊)** – 전초
성   미 : 맛은 맵고 쓰며 성질은 서늘하다.

국화과. 여러해살이풀. 전국. 산과 들의 비탈과 돌이 많은 풀밭에서 자라고, 꽃은 8~10월에 자주색 산방화서로 피며, 열매는 수과로 11월에 여문다.

> ♂♀! 풀 전체에 까실까실한 털이 많이 나 있어 까실쑥부쟁이라고 한다.

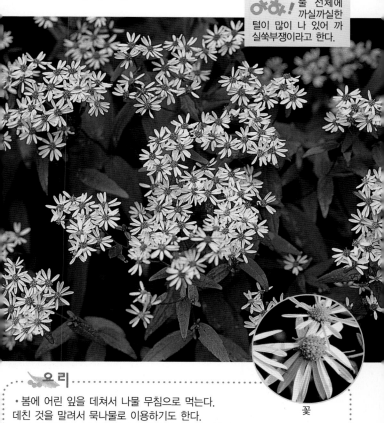

꽃

🐛 **요리**

· 봄에 어린 잎을 데쳐서 나물 무침으로 먹는다. 데친 것을 말려서 묵나물로 이용하기도 한다.
· 가새쑥부쟁이, 개쑥부쟁이도 같은 방법으로 이용한다.

산과 들의 나물 **263**

가래를 없애주는 풀

쑥부쟁이 권영초, 들국화, 쑥부장이, 자채
Aster yomena (Kitam.) Honda

●효능 : 거담(祛痰), 거풍(祛風), 지해(止咳), 청열(淸熱), 해독(解毒)

한약명 : 산백국(山白菊)-전초

성 미 : 맛은 맵고 쓰며 성질은 서늘하다.

국화과. 여러해살이풀. 전국. 산과 들의 습지에서 자라고, 꽃은
7~10월에 자주색 두상화로 피며, 열매는 달걀 모양 수과로
10~11월에 여문다.

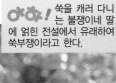

쑥을 캐러 다니
는 불쟁이네 딸
에 얽힌 전설에서 유래하여
쑥부쟁이라고 한다.

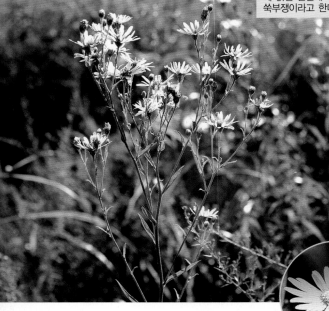

꽃

🐛 요 리

• 어린 잎줄기를 채취하여 끓는 물에 삶아서 물에 헹구어
나물 무침을 하거나 튀김을 만들어 먹고 국거리로도 쓴다. 삶
은 것은 말려서 묵나물로 이용한다.
• 꽃을 봉오리째 채취하여 그늘에서 일주일쯤 말린 후 말린 꽃을 뜨거운 물에
우려내어 마신다.

기침을 멈추게 하는 풀

개미취 개미초, 자완, 탱알
Aster tataricus L. fil.

●효능 : 거담(祛痰), 이뇨(利尿), 진해(鎭咳), 항균(抗菌)

한약명 : **자원(紫菀)**-뿌리
성　미 : 맛은 쓰고 달며 성질은 조금 따뜻하다.

국화과. 여러해살이풀. 전국. 산과 들에서 자라고, 꽃은 7~10월
에 연한 자주색 또는 하늘색 두상화로 피며, 열매는 수과로
10~11월에 여문다.

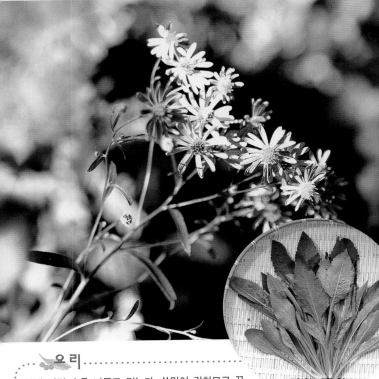

재취한 어린 잎

요리
봄에 어린 순을 나물로 먹는다. 쓴맛이 강하므로 끓
는 물에 데친 후 3~4일 동안 흐르는 물에 담가 충분히
우려낸 다음 요리한다. 우려낸 것을 햇볕에 말려 묵나물로 만들어 보관한다.

혈액 순환을 활성화시키는 풀

곰취
곤달채, 곰달래, 마제엽, 왕곰취
Ligularia fischeri (Ledeb.) Turcz.

●효능 : 거담(祛痰), 이기(理氣), 지통(止痛), 진해(鎭咳), 활혈(活血)

한약명 : **호로칠(葫蘆七)** – 뿌리
성 미 : 맛은 달고 매우며 성질은 따뜻하다.

국화과. 여러해살이풀. 전국. 고원이나 깊은 산의 습지에서 자
라고, 꽃은 7~9월에 노란색 두상화서로 피며, 열
매는 원통 모양 수과로 10월에 여문다.

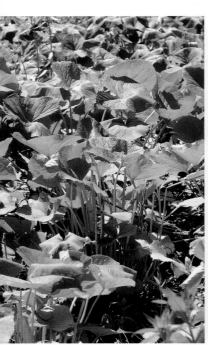
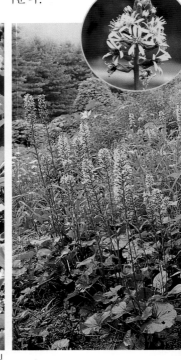

꽃

어린 잎

🌿 **요리**

• 어린 생잎을 쌈채로 먹거나 간장에 재어 장아찌를 만든다.
• 잎을 끓는 물에 살짝 데친 후 찬물에 헹구어 나물 무침을 한다. 삶은 것을
말려서 묵나물로 이용한다.
• 곤달비도 같은 방법으로 이용한다.

열을 내리게 하는 풀

솜방망이
구설초, 들솜쟁이, 연박폭초, 풀솜나물
Tephroseris kirilowii (Turcz. ex DC.) Holub

● 효능 : 거담(祛痰), 살충(殺蟲), 소종(消腫), 이뇨(利尿), 이수(利水), 청열(淸熱), 해독(解毒), 활혈(活血)

한약명 : 구설초(狗舌草)–전초
성 미 : 맛은 쓰고 조금 달며 성질은 따뜻하다.

국화과 솜방망이속. 여러해살이풀. 전국. 산지의 양지쪽 건조한 풀밭에서 자라고, 꽃은 5~6월에 노란색 두상화서로 피며, 열매는 원통형 수과로 7~8월에 익는다.

추위를 막기 위해 전체가 거미줄 같은 흰 털로 덮여 있어 솜방망이라고 부른다.

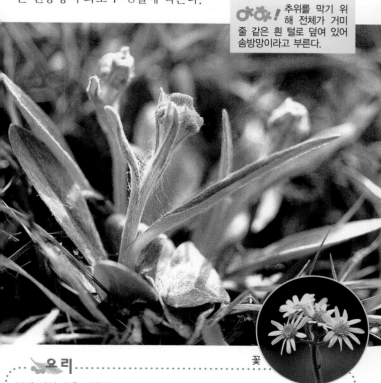

꽃

🌿 요리

봄에 어린 순을 채취하여 끓는 물에 데쳐서 나물 무침을 하여 먹는다. 독성이 있으므로 물에 충분히 우려낸 뒤 요리한다. 우려낸 것은 말려서 묵나물로도 이용한다.

어혈을 없어지게 하는 풀

박쥐나물

민박쥐나물, 바위취나물, 산귀박쥐나물, 편편나물

Parasenecio auriculatus var. *matsumuranus* Nakai

● **효능** : 산어(散瘀), 살충(殺蟲)

한약명 : 각향(角香)-지상부

성　미 : 맛은 맵고 조금 떫으며 성질은 따뜻하다.

국화과. 여러해살이풀. 전국. 깊은 산지에서 자라고, 꽃은 8~9
월에 흰색 원추상 두상화서로 모여서 피며, 열매는 선형 수과이
고 9~10월에 익는다.

> 잎의 양쪽 귀가 넓
> 게 퍼진 모양이 박
> 쥐가 날개를 펼친 것처럼 보이
> 므로 박쥐나물이라고 부른다.

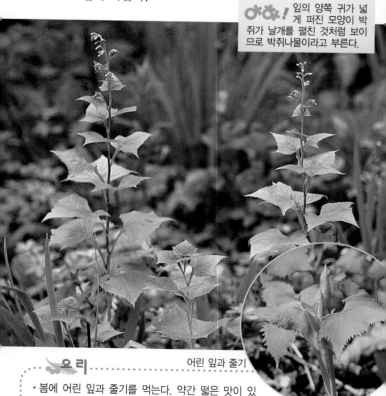

어린 잎과 줄기

요리

· 봄에 어린 잎과 줄기를 먹는다. 약간 떫은 맛이 있
고 역한 냄새가 나므로 삶아서 물에 우려낸 뒤 나물 무침
을 하거나 튀김을 만들어 먹는다. 삶은 것을 말려서 묵나물로도 이용한다.
· 잎을 생채로 요리하거나 장아찌를 만들어 먹기도 한다.

병풍쌈 병풍, 병풍나물, 병풍주, 병풍취, 큰병풍
Parasenecio firmus (Kom.) Y. L. Chen

국화과. 여러해살이풀. 전국. 깊은 산의 숲 속에서 자라고, 꽃은 7~9월에 밑동에서 나온 긴 꽃대에 황백색 원추화서로 피며, 열매는 수과이고 관모는 흰색이다.

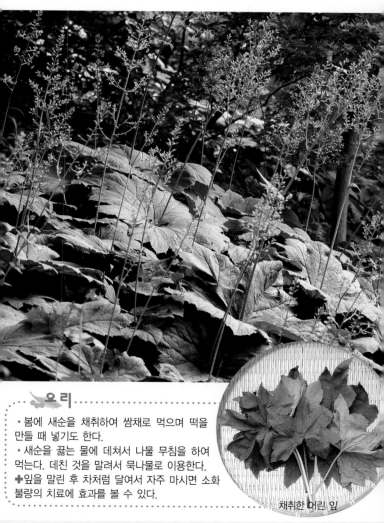

요리

• 봄에 새순을 채취하여 쌈채로 먹으며 떡을 만들 때 넣기도 한다.

• 새순을 끓는 물에 데쳐서 나물 무침을 하여 먹는다. 데친 것을 말려서 묵나물로 이용한다.

✚잎을 말린 후 차처럼 달여서 자주 마시면 소화 불량의 치료에 효과를 볼 수 있다.

채취한 어린 잎

풍증을 없애주는 풀

우산나물 꼬깔나물
Syneilesis palmata (Thunb.) Maxim.

●효능 : 거풍(祛風), 소종(消腫), 제습(除濕), 지통(止痛), 해독(解毒), 활혈(活血)

한약명 : **토아산**(兎兒傘) - 전초
성   미 : 맛은 맵고 쓰며 성질은 따뜻하다.

국화과. 여러해살이풀. 전국. 깊은 산의 나무 그늘에서 자라고, 꽃은 6~10월에 흰색 원추화서로 피며, 열매는 원통형 수과로 10~11월에 익는다.

♂♀! 넓은 반구형으로 된 잎이 우산처럼 보이므로 우산나물이라 한다.

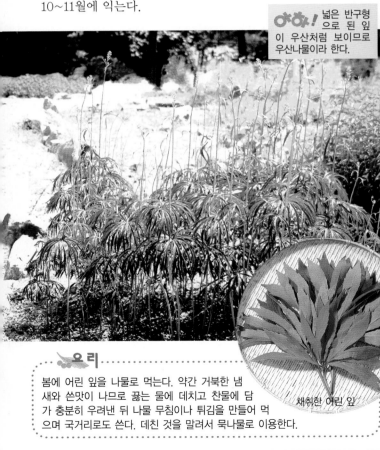

채취한 어린 잎

🌿 요리

봄에 어린 잎을 나물로 먹는다. 약간 거북한 냄새와 쓴맛이 나므로 끓는 물에 데치고 찬물에 담가 충분히 우려낸 뒤 나물 무침이나 튀김을 만들어 먹으며 국거리로도 쓴다. 데친 것을 말려서 묵나물로 이용한다.

몸 속의 피를 잘 돌아가게 하는 풀

톱풀 가새풀, 신롱검, 일묘호, 지네풀
Achillea sibirica Ledebour.

●**효능** : 거풍(祛風), 소염(消炎), 소종(消腫), 억균(抑菌), 지혈(止血), 진통(鎭痛), 해독(解毒), 해열(解熱), 활혈(活血)

한약명 : 일지호(一枝蒿)-지상부
성 미 : 맛은 쓰고 매우며 성질은 조금 따뜻하고 독성이 있다.

국화과. 여러해살이풀. 전국. 산과 들에서 자라고, 꽃은 7~10월에 흰색 또는 연한 홍색으로 피며, 열매는 납작한 수과로 10~11월에 여문다.

잎의 모양이 긴 타원형으로 가장자리가 톱니처럼 잘게 찢겨져 있어 톱풀이라고 한다.

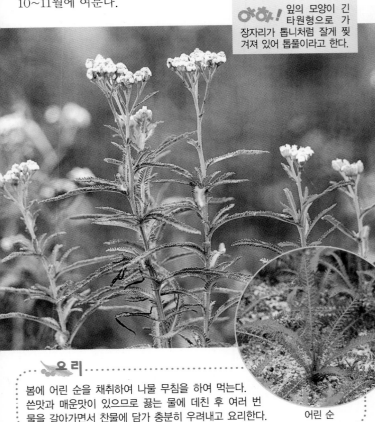

요리

봄에 어린 순을 채취하여 나물 무침을 하여 먹는다.
쓴맛과 매운맛이 있으므로 끓는 물에 데친 후 여러 번
물을 갈아가면서 찬물에 담가 충분히 우려내고 요리한다.

어린 순

마음을 진정시키는 풀

감국 가을국화, 고의, 산황국, 요리국, 황화
Chrysanthemum indicum Linné

●효능 : 소풍(疏風), 소종(消腫), 진정(鎭靜), 청열(淸熱), 해독(解毒)

한약명 : 감국(甘菊)-꽃
성 미 : 맛은 쓰고 매우며 성질은 조금 차다.

국화과. 여러해살이풀. 전국. 산과 들의 풀밭, 인가 부근의 울타리, 밭둑에서 자라고, 꽃은 9~10월에 노란색 두상화서로 피며, 열매는 10~11월에 여문다.

> ♂♀! 옛날에는 감국으로 여러 가지 요리를 만들어 먹었으므로 요리국이라 부르기도 했다.

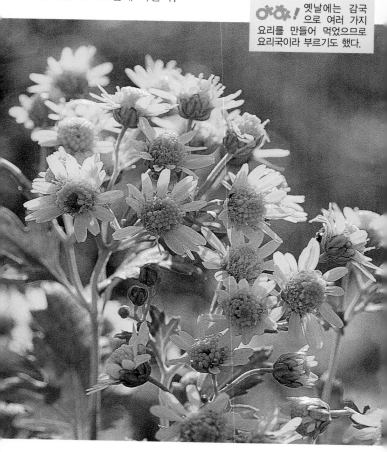

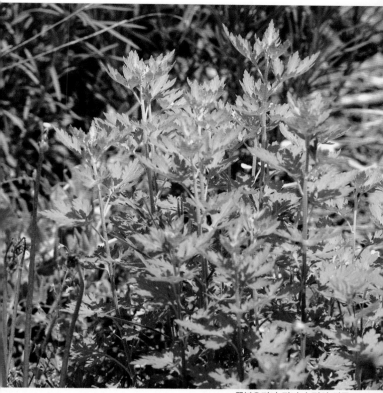

꽃봉오리가 달리기 전의 감국

요리

봄에 새순을 채취하여 끓는 물에 데친 후 찬물에 담가 우려내고 나물 무침을 한다.

말린 꽃

감국차

• 가을에 꽃을 따서 바람이 잘 통하는 그늘에서 말린다.
• 말린 꽃잎 6~12g을 물 600㎖에 넣고 약한 불로 서서히 달인다. 꿀을 1숟갈씩 가미하여 하루 2~3회 나누어 마신다.
• 용기에 감국 200g을 넣고 꿀 1컵을 가미해서 15일 정도 재워 감국청을 만든다. 찻잔에 이 감국청을 15g 넣어 끓는 물을 살며시 부어 마신다.
➕풍열표증, 간열로 머리가 어지럽고 아플 때, 간열로 눈이 벌개지고 눈물이 날 때, 부스럼, 관절통, 고혈압(高血壓), 신경통, 두통(頭痛), 기침 등의 치료에 효능이 있다.

혈압을 내리게 하는 풀

산국 개국화, 고의, 소국, 일본야국, 황국
Chrysanthemum boreale Makino

● **효능** : 소종(消腫), 진정(鎭靜), 항균(抗菌), 해독(解毒), 해열(解熱), 혈압강하(血壓降下)

한약명 : 야국화(野菊花) - 꽃봉오리
성 미 : 맛은 맵고 쓰며 성질은 조금 차다.

국화과. 여러해살이풀. 전국. 산지에서 무리지어 자라고, 꽃은 9~10월에 노란색 두상화서로 피며, 열매는 수과로 10~11월에 익는다.

무리를 이루어 흔하게 자라기 때문에 산에서 자라는 국화라는 뜻으로 산국(山菊)이라 한다.

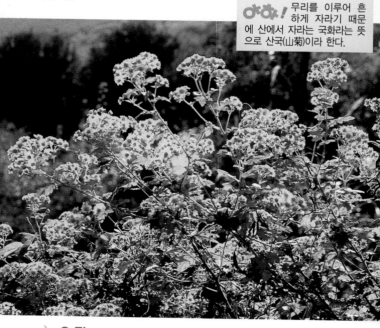

🌱 요리

• 줄기와 잎을 나물로 먹는다. 쓴맛이 나므로 끓는 물에 데친 후 찬물에 담가 우려내고 양념 무침을 한다.
• 꽃을 뜨거운 물에 담가 놓았다가 숨을 죽인 후 그늘에 말려서 차를 끓여 마신다.
♠꽃을 소주나 고량주에 담가 숙성시켜서 국화주를 만든다.

종기를 가라앉게 하는 풀

멸가치
말발나물, 멸치나물, 옹취, 화상채
Adenocaulon himalaicum Edgew.

●효능 : 소염(消炎), 소종(消腫), 지혈(止血)

한약명 : 야로(野蕗)-지상부

국화과. 여러해살이풀. 전국. 숲 속의 습지에서 자라고, 꽃은 8~10월에 피는데 흰색에서 연한 붉은색으로 변하며, 열매는 달걀 모양 수과로 9~10월에 여문다.

오하! 잎의 모양이 말발굽과 닮았다 하여 말발나물이라고도 부른다.

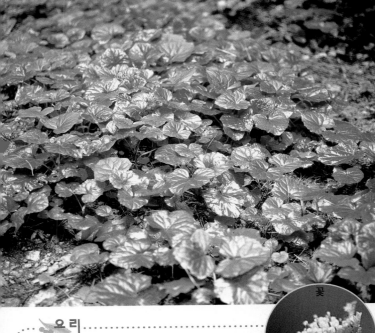

꽃

요리

• 어린 잎을 데쳐서 나물 무침을 하거나 된장국의 국거리로 쓴다.
➕잎으로 생즙을 내어 먹으면 간에 좋으며 찌꺼기는 된장에 무쳐서 먹는다.

몸을 따뜻하게 하는 풀

구절초

고봉, 넓은잎구절초, 들국화, 선모초

Dendranthema zawadskii var. latilobum (Max.) Kitag.

● 효능 : 소화촉진(消化促進), 온중(溫中), 조경(調經)

한약명 : 구절초(九折草) · 선모초(仙母草) – 전초

성 미 : 맛은 쓰고 성질은 따뜻하다.

국화과. 여러해살이풀. 전국. 산록과 산야지 초원에서 자라고, 꽃은 8~10월에 흰색 두상화서로 피며, 열매는 장타원형 수과로 10~11월에 여문다.

9월 9일에 채취하여 약으로 써야 약효가 좋다고 하여 구절초(九折草)라고 부른다.

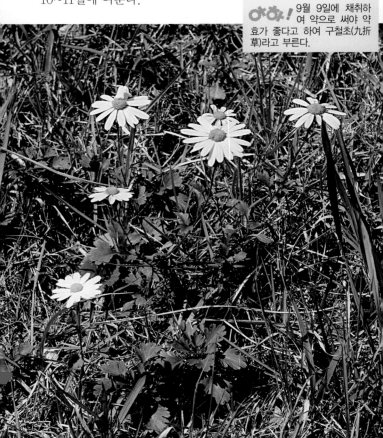

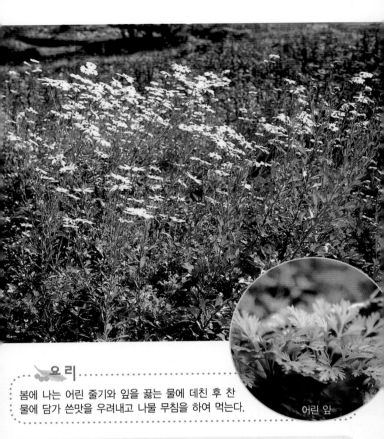

어린 잎

🌿 요리

봄에 나는 어린 줄기와 잎을 끓는 물에 데친 후 찬
물에 담가 쓴맛을 우려내고 나물 무침을 하여 먹는다.

🍵 구절초차

• 가을에 꽃이 핀 잎과 줄기를 채취하고 다발처럼 엮어
서 그늘지고 바람이 잘 통하는 곳에 매달아 말린다.
• 말린 구절초 20g을 끓는 물 1,000㎖에 넣고 우려내
면 연하고 맑은 차가 된다. 끓인 물을 식혀 냉장고에
넣어 두고 식수 대신 마셔도 좋다.
➕정신이 맑아지고 집중력이 향상되기 때문에 머리를 많
이 쓰는 사람이나 수험생에게 효과가 있다. 또한 아랫배가
냉하거나 월경장애, 손발이 찬 사람에게도 효과가 있다.

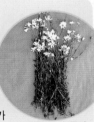

채취한 꽃과 줄기

비장을 튼튼하게 하는 풀

삽주 관창출, 백출, 창출
Atractylodes ovata (Thunb.) DC.

●효능 : 거풍(祛風), 건비(健脾), 명목(明目), 발한(發汗), 안태(安胎), 익위(益胃), 조습(燥濕), 해울(解鬱)

한약명 : **창출(蒼朮)·백출(白朮)**–뿌리줄기
성 미 : 맛은 맵고 성질은 따뜻하다.

국화과. 여러해살이풀. 전국. 산과 들의 건조한 양지쪽에서 자라고, 꽃은 7~10월에 흰색 또는 붉은색으로 피며, 열매는 수과로 10~11월에 익는다.

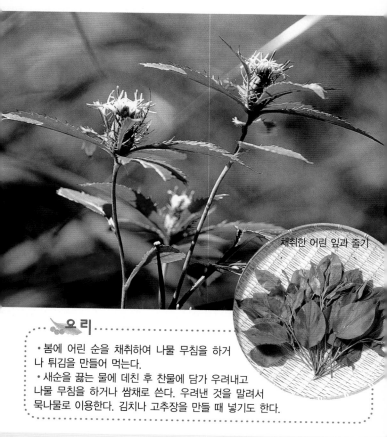

채취한 어린 잎과 줄기

🌿 요리

• 봄에 어린 순을 채취하여 나물 무침을 하거나 튀김을 만들어 먹는다.
• 새순을 끓는 물에 데친 후 찬물에 담가 우려내고 나물 무침을 하거나 쌈채로 쓴다. 우려낸 것을 말려서 묵나물로 이용한다. 김치나 고추장을 만들 때 넣기도 한다.

염증을 가라앉게 하는 풀

지느러미엉겅퀴 사모비렴, 산계, 엉거시
Carduus crispus L.

●효능 : 거풍(祛風), 양혈(涼血), 산어(散瘀), 소염(消炎), 지혈(止血), 청열(清熱)

한약명 : 비렴(飛廉)-전초
성   미 : 맛은 쓰고 성질은 평하다.

국화과. 두해살이풀. 전국. 산이나 들판의 습지에서 자라고, 꽃은 5~10월에 홍자색·흰색 두상화로 피며, 열매는 수과로 11월에 익는다.

> ♂♀! 줄기에 지느러미 같은 날개와 날개 가장자리에 톱니가 많이 있어 지느러미엉겅퀴라고 부른다.

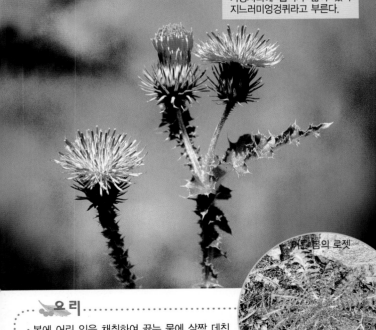

어린 봄의 로젯

요리

• 봄에 어린 잎을 채취하여 끓는 물에 살짝 데친 후 잠시 찬물에 담가 우려내고 나물이나 국거리로 먹는다.
• 연한 줄기는 껍질을 벗겨내고 기름에 볶아서 먹거나 된장이나 고추장에 박아 장아찌를 만든다.

고려엉경퀴 고려가시나물, 곤드레나물, 구멍이, 도깨비엉경퀴
Cirsium setidens (Dunn) Nakai

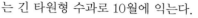

●엉경퀴류에서 다른 엉경퀴들이 식용뿐만 아니라 약재로 사용되고 있는 반면, 고려엉경퀴는 식용으로만 이용되고 있다.

국화과. 여러해살이풀. 전국. 산지의 기슭이나 골짜기에서 자라고, 꽃은 7~10월에 홍자색 두상화로 피며, 열매는 긴 타원형 수과로 10월에 익는다.

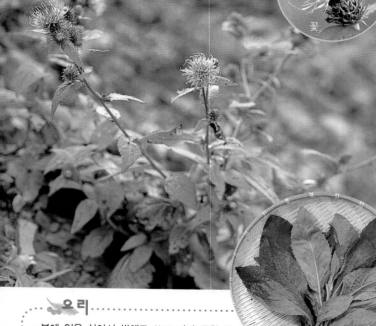

꽃

채취한 어린 잎과 줄기

🌿 요리

• 봄에 잎을 삶아서 쌈채로 쓰고 겨자 무침 등 나물 무침을 하여 먹으며, 기름에 볶아 소금간을 하여 먹기도 하고 국거리로도 쓴다.
• 잎을 삶은 것을 말려서 묵나물로 이용한다. 이 묵나물을 물에 불리고 쌀과 같이 넣어서 곤드레밥을 하거나 밥에 넣어 비벼 먹는다. 또, 간장에 재워서 장아찌를 만들고 김치를 담그기도 하며 닭백숙에 넣기도 한다.

조뱅이

모계, 삐쟁이, 소계, 자계, 자리귀, 조바리, 청청채

Breea segeta f. segeta (Willd.) Kitam.

●**효능** : 강장(强壯), 강혈압(降血壓), 거담(祛痰), 양혈(凉血), 이뇨(利尿), 지혈(止血), 진정(鎭靜), 항균(抗菌), 항염(抗炎)

한약명 : 소계(小薊)—지상부
성 미 : 맛은 달고 성질은 서늘하다.

국화과. 여러(두)해살이풀. 전국. 산기슭과 들에서 자라고, 꽃은 5~8월에 자주색 두상화서로 피며, 열매는 수과로 9~10월에 흰색으로 익는다.

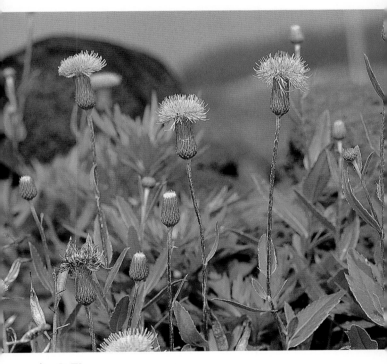

요리

봄에 어린 순을 채취하여 끓는 물에 데친 후 찬물에 헹구고 나물 무침을 하여 먹거나 기름에 볶아 먹으며 된장국에 넣는 국거리로도 쓴다.

각시취
개미역초, 꼬무추
Saussurea pulchella Fischer

●효능 : 지사(止瀉), 지통(止痛), 해열(解熱)

한약명 : 미화풍모국(美花風毛菊)—지상부

국화과. 두해살이풀. 전국. 깊은 산지의 양지바른 풀밭에서 자라고, 꽃은 8~10월에 자주색 종 모양으로 피며, 열매는 수과로 10월에 자주색으로 여문다.

♂♀! 종소명(pulchella)은 아름답다는 뜻이며, 자주색 두상화가 예쁘다는 의미로 각시취라고 부른다.

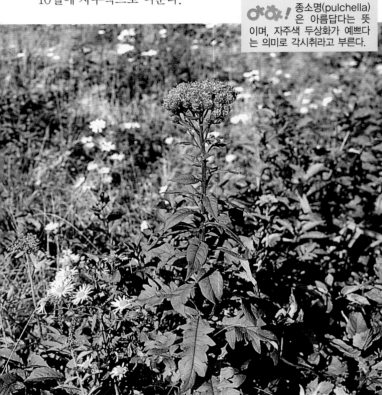

🌿요리

봄에 어린 잎을 채취하여 생으로 쌈채로 먹거나 나물 비빔밥의 재료로 쓰며, 또 삶아서 나물 무침을 하여 먹는다. 삶은 것을 말려서 묵나물로 이용한다.

멍든 것을 풀어주는 풀

산비장이
삐쟁이, 산비쟁이, 큰산나물

Serratula coronata var. *insularis* (Iljin) Kitam.

●효능 : 양혈(凉血), 지혈(止血), 산어(散瘀), 소종(消腫)

한약명 : 위니호채(僞泥胡菜)—뿌리

성 미 : 맛은 달고 쓰며 성질은 시원하다.

국화과. 여러해살이풀. 전국. 산과 들의 초원에서 자라고, 꽃은 8~10월에 연홍자색 또는 황록색 종 모양으로 피며, 열매는 원통형이고 11월에 갈색으로 익는다.

꽃술이 갈고리처럼 휘어 있어 비장(조선 시대 무장)이 산을 지키는 것 같다고 하여 산비장이라고 한다.

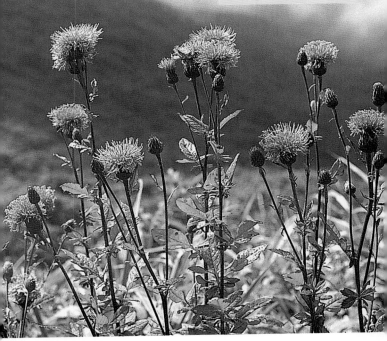

🌰요리

봄에 어린 잎을 채취하여 끓는 물에 삶은 후 찬물에 헹구어서 간장이나 된장으로 나물 무침을 하여 먹거나 된장국의 국거리로도 쓴다.

산모의 젖이 잘 나오게 하는 풀

뻐꾹채 야란, 야홍화
Rhapontica uniflora DC.

● 효능 : 근맥소통(筋脈疏通), 소염(消炎), 소종(消腫), 지혈(止血),
진통(鎭痛), 청열(淸熱), 해독(解毒), 하유(下乳)

한약명 : 누로(漏蘆)-뿌리
성 미 : 맛은 쓰고 성질은 차다.

국화과 뻐꾹채속. 여러해살이풀. 전국. 산과 들의 건조한 양지
에서 자라고, 꽃은 6~8월에 홍자색으로 피며, 열매는 긴 타원
형 수과로 7~10월에 여문다.

꽃봉오리에 있
는 비늘잎이 뻐
꾸기 가슴의 깃털처럼 보인
다고 하여 뻐꾹채라고 한다.

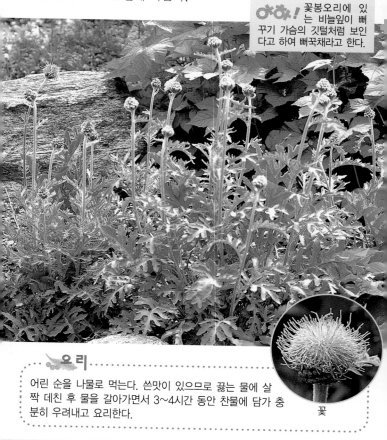

꽃

🌿 오리

어린 순을 나물로 먹는다. 쓴맛이 있으므로 끓는 물에 살
짝 데친 후 물을 갈아가면서 3~4시간 동안 찬물에 담가 충
분히 우려내고 요리한다.

출혈을 멈추게 하는 풀

수리취
개취, 떡취, 부싯깃, 산우방
Synurus deltoides (Aiton) Nakai

●효능 : 안태(安胎), 지혈(止血)

한약명 : 산우방(山牛蒡) · 자구채(刺球菜)-전초

국화과. 여러해살이풀. 전국. 산과 들의 양지쪽 풀밭에서 자라고, 꽃은 9~10월에 자주색 또는 흰색 두상화로 피며, 열매는 수과로 11월에 익는다.

예로부터 잎을 말려서 불씨를 피우는 부싯깃으로 썼으므로 부싯깃이라고도 부른다.

어린 잎

요리
• 봄에 연한 잎을 따다가 살짝 데쳐서 잠시 물에 우렸다가 쌈으로 먹거나 나물 무침을 한다. 데친 것을 말려서 묵나물로 이용한다.
• 묵나물은 물에 불려서 김치를 담그거나 전을 부쳐 먹고 차를 끓이기도 한다. 또 쌀가루와 섞어서 떡을 만드는데, 수리취 절편은 단오의 절식이다.

위를 튼튼하게 하는 풀

쇠서나물 모련채, 쇠세나물
Picris hieracioides var. *koreana* Kitam.

● **효능** : 건위(健胃), 진정(鎭靜)

한약명 : **모련채(毛蓮菜)**−전초
성　미 : 맛은 쓰다.

국화과. 두해살이풀. 전국. 산이나 들에서 자라고, 꽃은 6~9월
에 연한 노란색 두상화로 피며, 열매는 수과로 9월에 홍갈색으
로 익는다.

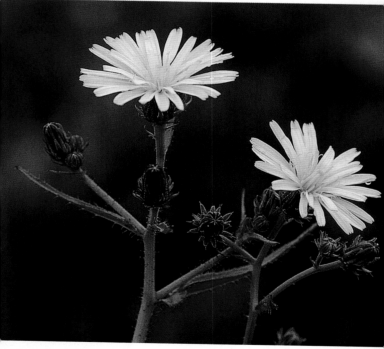

요리
봄에 어린 잎을 삶아서 물에 담가 헹군 뒤 나물 무침을 하여 먹는다. 다소 단
단해진 잎은 튀김을 만들면 거친 털을 느끼지 않고 먹을 수 있다. 삶은 것은
말려서 묵나물로 이용한다.

몸의 열기를 식혀주는 풀

조밥나물 들나물, 조팝나물
Hieracium umbellatum L.

●효능 : 소적(消積), 이습(利濕), 청열(淸熱), 해독(解毒)

한약명 : **산류국(山柳菊)** - 전초
성 미 : 맛은 쓰고 성질은 서늘하다.

국화과. 여러해살이풀. 전국. 산과 들의 숲가장자리에서 자라고, 꽃은 7~10월에 노란색 산방화서로 피며, 열매는 피침형 수과로 8~10월에 검은색으로 익는다.

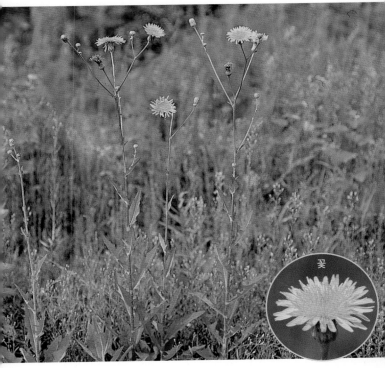

꽃

요리

봄에 어린 잎을 채취하여 끓는 물에 데쳐서 된장이나 고추장에 무쳐 먹거나 된장국 끓일 때 넣는다. 다른 나물과 섞어서 요리하기도 한다.

위장을 튼튼하게 하는 풀

씀바귀 고채, 산고매, 쓴나물, 황과채
Ixeridium dentatum (Thunb. ex Mori) Tzvelev

●효능 : 거부(祛腐), 사폐(瀉肺), 소종(消腫), 양혈(凉血), 지리(止痢), 해독(解毒)

한약명 : **고채(苦菜) · 산고매(山苦蕒)**—전초
성 미 : 맛은 쓰고 성질은 차다.

국화과. 여러해살이풀. 전국. 산과 들의 약습지에서 자라고, 꽃은 5~7월에 노란색 또는 흰색으로 피며, 열매는 수과로 7~8월에 연한 노란색으로 여문다.

♂♀! 전초에서 쓴맛이 나므로 쓴맛이 나는 나물이라는 뜻으로 씀바귀라고 한다.

요리

봄에 어린 순을 뿌리째 채취하여 먹는다. 쓴맛이 강하므로 끓는 물에 데쳐서 찬물에 오랫동안 담가 충분히 우려낸 뒤 요리한다. 데친 것을 초장에 찍어 먹거나 쌈채로 쓰고 겉절이나 나물 무침을 하며 전을 부치거나 국거리로도 이용한다. 장아찌를 만들기도 한다.

기침을 그치게 하는 풀

산씀바귀

뫼고들빼기, 산고들빼기

Lactuca raddeana Maxim.

●효능 : 거풍(祛風), 지해(止咳), 청열(淸熱), 해독(解毒), 화담(化痰)

한약명 : 수자원(水紫苑)-전초

성 미 : 맛은 쓰다.

국화과. 한(두)해살이풀. 전국. 산과 들의 숲 가장자리에서 자라고, 꽃은 6~10월에 노란색 또는 흰색으로 피며, 열매는 수과로 10월에 검은색으로 익는다.

아하! 주로 산에서 자라고 쓴맛이 나는 나물이라는 뜻으로 산씀바귀라고 부른다.

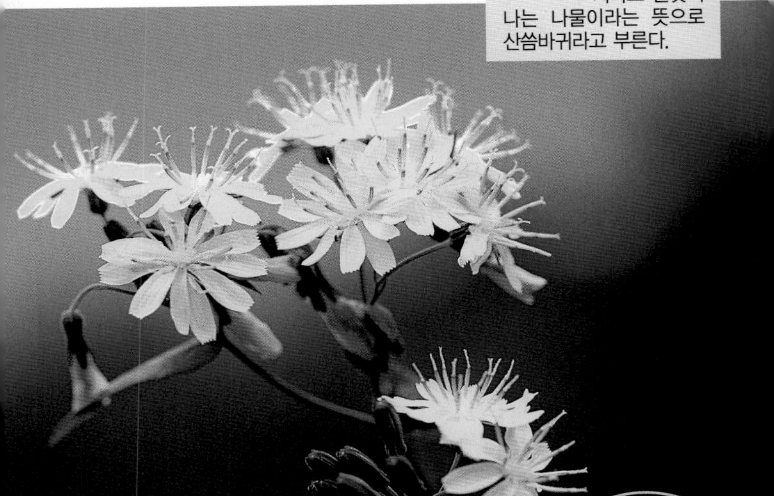

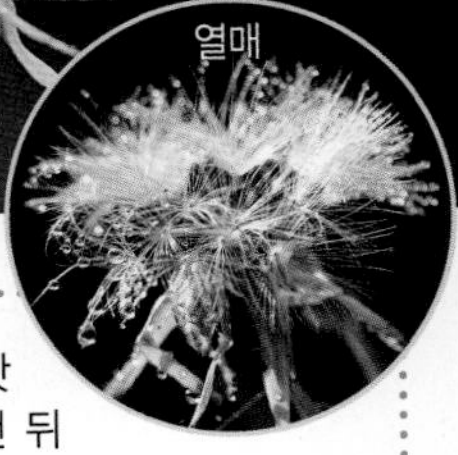

열매

요리

• 봄에 어린 싹을 뿌리와 함께 채취하고 쓴맛과 떫은 맛이 강하므로 끓는 물에 삶아서 물에 충분히 담가 우려낸 뒤 나물 무침을 하여 먹는다.

• 어린 잎을 데쳐서 쓴 맛을 우려내고 쌈이나 비빔밥의 재료로 쓰며, 겉절이나 나물 무침을 하거나 김치를 담가서 먹는다.

혈기를 시원하게 하는 풀

원추리 넘나물, 망우초, 의남초, 훤초
Hemerocallis fulva (L.) L.

●효능 : 소종(消腫), 양혈(凉血), 이수(利水), 지혈(止血)

한약명 : 훤초근(萱草根)−뿌리

성   미 : 맛은 달고 성질은 서늘하다.

백합과. 여러해살이풀. 전국. 산과 들의 양지쪽 풀밭에서 자라
고, 꽃은 6~8월에 노란색으로 피며, 열매는 달걀 모양 삭과로
7~9월에 익는다.

오호! 한자 이름을 훤초
(萱草)라 하는데, 이
것이 '원쵸리'로 변했다가 원
추리로 굳어져 이름이 되었다.

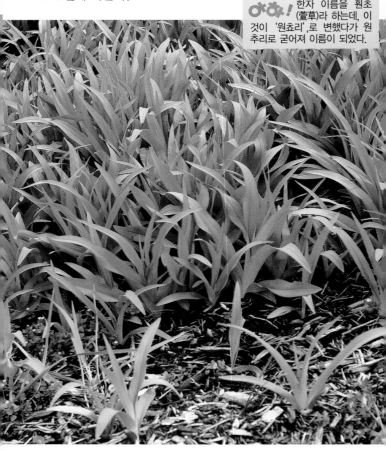

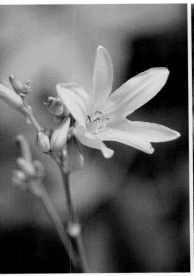
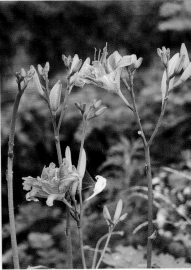

원추리   왕원추리

요리

- 봄에 어린 잎을 끓는 물에 삶아서 찬물에 헹군 뒤 나물 무침을 하거나 기름에 볶아 먹으며, 튀김을 만들고 찌개거리나 국거리로도 쓴다. 삶은 것을 말려서 묵나물로 이용한다.
- 꽃을 봉오리째 채취하여 살짝 데쳐 초장에 찍어 먹거나 조림을 한다. 꽃잎으로 화전을 만들고, 말려서 잡채에 넣는다.
- 굵은 뿌리는 삶아서 먹는다.
- 왕원추리도 같은 방법으로 이용한다.

※원추리는 전초에 독특한 냄새와 독성이 있으므로 절대로 생으로 먹으면 안된다.

원추리차

- 봄에 원추리의 어린 잎을 채취하여 깨끗이 씻어서 말린다.
- 말린 원추리 잎을 물에 넣고 약한 불로 뭉근하게 달여서 마신다. 또 말린 원추리를 꿀에 발라 보관해 두었다가 달이거나 끓는 물에 타서 마신다.

채취한 어린 잎

✚이뇨, 신진 대사·혈액 순환의 활성화, 소화 촉진 작용을 하고 눈을 밝게 해 주는 효능이 있다.

산달래 돌달래, 소근산, 야산, 해백두
Allium macrostemon Bunge

●**효능** : 거담(祛痰), 보혈(補血), 진통(鎭痛), 해독(解毒)

한약명 : **해백(薤白)**-비늘줄기
성 미 : 맛은 맵고 쓰며 성질은 따뜻하다.

백합과. 여러해살이풀. 중부 이남. 산과 들의 풀밭에서 자라고, 꽃은 5~6월에 흰색 산형화서로 피며, 열매는 삭과로 7월에 익는다.

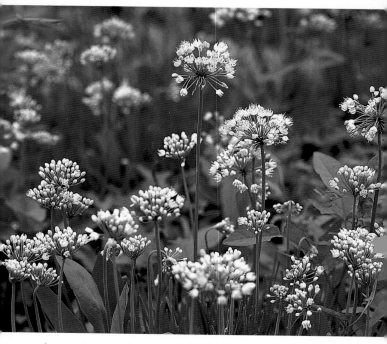

요리

• 이른 봄에 전초를 채취하여 생으로 장을 찍어 먹거나 나물 무침, 또는 전을 부쳐서 먹으며 국거리로 쓴다.
• 전초를 삶으면 매운 맛이 없어지고 단맛이 난다. 삶은 것을 된장 초무침을 하여 먹는다.

소화 작용을 돕는 풀

산부추 구채자, 맹산부추, 왕정구지, 큰산부추
Allium thunbergii G. Don

●효능 : 거담(祛痰), 보혈(補血), 소종(消腫), 진통(鎭痛), 해독(解毒)

한약명 : 해백(薤白)-비늘줄기
성 미 : 맛은 달고 매우며 성질은 따뜻하다.

백합과. 여러해살이풀. 전국. 주로 산지의 개활지 풀밭에서 자라고, 꽃은 8~9월에 홍자색 산형화서로 피며, 열매는 삭과로 10월에 익는다.

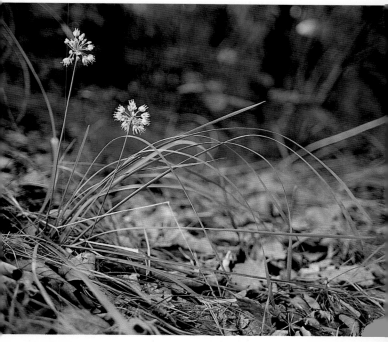

요리

• 잎은 6월에 뜯어서 날것을 그대로 먹거나 겉절이를 담그고 찌개에 넣거나 전을 부쳐 먹는다. 오이 장아찌를 만들 때 속(고명)으로 쓰기도 한다. 꽃봉오리와 함께 말려서 보관하였다가 국거리로 쓴다.
• 알뿌리는 연중 필요 시 채취하여 기름에 볶거나 튀김을 만들어 먹는다.

실부추 _{솔부추, 영양부추}
Allium schoenoprasum

●효능 : 소염(消炎), 항균(抗菌)

한약명 : 해백(薤白)-비늘줄기
성　미 : 맛은 맵고 쓰다.

백합과. 여러해살이풀. 북부·중부. 산지, 모래땅, 자갈이나 돌
이 많은 땅에서 자라고, 꽃은 7~8월에 연록색 반구형 산형화서
로 피며, 열매는 삭과로 가을에 익는다.

♂♀! 잎이 가늘어 실
같다고 하여 실
부추, 솔잎처럼 통이 좁다고
하여 솔부추라고도 부른다.

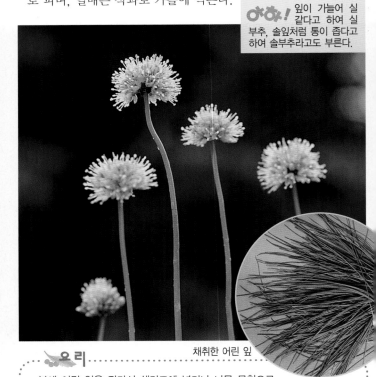

채취한 어린 잎

요리

· 봄에 어린 잎을 잘라서 샐러드에 넣거나 나물 무침으로
먹고 김치를 담그며 오이소박이의 속으로도 쓴다. 생잎을 잘게 잘라 국수에
넣어 먹거나 비빔밥의 재료로 쓰며, 전을 부쳐서 먹고 국거리로도 이용한다.
· 비늘줄기는 생으로 된장을 찍어 먹거나 삶아서 나물 무침을 한다. 삶은 것
을 감식초에 담가 밑반찬으로 쓰기도 한다.

소화 작용을 도와주는 풀

산마늘 멩이풀, 명부추, 명이나물, 신선초
Allium microdictyon Prokh.

●효능 : 건위(健胃), 온중(溫中), 해독(解毒)

한약명 : 각총(茖葱)-비늘줄기
성 미 : 맛은 맵고 성질은 조금 따뜻하다.

백합과. 여러해살이풀. 북부. 산지의 숲 속에서 자라고, 꽃은 5~7월에 흰색 또는 노란색 산형화서로 피며, 열매는 염통 모양 삭과로 8~9월에 익는다.

옛날 춘궁기에 구황 식물로 사용하여, 명을 길게 한다고 하여 명이나물이라고도 한다.

꽃

요리

• 잎은 6월에 뜯어 생으로 먹거나 물김치를 담근다. 밥을 지을 때 넣어 맹이밥을 짓는다. 잎을 삶거나 쪄서 나물 무침을 하고 국거리로 쓰며 간장에 재어 장아찌를 만든다.
• 알뿌리는 연중 필요 시 채취하여 기름에 볶거나 튀김을 만들어 먹는다. 여름에 채취한 알뿌리에서 전분을 빼내 빵을 만드는 데 쓴다.

설사를 멈추게 하는 풀

얼레지 가재무릇, 미역추나물, 차전엽, 편율
Erythronium japonicum (Baker) Decne.

● 효능 : 건위(健胃), 완하(緩下), 지사(止瀉), 진토(鎭吐)

한약명 : **차전엽산자고(車前葉山慈菇)** – 비늘줄기

백합과. 여러해살이풀. 전국. 고산 지대의 숲 그늘에서 자라고, 꽃은 4~5월에 홍자색으로 피며, 열매는 넓은 타원형 삭과로 7~8월에 익는다.

> ♂♀! 잎에 얼룩 무늬 반점이 있고 꽃잎에도 W자 무늬가 있어, 얼룩진 풀이라는 뜻으로 얼레지라고 한다.

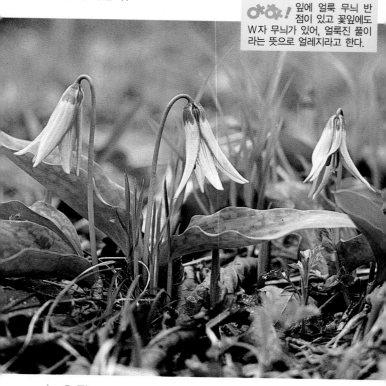

요리

봄에 어린 잎을 데쳐서 쌈채로 쓰고 나물 무침을 하며, 들기름에 볶거나 산채 비빔밥의 재료로 쓰고 된장국에 넣어서 먹는다. 또 데친 것을 말려서 묵나물로 이용한다.

무릇 물구지
Scilla scilloides (Lindl.) Durce

● 효능 : 소종(消腫), 지통(止痛), 해독(解毒), 활혈(活血)

한약명 : **면조아(綿棗兒)** – 전초
성 미 : 맛은 달고 성질은 차다.

백합과. 여러해살이풀. 전국. 약간 습기가 있는 들판에서 자라
고, 꽃은 7~9월에 진한 분홍색 총상화서로 피며,
열매는 달걀 모양 삭과로 9~11월에 익는다.

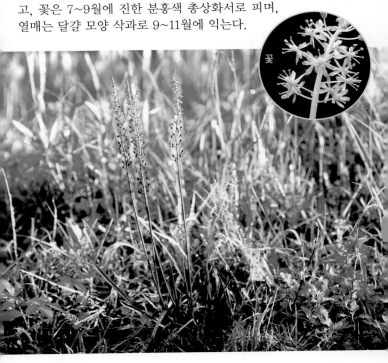

꽃

요리

• 봄에 나오는 새순을 끓는 물에 데쳐서 나물 무침을 하거나 쌀과 함께 죽을
쑤어 먹는다.
• 어린 잎을 데쳐서 나물 무침을 하거나 장아찌를 만들어 먹는다. 또 엿으로
졸여서 먹기도 한다.
• 알뿌리를 채취하여 양념에 무쳐 먹고 소나무 껍질과 같이 넣어서 죽을 쑤거
나 해초와 같이 넣어서 밥을 지어 먹는다.

산자고 <small>광자고, 까치무릇</small>
Tulipa edulis (Miq.) Baker

●**효능** : 산결(散結), 소종(消腫), 청열(淸熱), 항종양(抗腫瘍), 해독(解毒), 화어(化瘀)

한약명 : **산자고(山慈姑)**−비늘줄기
성   미 : 맛은 시고 성질은 차며 독성이 있다.

백합과. 여러해살이풀. 중부 이남. 들의 양지바른 풀밭에서 자라고, 꽃은 4~5월에 흰색 넓은 종 모양으로 피며, 열매는 세모진 삭과로 7~8월에 익는다.

> ♂♀! 넓은 종 모양인 흰색 꽃이 튤립 꽃과 닮았다고 하여 영어로는 Korean tulips이라고 한다.

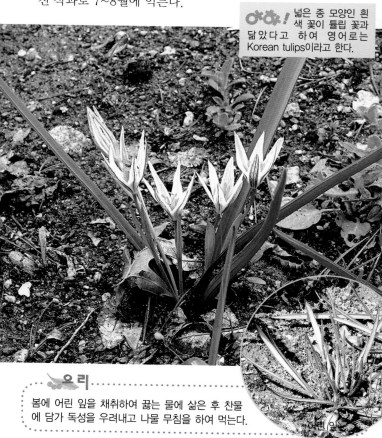

어린 잎

🌿 **요리**
봄에 어린 잎을 채취하여 끓는 물에 삶은 후 찬물에 담가 독성을 우려내고 나물 무침을 하여 먹는다.

근육과 뼈를 튼튼하게 하는 풀

풀솜대 솜죽대, 지장나물, 지장보살, 털솜대
Smilacina japonica A. Gray

●효능 : 강장(強壯), 건근골(健筋骨), 보기익신(補氣益腎), 소종(消腫), 제습(除濕), 조경(調經), 지혈(止血), 활혈(活血)

한약명 : **녹약(鹿藥)**－뿌리줄기
성 미 : 맛은 달고 조금 시며 성질은 따뜻하다.

백합과. 여러해살이풀. 전국. 산지의 숲 속 그늘에서 자라고, 꽃은 5~7월에 흰색으로 피며, 열매는 둥근 장과로 9월에 붉은색으로 익는다.

♂♀! 줄기에 솜털이 많고 흰색 작은 꽃들이 모여 있는 꽃차례가 솜뭉치처럼 보여서 풀솜대라고 부른다.

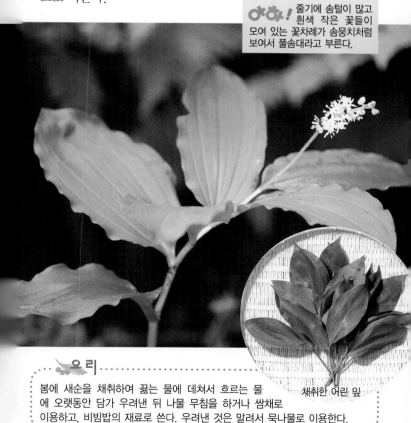

채취한 어린 잎

요리
봄에 새순을 채취하여 끓는 물에 데쳐서 흐르는 물에 오랫동안 담가 우려낸 뒤 나물 무침을 하거나 쌈채로 이용하고, 비빔밥의 재료로 쓴다. 우려낸 것은 말려서 묵나물로 이용한다.

심장을 튼튼하게 하는 풀

둥굴레
괴불꽃, 까막멀구지, 신선초, 옥죽
Polygonatum odoratum var. *pluriflorum* (Miq.) Ohwi

● **효능** : 강심(強心), 생진(生津), 영양(營養), 윤조(潤燥), 제번(除煩), 지갈(止渴)

한약명 : **옥죽(玉竹)**—뿌리줄기
성 미 : 맛은 달고 성질은 평온하다.

백합과. 여러해살이풀. 전국. 산과 들에서 자라고, 꽃은 5~7월에 흰색 종 모양으로 피며, 열매는 둥근 장과로 8~10월에 검은색으로 익는다.

Oo! 죽순처럼 올라오는 새순을 임금이 즐겨 먹는다고 하여 옥죽(玉竹)이라는 이름이 붙었다.

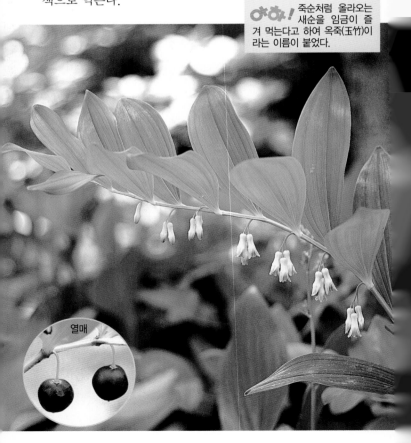

열매

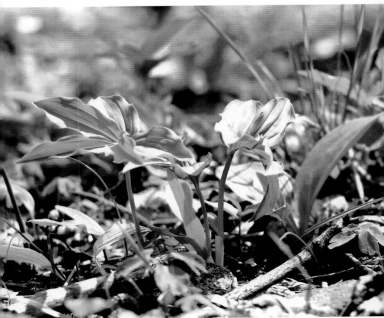

어린 순

🍂 요리

- 봄에 어린 순을 채취하여 끓는 물에 데친 후 찬물에 헹구어 나물 무침을 하거나 기름에 볶아 먹는다. 데친 것으로 죽을 끓이거나 장아찌를 만들기도 하고 묵나물로 이용한다.
- 여름에 뿌리줄기를 채취하여 감자처럼 삶아서 먹거나 데쳐서 잘게 썰어 밥을 지을 때 넣는다. 흉년 때의 대표적인 구황 작물이다.

뿌리줄기

🍵 둥굴레차

- 봄이나 가을에 뿌리줄기를 캐어 줄기와 잔뿌리는 제거하고 증기에 쪄서 햇볕에 말린다.
- 둥굴레 10g을 물 1,000㎖에 넣고 끓인 후 건더기는 건져내고 달인 물을 식혀서 보리차 대용으로 마신다.
✚몸이 허약하거나 마른기침을 자주 하는 사람, 가슴이 답답하고 갈증(渴症)이 날 때, 당뇨병(糖尿病) 등의 치료에 효능이 있다.

피를 깨끗하게 하게 하는 풀

두루미꽃 숟갈나물, 좀두루미꽃
Maianthemum bifolium (L.) F. W. Schmidt

●효능 : 양혈(涼血), 지혈(止血)

한약명 : 무학초(舞鶴草)-지상부

백합과. 여러해살이풀. 전국. 깊은 산 침엽수림 밑에서 자라고, 꽃은 5~6월에 흰색 총상화서로 피며, 열매는 둥근 장과로 8월에 붉은색으로 익는다.

잎의 모양이 날개를 펼친 두루미의 모습을 닮아서 두루미꽃이라고 한다.

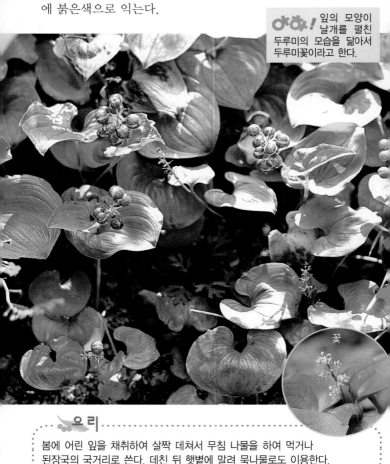

꽃

요 리

봄에 어린 잎을 채취하여 살짝 데쳐서 무침 나물을 하여 먹거나 된장국의 국거리로 쓴다. 데친 뒤 햇볕에 말려 묵나물로도 이용한다.

음식물에 체한 것을 내리게 하는 풀

윤판나물 담죽화, 죽림, 큰가지애기나리, 활장개비
Disporum uniflorum Baker

●효능 : 건비(健脾), 소적(消積), 윤폐(潤肺), 지해(止咳)

한약명 : 백미순(百尾笋)─뿌리
성 미 : 맛은 달고 성질은 평온하다.

백합과. 여러해살이풀. 중부 이남. 산과 들의 숲 속에서 자라고,
꽃은 4~6월에 황금색과 흰색으로 피며, 열매는 둥근 장과로
7~8월에 검은색으로 익는다.

♂♀! 잎이 윤기가
나고 새순을
나물로 먹을 수 있어서
윤판나물이라고 한다.

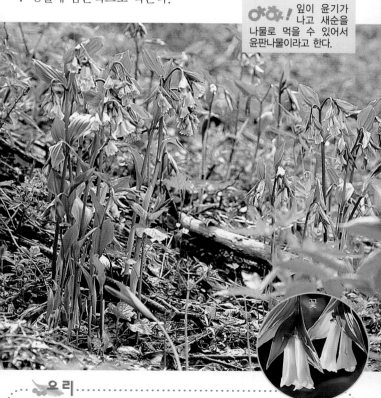

꽃

🌿 요 리

봄에 새순과 연한 잎을 채취하여 소금물에 삶아서 찬물에 담가
우려낸 후 나물 무침을 하여 먹거나 국거리로 쓴다. 우려낸 것을 기름으로 볶
기도 한다.

기침을 멈추게 하는 풀

애기나리 ^{보주초}
Disporum smilacinum A. Gray.

● **효능** : 건비소적(健脾消積), 건위(健胃), 소화촉진(消化促進), 윤
폐지해(潤肺止咳)

한약명 : **보주초(寶珠草)** -뿌리줄기
성 미 : 맛은 달고 성질은 평온하다.

백합과. 여러해살이풀. 중부 이남. 산지 숲 속에서 자라고, 꽃은
4~5월에 흰색으로 피며, 열매는 둥근 장과로 6~8월에 검은색
으로 익는다.

오호! 나리와 비슷하
지만 나리보다
작다는 뜻으로 애기나리
라고 이름이 붙었다.

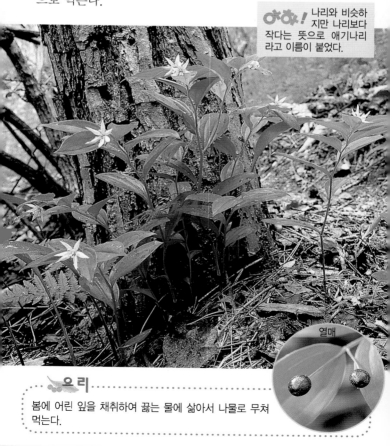

열매

🌿 **요리**

봄에 어린 잎을 채취하여 끓는 물에 삶아서 나물로 무쳐
먹는다.

양기를 북돋우는 풀

은방울꽃 군영초, 오월화, 초옥란, 향수꽃
Convallaria keiskei Miquel.

● **효능** : 강심(强心), 거풍(祛風), 온양(溫陽), 이뇨(利尿), 이수(利水), 활혈(活血)

한약명 : **영란(鈴蘭)**—지상부
성 미 : 맛은 달고 쓰며 성질은 따뜻하고 독성이 있다.

백합과. 여러해살이풀. 전국. 초원과 산기슭에서 자라고, 꽃은 4~6월에 흰색 종 모양으로 피며, 열매는 둥근 장과로 7~9월에 붉은색으로 익는다.

♂♀! 꽃의 생김새가 방울과 비슷하고 빛깔이 희기 때문에 은방울꽃이라고 한다.

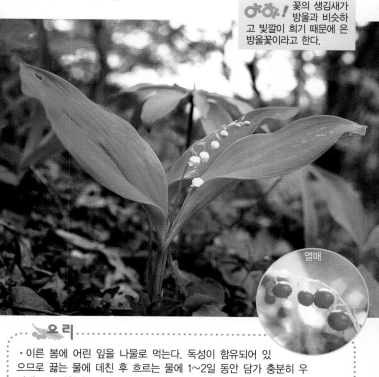

열매

🍃 요리

• 이른 봄에 어린 잎을 나물로 먹는다. 독성이 함유되어 있으므로 끓는 물에 데친 후 흐르는 물에 1~2일 동안 담가 충분히 우려내고 요리한다.

※한꺼번에 많이 먹으면 중독되어 심장마비를 일으킬 수도 있으므로 주의해야 한다.

항암 작용을 하는 풀

삿갓나물

삿갓풀, 자주삿갓풀

Paris verticillata M. Bieb.

●효능 : 강장(强壯), 건위(健胃), 진해(鎭咳), 해독(解毒), 해열(解熱)

한약명 : **조휴(蚤休)**—뿌리줄기
성 미 : 맛은 쓰고 성질은 조금 차다.

백합과. 여러해살이풀. 전국. 산지에서 자라고, 꽃은 5~7월에
연황록색 두상화서로 피며, 열매는 둥근 장과로 9~10월에 흑자
색으로 익는다.

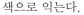

♂♀! 줄기에 돌려나는
잎이 삿갓을 뒤집
어 놓은 것처럼 보이므로 삿갓
나물이라고 한다.

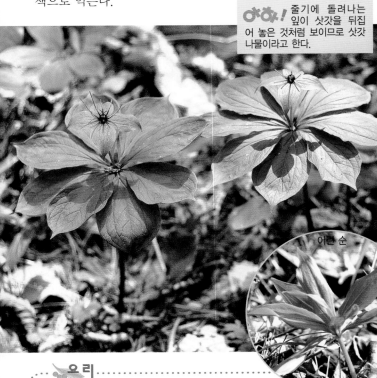

어린 순

🐚 요리

• 봄에 어린 잎을 채취하여 끓는 물에 삶은 후 흐르는 물
에 여러 날 담가서 유독 성분을 빼낸 후 나물 무침을 하여 먹는다.
※ 구토, 설사, 전신마비 등을 일으키는 유독 성분이 함유되어 있으므로 약용
이 아니면 가급적 먹지 않는 것이 좋다.

뭉친 근육을 풀어주는 풀

선밀나물 밀대나물, 밀순나물, 새밀
Smilax nipponica Miq.

●효능 : 경락유통(經絡流通), 서근(舒筋), 지통(止痛), 활혈(活血)

한약명 : **우미채(牛尾菜)**-뿌리줄기

백합과. 여러해살이덩굴풀. 전국. 산과 들에서 자라고, 꽃은 5~6월에 황록색 산형화서로 피며, 열매는 둥근 장과로 검은색으로 익는다.

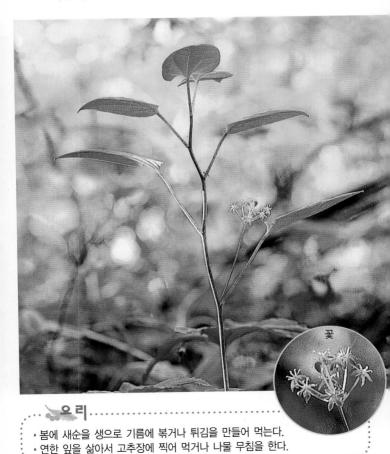

꽃

요리

• 봄에 새순을 생으로 기름에 볶거나 튀김을 만들어 먹는다.
• 연한 잎을 삶아서 고추장에 찍어 먹거나 나물 무침을 한다.

해독 작용을 하는 덩굴나무

청미래덩굴 금강토, 명감나무, 선유량, 쫀드기
Smilax china L.

●효능 : 거풍습(祛風濕), 소종독(消腫毒), 이뇨(利尿), 해독(解毒)

한약명 : 발계(菝葜)-뿌리줄기
성 미 : 맛은 달고 성질은 따뜻하다.

백합과. 갈잎 덩굴나무. 중부 이남. 산기슭 양지에서 자라고, 꽃은 5월에 황록색 산형화서로 피며, 열매는 둥근 장과로 10월에 붉은색으로 익는다.

붉게 익은 열매를 신선이 먹다가 남겨 놓은 음식이라 해서 선우량(仙遺糧)이라고도 부른다.

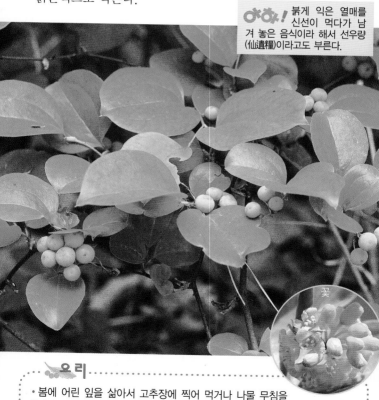

꽃

🌿요리

• 봄에 어린 잎을 삶아서 고추장에 찍어 먹거나 나물 무침을 한다.
• 잎으로 떡을 싸서 보관하면 잘 상하지 않는다.
• 열매를 생으로 먹거나 말려서 차로 끓여 먹는다.

통증을 멈추게 하는 덩굴나무

청가시덩굴 점어발, 쫀대기, 청가시나무
Smilax sieboldii Miquel

●효능 : 거풍사(祛風邪), 소종(消腫), 제습(除濕), 지통(止痛), 통락
(通絡), 활혈(活血)

한약명 : **철사영선(鐵絲靈仙)**－뿌리와 뿌리줄기

백합과. 갈잎 덩굴나무. 전국. 산기슭의 숲 속에서 자라
고, 꽃은 6월에 황록색 종 모양으로 피며, 열매
는 둥근 장과로 검은색으로 익는다.

꽃

요리

• 봄에 어린 잎을 삶아서 나물 무침을 하거나 고추장에 찍어 먹는다.
• 여름에 떡을 잎으로 싸서 보관하면 잘 상하지 않는다.
• 열매를 생으로 먹는다. 가을에 까맣게 익은 열매의 껍질을 벗기고 씹으면
껌같이 쫀득거려서 껌의 대용으로 이용한다. 송진을 같이 넣고 씹기도 한다.

가래를 삭이게 하는 풀

범부채 나비꽃, 산포선, 편죽란, 호선초
Belamcanda chinensis (Linné) Dc.

●효능 : 강화(降火), 거담(祛痰), 산혈(散血), 소염(消炎), 이인후
　　　　(利咽喉), 지통(止痛), 진해(鎭咳), 해독(解毒)

한약명 : **사간(射干)**－뿌리줄기
성　미 : 맛은 쓰고 성질은 차다.

붓꽃과 범부채속. 여러해살이풀. 전국. 산과 들에서 자라고, 꽃
은 7~8월에 반점이 있는 황적색으로 피며, 열매는 달걀 모양
삭과로 9~10월에 익는다.

> ○ㅇㅇ! 부채처럼 펼쳐진 잎
> 과 주황색 꽃잎에
> 검붉게 찍힌 점이 표범 가죽처
> 럼 보이므로 범부채라고 한다.

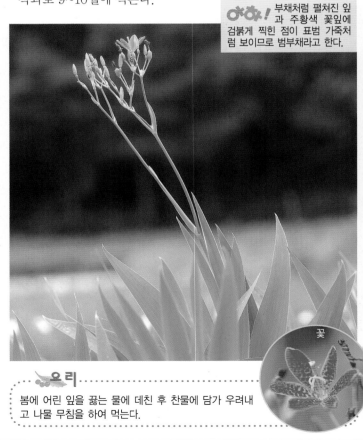

꽃

꽃

🌿 요리

봄에 어린 잎을 끓는 물에 데친 후 찬물에 담가 우려내
고 나물 무침을 하여 먹는다.

혈액 순환을 활발하게 하는 풀

단풍마 국화마
Dioscorea quinqueloba Thunb.

●효능 : 거담(祛痰), 거풍제습(祛風除濕), 소종(消腫), 양혈(凉血),
　　　　 이뇨(利尿), 해독(解毒), 활혈통락(活血通絡)

한약명 : **천산룡(穿山龍)**－뿌리줄기
성　미 : 맛은 쓰고 성질은 조금 차다.

마과. 여러해살이 덩굴풀. 전국. 산과 들에서 자라고, 꽃은 6~7
월에 황록색 총상화서로 피며, 열매는 넓은 달걀 모양 삭과로 8
월에 갈색으로 여문다.

ㅇㅏ! 잎이 단
풍나무의
잎과 비슷하여 단풍
마라고 한다.

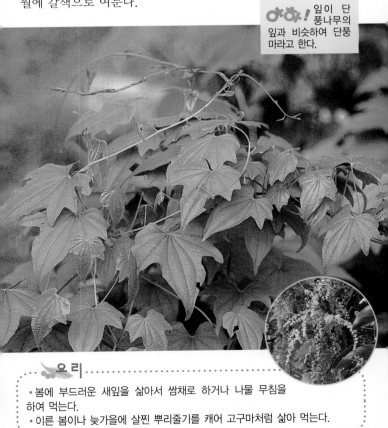

🌿 요리

• 봄에 부드러운 새잎을 삶아서 쌈채로 하거나 나물 무침을
하여 먹는다.
• 이른 봄이나 늦가을에 살찐 뿌리줄기를 캐어 고구마처럼 삶아 먹는다.

몸을 튼튼하게 하는 풀

마 _{산마}
Dioscorea batatas Decne.

●효능 : 강장(强壯), 강정(强精), 건비(健脾), 보신(補腎), 보폐(補肺), 익정(益精), 자양(滋養), 지사(止瀉)

한약명 : **산약(山藥)**-뿌리줄기
성   미 : 맛은 달고 성질은 평온하다.

마과. 여러해살이 덩굴풀. 전국. 산과 들에서 자라고, 꽃은 6~7월에 흰색 수상화서로 피며, 열매는 삭과로 9~10월에 갈색으로 여문다.

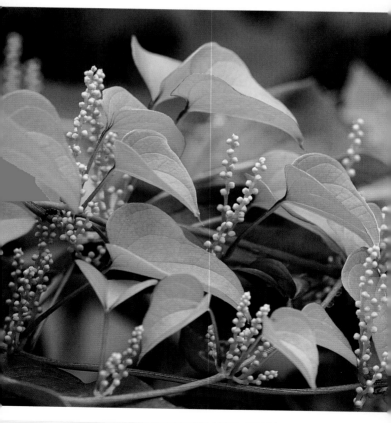

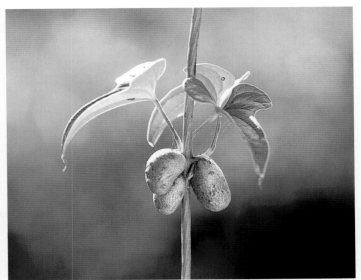

줄기에 달리는 주아

🥄 요리

• 봄에 연한 줄기와 잎을 채취하여 끓는 물에 데친 후 잠시 찬물에 담가 우려
내고 나물 무침을 한다.

• 가을에 뿌리줄기를 채취하여 생으로 먹거나 쪄서 먹는다. 참기름에 볶거나
꿀에 찍어 먹기도 한다. 껍질을 벗기고 갈아서 국물에 넣거나 간장이나 초간
장을 쳐서 먹는다. 뿌리줄기를 말려서 가루로 만들고 밀가루와 섞어 개떡을
만들어 먹는다. 뿌리줄기에서 생즙을 내어 먹거나 우유와 함께 갈아 마시기도
한다.

• 씨를 장조림이나 국, 밥을 지을 때 넣어 먹는다.

• 덩굴에 달린 주아를 생으로 볶거나 소금물에 삶아 먹
는다.

🫖 산약차

• 가을에 뿌리줄기(산약)를 채취한다.

• 산약 60g(또는 참마 120g), 물 600㎖에 넣고 살짝 달여
마신다.

뿌리줄기

• 산약 70g, 계피 5g을 물 2ℓ에 넣어 15분 정도 끓인다.

• 생마(생참마)는 즙을 내어 먹고, 산약차는 가루로 만들어 뜨거운 물에 타서
마신다.

✚비장이 허하여 생기는 설사(泄瀉)나 식욕부진, 허약한 사람, 당뇨(糖尿) · 유
정 · 대하(帶下) · 소변이 잦을 때, 기침, 천식(喘息), 식은땀, 숨이 가쁠 때 등의
치료에 효과가 있다.

피나는 것을 멈추게 하는 풀

춘란 녹란, 보춘화, 이월화, 초란
Cymbidium goeringii (Rchb. f.) Rchb. f

●효능 : 지혈(止血)

한약명 : 춘란(春蘭)-뿌리

난초과. 늘푸른 여러해살이풀. 제주도, 울릉도, 영호남의 해안가. 산야지 건조한 그늘에서 자라고, 꽃은 2~5월에 녹색 두상화로 피며, 열매는 6~7월에 익는다.

♂♀! 이른 봄에 꽃이 피므로 봄을 알리는 꽃이라 하여 보춘화(報春花) 또는 춘란(春蘭)이라고 한다.

꽃

요리

• 봄에 꽃줄기를 채취하여 식초를 약간 넣은 물에 데쳐서 나물 무침을 하여 먹는다.
• 꽃을 끓여서 식힌 소금물에 일주일 가량 담갔다가 건져내고 소금을 약간 뿌려서 보관한다. 이 꽃을 뜨거운 녹차에 한 개씩 넣어 마신다. 또, 소금물에 담갔던 꽃을 다시 매실 식초에 담갔다가 말려서 차를 만들어 마신다.
♠꽃을 소주나 고량주에 넣어서 난주(蘭酒)를 만들어 마시기도 한다.

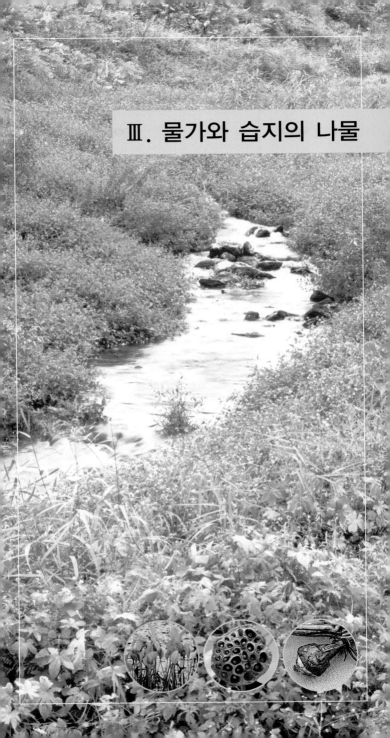

Ⅲ. 물가와 습지의 나물

마음을 안정시키는 풀

갯완두 개완두, 일본향완두
Lathyrus japonica Willd.

●효능 : 건위(健胃), 이뇨(利尿), 익기(益氣), 제독(除毒), 진정(鎭靜), 청해표사(淸解表邪), 통락(通絡)

한약명 : 대두황권(大豆黃卷)─어린 싹

성　미 : 맛은 달고 성질은 평온하다.

콩과. 여러해살이풀. 전국. 바닷가의 모래땅에서 자라고, 꽃은 5~6월에 적자색 나비 모양으로 피며, 열매는 긴 타원형 협과로 8~9월에 여문다.

발아된 콩의 새순이 큰 머리와 둥그렇게 말린 꼬리의 모습이어서 대두황권(大豆黃卷)이라고 한다.

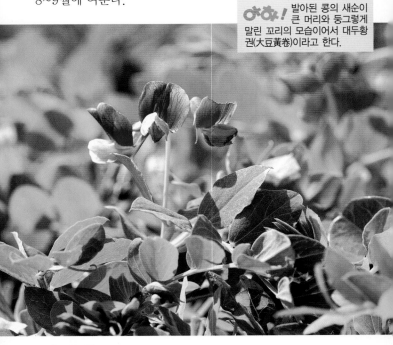

🍃요리

• 희고 부드러운 어린 덩굴을 채취하여 끓는 물에 살짝 데친 후 찬물에 헹구어서 나물 무침을 하거나 국거리로 쓴다. 또는 기름에 볶거나 튀김을 해서 먹는다.

• 씨는 밥을 지을 때 넣어서 먹는다.

비장을 튼튼하게 하는 풀

마름 <small>골뱅이</small>
Trapa japonica Flerov.

●효능 : 건비(健脾), 소종(消腫), 양혈(凉血), 익기(益氣), 제번지
　　　갈(除煩止渴), 청열(淸熱), 해독(解毒)

한약명 : 능실(菱實) · 능인(菱仁)－열매
성　미 : 맛은 쓰고 성질은 서늘하다.

바늘꽃과. 한해살이물풀. 전국. 소하천이나 연못에서 자라고,
꽃은 7~8월에 흰색으로 피며, 열매는 딱딱한 삼각형 골질로 10
월에 여문다.

> **오호!** 사각형의 한 종류인
> 마름모는 이 풀에서
> 유래한 용어이다. 사각형인 잎
> 의 모양을 보면 알 수 있다.

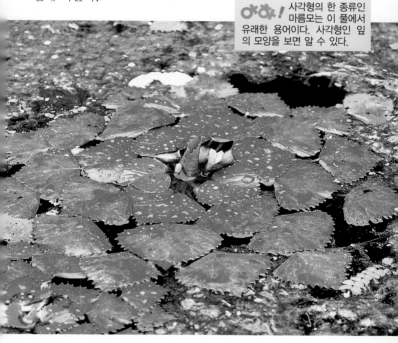

요리

완전히 여물어 떨어져 나가기 전의 어린 열매를 채취하여 딱딱한 껍질을 까고
내용물을 생으로 먹는다. 그렇지만, 기생충에 감염될 위험이 있으므로 가급적
이면 익혀 먹는 것이 좋다. 열매를 삶거나 찌면 열매 속의 내용물이 가루처럼
되는데, 씹히는 맛은 여전하다.

쓸개를 튼튼하게 하는 풀

가시연꽃 검화, 계두미, 방석연꽃, 자인련, 자화연
Euryale ferox Salisbury

● **효능** : 고신(固腎), 보비(補脾), 삽정(澁精), 지사(止瀉)

한약명 : 감인(芡仁)-씨
성　미 : 맛은 달고 떫으며 성질은 평온하다.

수련과. 여러해살이물풀. 중부·남부. 소택지나 연못, 늪지에서
자라고, 꽃은 7~8월에 자주색으로 피며, 열매는 타원형 장과로
9월에 검은색으로 익는다.

오호! 전체에 억센 가시가
많으므로 가시연꽃
이라고 하고, 잎이 큰 방석처럼
넓어서 방석연꽃이라고도 한다.

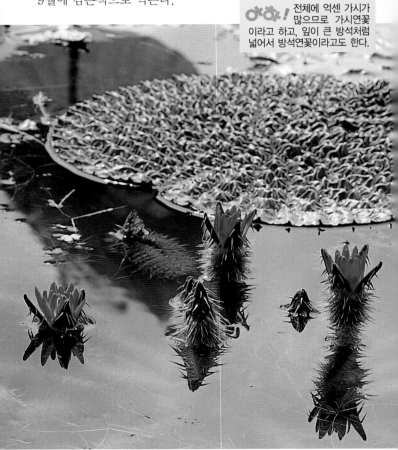

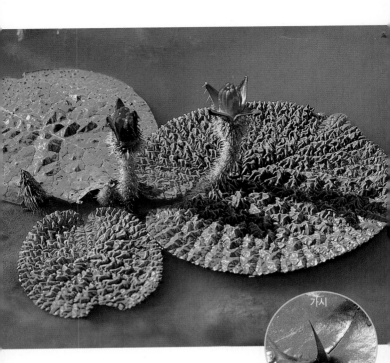

가시

🛩 요리

- 어린 잎줄기와 뿌리줄기를 나물로 먹는다. 잎줄기에는 가시가 있으므로 껍질을 벗기고 끓는 물에 데친 후 찬물에 담가 우려내어 나물 무침을 한다.
- 씨는 가루로 만들어 떡을 만들 때 넣는다.

🥣 감인죽(芡仁粥)

- 가을에 가시연꽃의 씨(감인)를 채취하여 깨끗이 씻는다.
- 감인 3, 쌀 1의 비율로 함께 넣어 죽을 끓인 다음 매일 3차례씩 식전마다 한 그릇씩 복용한다. 설탕이나 소금으로 가미하는 것은 각자의 구미(口味)에 따라 임의로 한다.

✚신장(腎臟)을 튼튼하게 하고 정력(精力)을 보강하며 조루(早漏)와 유정(遺精)을 방지하고 소변(小便)이 잦은 것을 멈추어 주며 여성의 대하(帶下)와 백탁(白濁)을 치료하는 효능이 있다. 또한, 오래 복용하면 몸이 가볍고 눈이 맑아지며 더욱이 무릎과 허리가 무겁고 아프며 쑤시고 무력(無力)한 데 매우 도움을 준다.

소화가 잘 되게 하는 풀

연꽃 ^연
Nelumbo nucifera Gaertner

●효능 : 보비(補脾), 삽장(澁腸), 수렴(收斂), 양심(養心), 익신(益腎), 자양(滋養), 지사(止瀉), 지혈(止血), 진정(鎭靜)

한약명 : **연자육(蓮子肉)**−열매와 씨
성 미 : 맛은 달고 떫으며 성질은 평하다.

수련과. 여러해살이물풀. 전국. 연못이나 강가에서 자라고, 꽃은 7~8월에 분홍색이나 흰색으로 피며, 열매는 타원형 견과로 9월에 검은색으로 익는다.

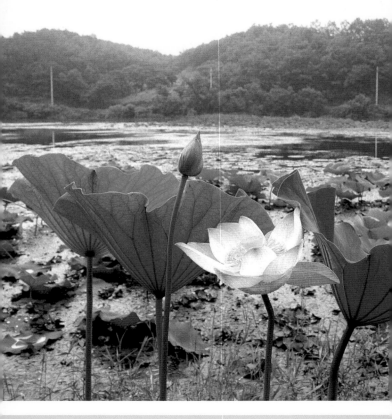

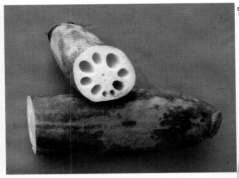

연근

열매

🥢 요리

- 어린 잎을 살짝 데쳐서 쌈채로 먹고 연엽주를 빚는다. 또, 연꽃 잎으로 밥을 싸서 연잎 밥을 만들어 먹기도 한다.
- 잎을 삶은 물을 색소로 사용하는데, 쌀에 물을 들여 색튀밥을 만들 때 이용한다.
- 연근(뿌리)을 기름에 졸여서 연근 조림을 하거나 죽을 끓일 때 넣어 연근 죽으로 먹는다.
- 연밥(열매)을 말려서 가루로 만들어 우분죽을 쑤어 먹는다.
- 연꽃 잎을 그릇에 넣고 따뜻한 물을 부어 잠시 우려낸 연꽃차를 마신다.

☕ 연자청심차(蓮子淸心茶)
- 연밥의 껍질과 내심을 빼내고 말려서 연자육을 만든다.
- 연자육 20g을 물 600㎖에 넣고 달인 다음 2~5회에 나누어 마신다.
✚ 마음을 맑게 해 주고 장(腸)을 튼튼하게 하여 식욕을 돋워 주며 정력을 강하게 하는 효능이 있다.

☕ 양신죽(養神粥)
- 껍질과 내심을 제거한 연밥살을 잘 찧어서 (가루를 만들면 안 된다) 쌀과 함께 넣어 죽을 쑤어 먹는다.
✚ 산후 · 병후 또는 기혈 쇠약자에게는 매우 유익하다. 오래 먹으면 기혈을 돕고 몸을 가볍게 해 주며 몸이 튼튼해진다.

통증을 가라앉게 하는 풀

갯기름나물 대방풍
Peucedanum japonicum Thunb.

●효능 : 거풍(祛風), 발표(發表), 승습(勝濕), 지통(止痛)

한약명 : 목방풍(牧防風)·식방풍(植防風) - 뿌리
성 미 : 맛은 맵고 달며 성질은 조금 따뜻하다.

산형과. 여러해살이풀. 중부 이남. 산지 숲 속에서 자라고, 꽃은 6~8월에 흰색 산형화서로 피며, 열매는 타원형 분과로 8월에 익는다.

> ♂♀! 바닷가에서도 잘 자라며 잎에 기름기가 있어 물이 잘 묻지 않고 나물로 먹을 수 있다고 하여 갯기름나물이라고 한다.

요리
• 아직 꽃의 줄기가 나오지 않은 어린 새순을 채취하여 생으로 쌈채로 이용하거나 겉절이를 담근다. 또는 샐러드에 곁들여서 넣는다.
• 새순을 삶아서 나물 무침을 하여 먹는다.

풍증을 막아주는 풀

갯방풍 돌방풍, 바다방풍, 해산풍
Glehnia littoralis Fr. Schm.

●효능 : 거담(祛痰), 면역억제(免疫抑制), 양음(養陰), 지해(止咳), 진통(鎭痛), 청폐(淸肺)

한약명 : 북사삼(北沙參)·해방풍(海防風)―뿌리
성 미 : 맛은 달고 성질은 조금 차다.

산형과. 여러해살이풀. 전국. 바닷가의 모래땅에서 자라고, 꽃은 6~7월에 흰색으로 피며, 열매는 둥근 분열과로 8월에 익으며 긴 털로 덮여 있다.

> **오호!** 해변에서 줄기가 무성하게 모여 바람을 막아준다고 하여 해방풍(海防風)이라고도 부른다.

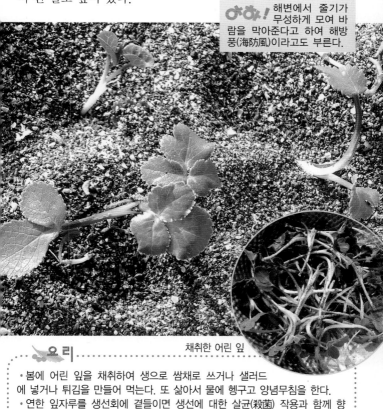

채취한 어린 잎

요리

• 봄에 어린 잎을 채취하여 생으로 쌈채로 쓰거나 샐러드에 넣거나 튀김을 만들어 먹는다. 또 삶아서 물에 헹구고 양념무침을 한다.
• 연한 잎자루를 생선회에 곁들이면 생선에 대한 살균(殺菌) 작용과 함께 향긋한 맛이 입맛을 돋운다.

땀을 잘 나게 하는 풀

노랑어리연꽃 *Nymphoides peltata* (Gmelim) O. Kuntze

●효능 : 발한(發汗), 소종(消腫), 이뇨(利尿), 청열(淸熱), 투진(透疹), 해독(解毒)

한약명 : 행채(莕菜)-지상부
성　미 : 맛은 달고 성질은 차다.

조름나물과. 여러해살이물풀. 중부 이남. 늪·연못·도랑에서 자라고, 꽃은 7~9월에 선황색으로 피며, 열매는 긴 타원형 삭과로 9~10월에 여문다.

꽃이 어리연꽃과 비슷하고 노란색이므로 노랑어리연꽃이라고 부른다.

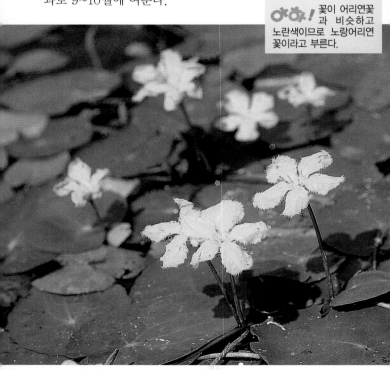

요리

봄에 새순을 채취하여 끓는 물에 삶아서 찬물에 헹군 후 건져내 나물 무침을 하여 먹는다.

혈액 순환을 좋게 하는 풀

쉽싸리
개조박이, 쉽사리, 택란, 털쉽사리
Lycopus lucidus Turcz.

●**효능** : 거어(祛瘀), 이뇨(利尿), 소종(消腫), 행수(行水), 활혈(活血)

한약명 : **택란(澤蘭)**—지상부

성 미 : 맛은 맵고 쓰며 성질은 조금 따뜻하다.

꿀풀과. 여러해살이풀. 전국. 연못이나 물가 근처에서 자라고, 꽃은 6~8월에 흰색 윤산화서로 피며, 열매는 협과로 9~10월에 익는다.

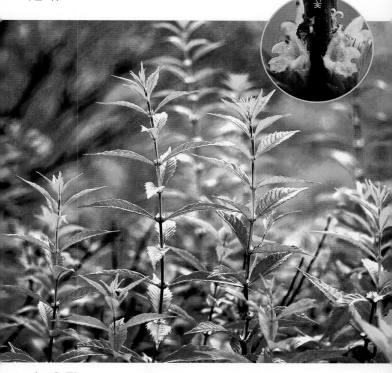

꽃

◈ 요리

• 이른 봄에 어린 순을 채취한다. 쓴맛이 나므로 끓는 물에 데친 후 찬물에 담가 충분히 우려내고 나물 무침을 한다.
• 가을에 땅속줄기를 채취하여 삶아서 먹는다.

염증을 가라앉히는 풀

가막사리
괴침, 넙적닥싸리, 우두초, 제주가막사리

Bidens tripartita L.

●**효능** : 살균(殺菌), 소염(消炎), 윤폐(潤肺)

한약명 : 낭파초(狼巴草)-지상부

성 미 : 맛은 쓰고 달며 성질은 평온하다.

국화과. 한해살이풀. 전국. 밭둑이나 산기슭의 습지와 물가에서 자라고, 꽃은 8~10월에 노란색으로 피며, 열매는 수과로 11월에 여문다.

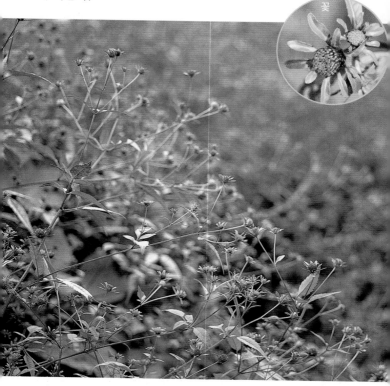

꽃

요 리

봄에 어린 순을 채취하여 끓는 물에 살짝 데친 후 2~3시간 찬물에 담가 쓴맛을 충분히 우려내고 나물 무침을 하여 먹거나 국거리로 쓴다.

설사를 멎게 하는 풀

질경이택사 택사

Alisma plantago-aquatica L. var. *orientale* G. Samuels.

●효능 : 거습열(祛濕熱), 이뇨(利尿), 지갈(止渴), 지사(止瀉)

한약명 : **택사(澤瀉)** - 덩이뿌리

성 미 : 맛은 달고 담백하며 성질은 차다.

택사과. 여러해살이풀. 중부 이북. 연못이나 늪 등 얕은 물 속에서 자라고, 꽃은 7~8월에 흰색 총상화서로 피며, 열매는 편평한 수과이다.

♂♀! 택사의 한 종류로 잎이 질경이 잎과 비슷하다고 하여 질경이택사라고 부른 것 같다.

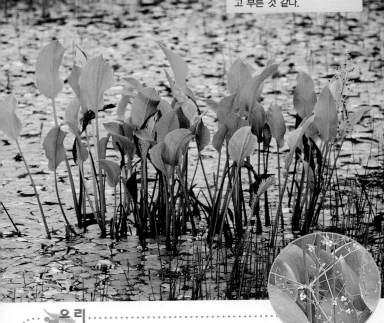

🌿 요리

• 여름에 연한 잎을 채취한다. 독성이 있으므로 끓는 물에 데친 후 여러 번 물을 갈아가면서 찬물에 담가 충분히 우려내어 나물 무침을 하여 먹는다.
• 가을에 땅 속의 덩이줄기를 캐내 삶아서 독성을 빼낸 후 조림을 만들어 먹는다.

종기를 가라앉게 하는 풀

벗풀 보풀
Sagittaria aginashi Makino

●효능 : 강장(强壯), 소염(消炎), 소종(消腫), 이뇨(利尿), 지갈(止渴), 최유(催乳), 해독(解毒)

한약명 : 야자고(野慈姑)-지상부

성   미 : 맛은 달고 성질은 차다.

택사과. 여러해살이풀. 중부 이남. 연못이나 습지·물가에서 자라고, 꽃은 7~10월에 흰색으로 피며, 열매는 납작한 달걀 모양 수과로 10월에 여문다.

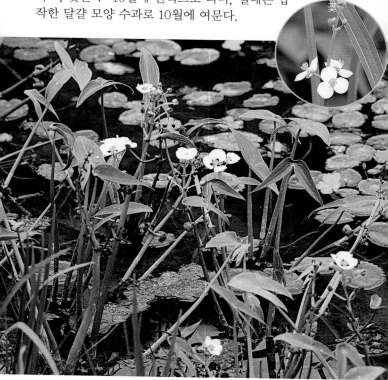

꽃

요리
가지 끝에 달린 덩이줄기를 채취하여 삶은 다음 찜을 한다. 또 얇게 잘라서 기름에 튀겨 먹는다.

출혈을 멈추게 하는 풀

띠 삐레기, 삐비, 삘기

Imperata cylindrica var. *koenigii* (Retz.) Pilg.

●효능 : 양혈(凉血), 이뇨(利尿), 지혈(止血), 청열(淸熱), 청폐위열(淸肺胃熱), 통경(通經), 항균(抗菌)

한약명 : 모근(茅根)·백모근(白茅根)—뿌리줄기
성 미 : 맛은 달고 성질은 차다.

벼과. 여러해살이풀. 전국. 강가나 산기슭의 양지쪽 풀밭에서 자라고, 꽃은 5월에 원추상 수상화서로 피며 꽃밥은 노란색 원통형이고 7~8월에 여문다.

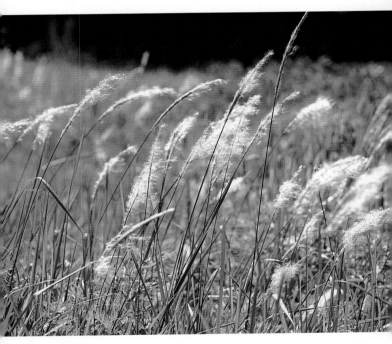

☞요리

• 꽃이 피기 전인 어린 이삭에서 단맛이 나므로, 어린이들이 간식거리로 채취하여 생채로 씹어 단물을 빨아 먹는다.
• 어린 이삭을 채취하여 잘게 썰어 기름에 볶아서 먹는다.

막힌 경맥을 잘 통하게 하는 풀

올방개 올맹이, 올미
Eleocharis kuroguwai Ohwi

●효능 : 통경(通經), 파어(破瘀)

한약명 : 오우(烏芋)-덩이줄기

사초과. 여러해살이풀. 중부 이남. 연못과 도랑이나 논에서 자라고, 꽃은 6~10월에 연한 황록색으로 피며, 열매는 달걀 모양 수과로 황갈색으로 익는다.

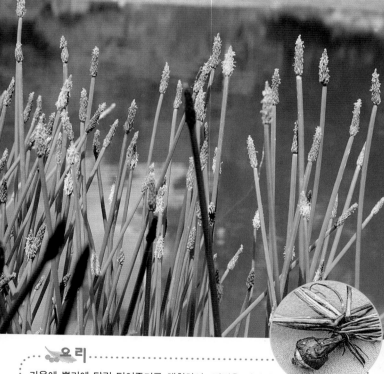

덩이줄기

요리

가을에 뿌리에 달린 덩이줄기를 채취하여 껍질을 까서 흰 속을 생으로 먹는다. 삶은 후 껍질을 까서 먹기도 한다. 흰 속을 갈아서 물에 넣고 가라앉힌 앙금으로 묵을 만들어 먹는다. 덩이줄기는 흉년에 식량을 대신하는 훌륭한 구황 식품이다.

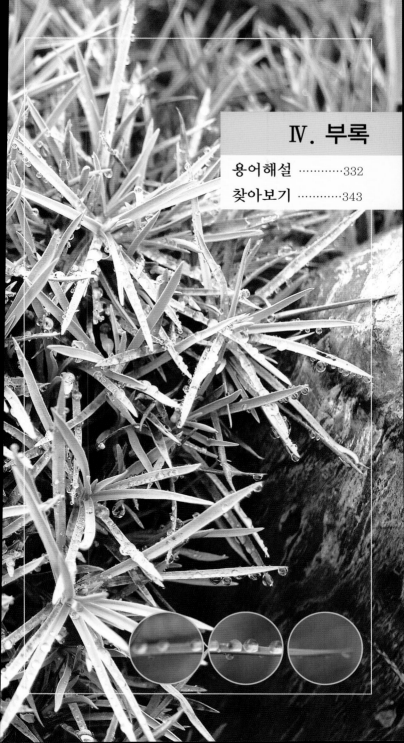

IV. 부록

●한방 용어 해설

간열(肝熱) 간(肝)에 질환이 생겨 나타나는 열증(熱症).

간염(肝炎) 간(肝)에 염증(炎症)이 생겨 간세포가 파괴되는 상태.

갈증(渴症) 입 안과 목이 몹시 말라 물을 많이 마시게 되는 증세.

강근골(强筋骨) 근육(筋肉)을 강화하고 뼈를 튼튼하게 하는 효능.

강기(降氣) 지나치게 치밀어오른 기(氣)를 내리는 효능.

강심(强心) 심(心)을 강하게 하는 효능.

강압(降壓) 혈관의 압력(壓力)을 낮추는 효능.

강양(强陽) 양기(陽氣)를 강하게 하는 효능.

강장(强壯) 쇠약(衰弱)한 체질(體質)을 좋은 상태로 만들고 체력(體力)을 돕는 효능.

강정(强精) 정력(精力)을 강하게 하는 효능.

강정자신(强精滋腎) 정력을 강하게 하고 신(腎)을 기르는 효능.

강혈압(降血壓) 혈액의 압력을 내리는 효능.

강화(降火) 몸 속에 있는 화기(火氣)를 풀어 내리는 효능.

개규(開竅) ①막힌 것을 침이나 약으로 열어 주는 것. ②정신(精神)을 들게 하는 효능.

개위(開胃) 위기(胃氣)를 확장시켜주는 효능.

개위관장(開胃寬腸) 위(胃)를 열어주고 장(腸)을 편하게 하는 효능.

거담(祛痰) 기관지(氣管支) 점막(粘膜)의 분비를 높여 가래를 묽게 하고 삭이는 효능.

거부(祛腐) 썩은 살을 제거하는 효능.

거3충(祛三) 회충(蛔蟲)인 장충(長蟲), 생긴 모양이 생고기 같은 적충(赤蟲), 요충(蟯蟲)을 제거하는 효능. 삼충(三蟲)을 제거하는 효능.

거습(祛濕) 풍기(風氣) 및 습기(濕氣)를 없애는 효능.

거습열(祛濕熱) 몸 안의 습기(濕氣)와 열기(熱氣)를 제거하는 효능.

거어(祛瘀) 몸 안의 일정한 곳에 몰리는 피를 제거하는 효능.

거풍(祛風) 밖에서 들어온 풍사(風邪)를 제거하는 효능.

거풍사(祛風邪) 외부에서 침입한 풍사(風邪)를 제거하는 효능.

거풍습(祛風濕) 풍기(風氣) 및 습기(濕氣)를 없애는 효능.

거풍이습(祛風利濕) 풍사(風邪)를 제거하고 습사(濕邪)이 정체된 것을 잘 행하게 하는 효능. 풍(風)을 제거하고 습(濕)을 내리는 효능.

거풍제습(祛風除濕) ① 풍습을 없애는 효능. ②풍사(風邪)과 습사(濕邪)가 체내에 머물러 있다가 통증이 옮겨 다니는 증상을 치료하는 효능.

거풍지통(祛風止痛) 풍사(風邪)를 제거하여 통증(痛症)을 없애는 효능.

거풍한(祛風寒) 안과 밖, 경락(經絡)및 장부(臟腑) 사이에 머물러 있는 풍사(風邪)를 제거하는 효능.

건근골(健筋骨) 근육과 뼈를 튼튼하게 하는 효능.

건비(健脾) 비장(脾臟)을 튼튼하게 하는 효능.

건비소적(健脾消積) 비(脾)를 튼튼하게 하고 적(積)을 없애는 효능.

건비위(健脾胃) 비위(脾胃)를 튼튼하게 하는 효능. 음식을 보면 비위가 거슬려 먹을 수 없을 때 비장과 위경의 기운을 보양하는 효능.

건습(乾濕) 마름과 젖음을 아울러 이르는 말. 마른 것과 습한 것.

건위(健胃) 위를 튼튼하게 하여 소화기능을 높이는 효능.

결핵(結核) 결핵균(結核菌)의 감염(感染)으로 몸에 단단한 멍울이 생기는 만성 전염병(傳染病).

경락(經絡) 인체 전신(全身)의 기혈(氣血)을 운행하고 각 부분을 조절하는 통로. 경맥(經脈)과 낙맥(經脈).

경락소통(經絡疏通) 경락(經絡)의 흐름을 소통(疏通)시키는 효능.

경락유통(經絡流通) 전신의 기혈(氣血)을 운행하고 각 부분을 조절하는 통로인 경맥(經脈)과 낙맥(絡脈)을 잘 통하게 하는 효능.

경련(痙攣) 근육(筋肉)이 갑자기 수축(收縮)하거나 떨게 되는 현상.

경맥(經脈) 기혈(氣血)이 순환(循環)하는 기본 통로.

고미건위(苦味健胃) 쓴맛이 위의 소화기능을 강하게 하는 효능.

고신(固腎) 콩팥(신;腎)을 튼튼하게 하는 효능.

고열(高熱) 몸의 체온이 높은 증세.

고혈압(高血壓) 정상 상태보다 혈압(血壓)이 높은 증세.

관절염(關節炎) 뼈마디(관절;關節)에 생기는 염증(炎症).

관절통(關節痛) 뼈마디(관절;關節)가 쑤시면서 몹시 아픈 증세.

구어혈(驅瘀血) 뭉친 혈(血)을 풀어주는 효능.

구충(驅蟲) 몸 안의 기생충(寄生蟲)이나 해로운 벌레를 없애는 효능.

구토(嘔吐) 위(胃)의 내용물이 식도(食道)와 구강(口腔)을 거쳐 역류하는 현상. 게우기.

구풍(驅風) 인체에 침입한 풍사(風邪)을 제거하는 효능.

근맥소통(筋脈疏通) 인체의 힘줄과 혈맥(血脈)을 연결시켜 막힘 없이 통하도록 하는 효능.

근육마비(筋肉麻痺) 근육(筋肉)이 저리고 나무처럼 무디어 아픔과 가려움을 느끼지 못하는 병증.

근육이완(筋肉弛緩) 근육(筋肉)이 쭉 펴지고 늘어나는 현상.

급성기관지염(急性氣管支炎) 바이러스나 세균, 그 밖의 원인으로 생기는 기침과, 담을 주증상으로 한 기관지의 급성염증.

기관지염(氣管支炎) 기관지계(氣管支系)의 염증(炎症)으로 인해 발생하는 호흡기의 질환.

기생충(寄生蟲) 인체 안에서 기생생활을 영위하는 벌레.

◀ ㄴ ▶

난기(暖氣) 따뜻한 기운(氣運).

난단전(煖丹田) 단전(丹田)을 따뜻하게 하는 효능.

낭습증(囊濕症) 음낭(陰囊)에 땀이 많이 나서 축축한 증세.

냉대하(冷帶下) 한사(寒邪)로 인해서 여성 성기(性器)의 분비물이 많아져 질구(窒口)의 바깥까지 흘러나와 외음부 및 그 부근을 오염시키는 병증.

냉증(冷症) 냉감을 느끼지 않을 만한 온도에서 신체의 특정 부위만 차가움을 느껴 곤란한 증세.

노화(老化) 나이가 들면서 일어나는 신체의 쇠퇴적인 변화과정.

늑막염(肋膜炎) 흉막염(胸膜炎). 흉곽 내에서 폐(肺)를 둘러싸고 있는 막에 생기는 염증(炎症).

◀ ㄷ ▶

담(痰) 가래

담(膽) 쓸개

담낭염(膽囊炎) 쓸개주머니(담낭;膽囊)가 세균(細菌)이나 화학적 자극(化學的刺戟), 알레르기(allergy) 등에 의해서 염증반응(炎症反應)을 일으키는 병증(病症).

당뇨병(糖尿病) 인슐린의 분비량이 부족하거나 정상적인 기능이 이루어지지 않아 혈중 포도당 농도가 높아져 소변(小便)에 포도당이 배출되는 질환.

대하(帶下) 여성(女性)의 성기(性器)에서 나오는 분비물(分泌物)이 많아서 질구(窒口)의 바깥까지 흘러 외음부(外陰部) 및 그 부근을 오염(汚染)시키는 병증(病症).

두통(頭痛) 머리 전체 및 앞, 뒤, 옆 등이 아픈 증세.

딸꾹질 횡격막(橫隔膜)의 경련(痙攣)으로 갑자기 터져 나오는 숨이 목구멍에 울려 소리가 나는 증세.

마취(痲醉) 독물(毒物)이나 약물(藥物)로 생체의 일부 또는 전부가 감각(感覺)을 잃고 자극에 반응(反應)할 수 없게 된 상태.

만성기관지염(慢性氣管支炎) 기관지(氣管支)의 만성적 염증(炎症)으로 기도가 좁아지는 질환.

만성기침(慢性기침) 구해(久咳). 오랫동안 낫지 않는 기침. 3주 이상 지속되는 기침.

만성대장염(慢性大腸炎) 대장(大腸)에 발생하는 만성적 염증.

면역(免疫) ①병균에 저항하는 효능. ②생체의 내부 환경이 외부 인자에 대하여 방어하는 현상.

명목(明目) 눈을 밝게 하는 효능.

목적종통(目赤腫痛) 눈이 충혈(充血)되면서 부어오르고 아픈 증세. 급성 결막염(結膜炎)의 붓고 아픈 증세.

무월경(無月經) 여자의 폐경기(閉經期)가 아닌데도 월경(月經)이 나오지 않는 병증(病症).

발표(發表) 땀을 내어서 겉에 있는 사기(邪氣)를 없애는 효능.

발표산한(發表散寒) 땀을 내서 표(表)에 있는 한사(寒邪)를 없애는 효능.

발한(發汗) 피부(皮膚)의 땀샘에서 땀을 체표로 분비하는 효능.

방광염(膀胱炎) 세균(細菌)의 감염(感染)으로 인해 방광(膀胱)에 염증(炎症)이 생기는 증세.

배농(排膿) 환부에서 고름을 뽑아내는 효능.

배농파어(排膿破瘀) 환부에서 고름을 뽑아내고 어혈(瘀血)을 깨뜨려서 제거하는 효능.

배통(背痛) 등(배;背)이 아픈 증세.

백일해(百日咳) 보르데텔라 백일해균에 감염(感染)되어 발생하는 호흡기 질환. 백일기침.

번갈(煩渴) 가슴이 답답하고 입 안이 마르며 갈증(渴症)이 나는 증세.

변비(便秘) 대변이 굳어져서 변을 보기힘든 병증.

보간(補肝) 간(肝)의 기능이 원활하도록 도와주는 효능.

보간신(補肝腎) 간(肝)과 콩팥(신;伸)의 기능이 원활하도록 도와주는 효능.

보기(補氣) 기(氣)를 보충하는 효능. 허약(虛弱)한 원기(元氣)를 돕는 효능.

보기익신(補氣益腎) 기를 보하고 신장의 기능을 더해주는 효능.

보비(補脾) 비(脾)의 기능이 원활하도록 도와주는 효능.

보비위(補脾胃) 비장과 위의 기운을 돕는 효능.

보수(補水) 수분을 충족해주고 수(水)를 보하는 효능.

보신(補腎) 콩팥(신;腎)을 보하는 효능.

보음(補陰) 음기가 허약(虛弱)한 것을 보충하는 효능.

보익(補益) ①혈의 기능을 보하고 늘여 면역기능을 활성화시키는 등 도움이 되게 하는 효능. ②인체의 기혈음양이 부족한 것을 보양하여 각종 허증(虛症)을 치료하는 효능.

보익정기(補益精氣) 정기(精氣)를 보익(補益)하는 효능.

보중(補中) 음식물을 소화(消化)하고 운송하는 기운에 도움이 되는 효능.

보중익기(補中益氣) 음식물을 소화(消化)하고 운송하는 기운을 보충하여 기(氣)를 더하는 효능.

보폐(補肺) 폐(肺)를 보하는 효능.

보허(補虛) 허한 것을 보하는 효능.

보혈(補血) 혈액(血液)을 잘 생성하게 하는 효능. 조혈(造血).

복통(腹痛) 배가 아픈 증세.

부기(浮氣) 종창. 세포수가 증가하지 않은 채로 신체의 일부분에 염증(炎症)이나 종양 등으로 곪거나 부어오른 증세.

부스럼 피부(皮膚)에 나는 종기(腫氣) 또는 뾰루지, 상처(傷處), 헌데.

부인병(婦人病) 부인의 생식기 질환 및 여성호르몬에 의한 신체 이상에 관한 병증.

부정거사(扶正祛邪) 바른 기운을 돕고 사악한 기운을 없애는 효능.

부종(浮腫) 몸 안 곳곳에 체액이 정체되

어 얼굴 또는 사지(四肢) 등, 심하면 온 몸이 붓는 병증.

불면증(不眠症) 밤에 잠을 자지 못하는 증세.

비기허증(脾氣虛症) 비기(脾氣)의 허약(虛弱)으로 인해서 운화기능이 쇠약(衰弱)해진 증세.

비만(肥滿) 과다한 체지방을 가진 상태를 이르는 말. 남자는 체지방이 체중의 25% 이상일 때, 여자는 체중의 30% 이상일 때 비만이라고 한다.

비위(脾胃) 음식물의 소화(消化)와 흡수를 담당하는 장부인 비장(脾臟)과 위장(胃腸).

비장(脾臟) 왼쪽 신장과 횡격막 사이에 있는 장기로, 혈액 속의 세균을 죽이고, 늙어서 기운이 없는 적혈구를 파괴한다. 지라.

빈혈(貧血) 몸 속에 피가 부족하여 얼굴이 창백해지거나 두통(頭痛)·이명(耳鳴)·현훈(眩暈)이 나타나는 증세.

◀ **人** ▶

사수(瀉水) 수(水)를 빼는 효능.

사폐(瀉肺) 폐내(肺內)에 쌓인 열(熱)을 내리는 효능.

사폐평천(瀉肺平喘) 폐기(肺氣)를 배출시키면서 기침을 멈추게 하는 효능.

사하(瀉下) 강제로 설사(泄瀉)를 일으키는 효능.

사화(瀉火) 신체를 시원하게 하여 열(熱)을 없애는 효능.

산결(散結) 맺힌 것을 흩어지게 하여 없애는 효능.

산벽적(散癖積) 배와 옆구리 부위에 덩어리가 단단하게 맺혀 만져지는 병증을 제거하는 효능.

산어(散瘀) 피가 한 곳에 몰리는 것을 흩어지게 하는 효능. 산어혈(散瘀血).

산어혈(散瘀血)=산어(散瘀)

산풍(散風) 풍사(風邪)를 흩어지게 하는 효능.

산풍한(散風寒) 풍한사(風寒邪)를 없애는 효능.

산한(散寒) 한사(寒邪)를 흩어지게 하여 없애는 효능.

산혈(散血) 혈(血)을 흩뜨리는 효능.

산후어혈(産後瘀血) 출산(出産) 후에 혈액(血液)이 체내에 일정한 곳에 몰려 정체되어 있는 증세.

산후풍(産後風) 출산(出産) 후에 관절통(關節痛)이 있거나 몸에 찬 기운(氣運)이 도는 증세.

살균(殺菌) 곰팡이나 세균(細菌)을 죽이는 효능.

살어독(殺魚毒) 생선의 독(毒)을 없애는 효능.

살충(殺蟲) 기생충(寄生蟲)이나 해충(害蟲) 등 벌레를 제거하거나 죽여 없애는 효능.

삽장(澁腸) 설사(泄瀉)를 그치게 하는 효능.

삽정(澁精) 수삽약(收澁藥)으로 몽설(夢泄), 활정(滑精), 누정(漏精), 요정(尿精) 등 유정(遺精)을 치료하는 효능.

생기(生肌) ① 헌데가 생긴 부위에서 새살이 돋아나는 효능. ② 새살이 돋아나게 치료하는 효능.

생리불순(生理不順) 여자의 월경상태(月經狀態)가 순조롭지 못한 것. 월경불순(月經不順).

생리통(生理痛) 여자가 월경(月經) 때 통증(痛症)이 나타나는 증세. 월경통(月經痛).

생진(生津) 진액(津液)을 만드는 효능.

생진액(生津液) 진액(津液)을 생기게 하는 효능.

서근(舒筋) 경직(硬直)된 근육조직을 부드럽게 풀어주는 효능.

석림(石淋) 소변(小便)이 나올 때 모래나 돌 같은 것이 섞여 나오면서 음경(陰莖) 속이 아픈 병증. 비뇨기결석(泌尿器結石).

설사(泄瀉) 수분함량이 많아 죽 모양으로 배설(排泄)되는 변.

성인병(成人病) 중년 이후에 나타나는 만성 질환.

소갈(消渴) 심한 갈증(渴症)으로 물을 많이 마시고 음식을 많이 먹으나 몸은 여위고 오줌의 양이 많아지는 질환.

소곡(消穀) 음식을 소화시키는 것 소화를 돕는 효능.

소담(消痰) 막혀 있는 탁한 담(痰)을 쳐

소담연(消痰涎) 가래를 없애고 침을 흘리는 것을 막아주는 효능.

소식(消食) 먹은 음식이 소화(消化)되는 효능.

소식적(消食積) 비위(脾胃)의 운화기능의 장애로 먹은 음식물이 정체되어 생기는 병증을 치료하는 효능.

소염(消炎) 염증(炎症)을 낫게 하여 가라앉히는 효능.

소옹저(消癰疽) 잘 낫지 않는 피부병인 악성 종기를 없애는 효능.

소옹종(消癰腫) 옹저(癰疽) 및 종독(腫毒)을 없애는 효능.

소적(消積) 뱃속에 생긴 덩어리를 제거하는 효능.

소종(消腫) ①종기(腫氣)를 없애는 효능. ②부은 것을 가라앉히는 효능.

소종독(消腫毒) 헌데나 부스럼을 없애는 효능.

소종해독(消腫解毒) 옹저(癰疽)나 상처(傷處)가 부은 것을 삭아 없어지게 하는 효능.

소창독(消瘡毒) 창독(瘡毒)을 제거하는 효능.

소풍(疏風) 풍사(風邪)가 인체에 침입한 것을 소산(疏散)시키는 효능.

소화(消化) 동물이 섭취한 음식물을 흡수 가능한 상태까지 분해하는 생리작용(生理作用).

속골(續骨) 뼈가 부러진 것을 붙게 해주는 효능.

속근골(續筋骨) 뼈나 근육이 끊어진 것을 이어주는 효능.

수렴(收斂) 넓게 펼쳐진 기운(氣運)을 안으로 모이게 수축시키는 효능.

수렴지사(收斂止瀉) 수삽(收澁)하는 약물로써 설사(泄瀉)를 멎게 하는 효능.

수분대사(水分代謝) 수분의 생채 내 분포, 물의 출납, 건강 시나 질병이 있을 때의 수분의 움직임, 이러한 모든 과정.

수삽(收澁) 정기(精氣)가 흩어지고, 흐르고 떨어져 나간 것을 수렴(收斂)하는 효능.

수삽지대(收澁止帶) 거두고 내보내지 않게 하여 대하를 치료하는 효능.

숙취(宿醉) 이튿날까지 깨지 않는 술의 취기(醉氣). 술에 흠뻑 취한 상태.

술독 주독(酒毒). 술로 인한 독.

습진(濕疹) 습열(濕熱)에 의해 몸 전체의 피부(皮膚)에 창(瘡)·선(癬)·풍(風) 등이 생긴 병증.

승습(勝濕) 습사(濕邪)를 물리쳐 없어지게 하는 효능.

승양(昇陽) 양기(陽氣)를 더하여 끌어올리는 효능.

시력(視力) 물체의 존재나 형상을 인식하는 눈의 능력. 눈으로 두 광점을 구별할 수 있는 능력.

식욕(食慾) 음식(飮食)을 먹고 싶어하는 욕심(慾心). 밥맛.

식욕부진(食欲不振) 음식물을 먹고자 하는 욕구가 떨어지거나 없어진 상태.

식은땀 정신적 발한(發汗)의 일종이며, 온열 자극에 의해 피부(皮膚) 온도가 상승하지 않더라도 땀이 나는 증세. 냉한(冷汗).

식적(食積) 적(積)의 하나. 비위(脾胃)의 운화기능의 장애로 먹은 음식물이 정체되어 생기는 병증.

식중독(食中毒) 음식에 독이 있거나 발생하여서 그것을 먹고 생기는 병증.

식풍(熄風) 풍증(風症)을 다스려 가라앉히는 효능.

신경쇠약(神經衰弱) 신경(神經)이 계속 자극을 받아서 피로(疲勞)가 쌓여 여러 가지 질병이 생기는 증세.

신경안정(神經安定) 신경쇠약(神經衰弱)·풍한습비증(風寒濕痹症)·불면증 등의 신경증(神經症)을 다스려 안정시켜 주는 효능.

신경통(神經痛) 신경(神經)에 통증(痛症)이 있는 증세.

신진대사(新陳代謝) 묵은 것이 없어지고 새것이 대신(代身) 생기거나 들어서는 일.

심장마비(心臟麻痹) 내과질환 심장의 기능이 멈추는 것. 심장의 기능이 갑자기 중단된 것.

심장병(心臟病) 심근염(心筋炎), 판막질환(瓣膜疾患), 심낭질환(心囊疾患), 맥관질환(脈管疾患), 심장신경증 등 심장(心臟)에서 발생하는 여러 종류의 병증.

십이지장궤양(十二指腸潰瘍) 십이지장
(十二指腸) 점막(粘膜)이 염증(炎症)에
의해 부분적으로 손상되어 움푹하게
패인 소화성 궤양(潰瘍).

안신(安神) 불안한 정신(精神)을 안정시
키는 효능.

◀ ○ ▶

안태(安胎) 임신부와 태아를 안정시키는
효능.

약물중독(藥物中毒) 약물을 남용, 오용
하거나 변질된 약물을 복용하거나 혹
약물배오(藥物配伍)를 잘못하여 중독
(中毒)된 병증.

양기(陽氣) 햇볕의 따뜻한 기운(氣運).

양심(養心) 심혈(心血)이 허(虛)하여 두
근거림 · 불면증 · 건망증 등이 나타날
때 쓰는 치료 방법.

양열(凉熱) 열을 내리게 하는 효능.

양위(養胃) 허약해진 위장과 십이지장
을 튼튼하게 해 주는 효능.

양음윤폐(養陰潤肺) 음액(陰液)을 보태
어 폐(肺)를 윤택(潤澤)하게 함으로써
해수(咳嗽) 및 걸쭉하고 탁한 담(稠痰)
을 제거하는 효능.

양혈(凉血) ①피를 서늘하게 하는 효능.
②혈(血)을 시원하게 하는 효능.

양혈(養血) 보혈약(補血藥)을 사용하여
혈(血)을 자양(滋養)하는 효능.

양혈산어(凉血散瘀) 혈을 식히고 어혈을
푸는 효능. 양혈(凉血)하여 어혈(瘀血)
을 제거하는 효능.

어혈(瘀血) 피가 몸 안의 일정한 곳에 몰
리는 증세. 몸에 피가 제대로 돌지 못
하여 한 곳에 맺혀 있는 상태.

억균(抑菌) 사람에게 해로운 균의 작용
을 억제하는 효능.

연견(軟堅) 대변(大便)이나 종괴(腫塊)
등의 딱딱하게 굳은 것을 무르게 해주
는 효능.

열기(熱氣) 몸에 열이 있는 기운.

염증(炎症) 생체 조직이 손상을 입었을
때에 체내에서 일어나는 방어적 반응.
어떤 자극(刺戟)에 대한 생체조직의
방어반응.

염폐(斂肺) 폐(肺)의 기운(氣運)을 수렴
하여 기침을 멈추게 하는 효능.

염폐평천(斂肺平喘) 염폐(斂肺)하여 기
침을 멈추는 효능. 폐기를 누르고 수
렴시켜서 기침을 멈추게 하는 효능.

영심(寧心) 마음의 불안 등을 가라앉히
고 편안하게 하는 효능.

오십견(五十肩) 어깨 관절(關節)을 둘러
싸고 있는 관절막들이 퇴행성 변화를
일으키면서 염증(炎症)을 유발하는 질
병임. 50대에 발병하기 쉽다. 견갑관
절주위염(肩胛關節周圍炎).

온경(溫經) 경맥을 따뜻하게 하여 기혈
의 흐름을 원활하게 하여 주는 효능.

온신(溫腎) 성질이 더운 약으로 신양(腎
陽)을 북돋우는 효능.

온양(溫陽) 성질이 더운 약으로 양기(陽
氣)를 통하게 하는 효능.

온중(溫中) 중초(中焦)를 따뜻하게 하는
효능.

온중진식(溫中進食) 속을 따뜻하게 하고
소화를 돕는 효능.

옹저(癰疽) 기혈(氣血)이 독사(毒邪)에
의해 막혀서(阻滯) 기육(肌肉)과 골
(骨) 사이에서 발생하는 창종(瘡腫).
잘 낫지 않는 피부병으로 악성 종기.

옹창(癰瘡) 살갗에 생기는 외옹(外癰)이
곪아 터진 뒤 오래도록 낫지 않아 부
스럼이 되는 병증. 궤양(潰瘍)의 일종.

완하(緩下) 완만하게 내려주는 효능. 장
을 원활하게 하여 완만하게 대변이 나
오게 하는 효능.

완화(緩和) 급박(急迫)하거나 긴장(緊張)
된 상태(狀態)를 느슨하게 하는 효능.
급한 일이 닥쳤을 때 마음을 느긋하게
해주는 효능.

요각통(腰脚痛) 신(腎)이 허하여 풍(風),
한(寒), 습(濕)이 침입하여 허리와 다
리가 아픈 병증. 요족통(腰足痛).

요도염(尿道炎) 요도(尿道)가 세균(細菌)
이나 바이러스(virus)에 감염(感染)되
어 생기는 염증(炎症).

요통(尿痛) 소변(小便)을 볼때 통증(痛
症)이 있는 증세.

요통(腰痛) 허리가 아픈 병증.

원기(元氣) 생명활동의 근본이 되는 기
운(氣運).

월경(月經) 여자가 성숙기에 이르면 성(性) 호르몬의 작용에 따라 주기적으로 자궁점막(子宮粘膜)에서 피가 나오는 증세.

월경과다(月經過多) 월경(月經)이 정상보다 지나치게 많이 나오는 증세.

월경장애(月經障碍) 월경(月經)의 주기·빛깔·질 등의 이상이나 월경기 및 월경기 전후에 나타나는 각종 증세.

위궤양(胃潰瘍) 위장점막(胃腸粘膜)이 염증(炎症)에 의해 부분적으로 손상되어 움푹하게 패인 상태.

위장병(胃腸病) 음식이 체하여 토하고 설사(泄瀉)를 하는 증세.

위통(胃痛) 명치에 가까운 윗배가 아픈 병증. 위통(胃痛), 완통(脘痛), 심하통(心下痛), 심통(心痛).

유정(遺精) 정액(精液)이 저절로 나오는 병증.

윤장(潤腸) 장(腸)의 기능을 원활하게 하는 효능.

윤장통변(潤腸通便) 대장에 수분을 공급하여 대변을 내려 보내는 효능.

윤조(潤燥) 음기(陰氣)를 길러서 윤택하게 하여 진액(津液)이나 혈(血)이 마르는 것을 치료하는 효능.

윤폐(潤肺) 폐(肺)를 부드럽게 적셔주는 효능.

윤폐지해(潤肺止咳) 폐의 기운을 원활하게 하여 기침을 멎게 하는 효능.

윤폐하기(潤肺下氣) 폐(肺)의 수기(水氣)를 보하여 기(氣)가 위로 치미는 것을 가라앉히는 효능.

음부소양증(陰部搔痒症) 음부(陰部)가 몹시 가려운 증세.

이관절(利關節) 관절의 움직임을 편하게 하는 효능.

이규(利竅) 대소변이 잘 나오지 않을 때에 잘 나오게 하는 효능. 대소변을 잘 통하게 하는 효능.

이기(理氣) 기(氣)가 막힌 것을 제거하는 효능.

이뇨(利尿) 소변(小便)을 잘 나오게 하는 효능.

이뇨통림(利尿通淋) 이뇨(利尿)시키고 소변이 잘 통하게 하는 효능.

이뇨통변(利尿通便) 대소변을 잘 나오게 하는 효능.

이담(利膽) 쓸개의 기능에 이롭게 하는 효능.

이대소변(利大小便) 대소변(大小便) 둘 다 잘 나오게 하는 효능. 대소변을 잘 나오게 하는 효능.

이수(利水) 소변(小便)을 잘 나오게 하는 효능. 몸의 수분배출을 원활하게 하는 효능.

이수소종(利水消腫) 소변을 잘 나오게 해서 부기를 없애는 효능.

이수통림(利水通淋) 하초(下焦)에 습열(濕熱)이 몰려서 생긴 임증(淋症)을 치료하는 효능.

이습(利濕) 인체의 습기(濕氣)를 소변(小便)으로 내보내는 효능.

이인(利咽) 인후(咽頭)를 이롭게 하는 효능. 인후(咽喉)를 통하게 하는 효능.

이인후(利咽喉) 인후(咽喉)를 편하게 하는 효능.

이질(痢疾) 변에 곱이 섞여 나오며 뒤가 잦은 증상(症狀)을 보이는 법정전염병.

익기(益氣) 허약(虛弱)한 원기(元氣)를 돕는 효능. 보기(補氣).

익기력(益氣力) 기력을 돋아주는 효능.

익신(益腎) 콩팥(신;腎)을 보익(補益)하는 효능.

익위(益胃) 위허(胃虛)를 보익(補益)하는 효능.

익정(益精) 정기(精氣)를 보익(補益)하는 효능.

익정기(益精氣) 정기(精氣)를 보익(補益)하는 효능.

익정명목(益精明目) 정기(精氣)를 보익(補益)하고 눈을 밝게 하는 효능.

인후염(咽喉炎) 세균(細菌)이나 바이러스(virus) 등에 감염(感染)되어 인두(咽頭) 및 후두(喉頭)에 생긴 염증(炎症).

임질(淋疾) 임병(淋病), 임증(淋症). 소변(小便)이 쾌통(快通)하지 않고 통증(痛症)이 있는 증세.

자궁발육부진(子宮發育不振) 자궁이 정상보다 몹시 작고 발육 중도의 상태에 있는 상태.

자궁출혈(子宮出血) 자궁(子宮)에서 피가 나오는 증세.

자보간신(滋補肝腎) 간신(肝腎)을 기르고 보익(補益)하는 효능.

자양(滋養) ①몸의 영양을 돋우는 효능. ②양기(陽氣)를 기르는 효능.

자양강장(滋養强壯) 몸의 영양을 돋우고 몸을 튼튼히 하는 효능.

자음(滋陰) 음기(陰氣)를 보하고 도와주는 효능.

장양(壯陽) 심, 신의 양기를 강장(强壯)시키는 효능.

장출혈(腸出血) 장관(腸管)에 출혈(出血)이 있는 증세.

정력(精力) 심신(心身)의 활동력이나 남자의 성적능력(性的能力).

정신불안(精神不安) 정신적으로 불안정한 상태.

정장(整腸) 장(腸)의 기능을 정상적으로 만드는 효능.

정통(定痛) 통증을 그치게 하는 효능.

정혈(精血) 혈분이 쇠(衰)하여 부족한 증상에 피를 생생하게 하는 효능.

젖앓이 유창통(乳脹痛). 유방이 붓거나 통증이 느껴지는 증세.

제독(除毒) 독을 없애 버리는 효능.

제번(除煩) 가슴 속이 달아오르면서 답답하고 편치 않아 손발을 버둥거리는 증세를 제거하는 효능.

제번지갈(除煩止渴) 갈증(渴症)을 멈추게 하고 번거로운 느낌을 없애는 효능.

제습(除濕) 몸 속의 끈적끈적한 습기(濕氣)를 제거하는 효능.

제열(除熱) 열(熱)을 없애는 효능.

제풍(除風) 풍(風)의 기운을 제거하는 효능.

조경(調經) 월경(月經)을 고르게 함.

조기(調氣) 기(氣)를 고르게 하는 효능. 이기(利氣). 침의 보사법(補瀉法)으로 기를 조절하여 몸의 저항력을 높여 건강을 회복시키는 효능.

조소화(助消化) 소화(消化)를 도와주는 효능.

조습(燥濕) 바싹 마른 증상(症狀)과 축축한 증세.

조잡(嘈雜) 위완심구(胃脘心口) 부위에 나타나는 증상. 기(飢)한 듯 하면서 기(飢)하지 않고 아픈 듯 하면서 아프지 않고 편안치 않은 병증.

조중(調中) 중초(中焦)를 조화롭게 하는 효능.

조혈(造血) 조혈간세포가 증식하고 분화하여 성숙혈구를 생산하는 과정.

종기(腫氣) 옹저(癰疽), 부종(浮腫) 등과 같이 신체의 어느 한 부분이 비정상적으로 솟아 올라 있는 병증.

좌골신경통(坐骨神經痛) 좌골신경을 따라 통증(痛症)이 일어나는 증세.

중풍(中風) 뇌혈관 장애로 갑자기 정신(精神)을 잃고 넘어져서 언어장애(言語障碍), 전신(全身)이나 몸의 일부 마비(麻痺)가 발생하는 질환.

지갈(止渴) 갈증(渴症)을 그치게 하는 효능.

지갈제번(止渴除煩) 갈증(渴症)을 그치게 하고, 가슴 속이 달아오르면서 답답하고 편치 않아 손발을 버둥거리는 증세를 제거하는 효능.

지리(止痢) 설사(泄瀉)를 멈추게 하는 효능.

지비통(止痹痛) 비통(痺痛)을 치료하는 효능.

지사(止瀉) 설사(泄瀉)를 멈추게 하는 효능.

지양(止痒) 가려움증을 멎게 하는 효능.

지천(止喘) 천식증(喘息症)을 치료하는 효능.

지토(止吐) 토(吐)하는 것을 그치게 하는 효능.

지통(止痛) 통증(痛症)을 멈추게 하는 효능.

지해(止咳) 기침을 가라앉히는 효능.

지해화담(止咳化痰) 기침을 멎게 하고 가래(담;痰)를 삭이는 효능.

지혈(止血) 상처 등에서 나오던 피를 멈추게 하는 효능.

진경(鎭驚) 발작(發作)을 진정(鎭靜)시키는 효능.

진액(津液) ①체내의 모든 생리적 수분. ②체내에 있는 모든 수액(땀, 침, 위액, 장액, 요액 등).

진정(鎭靜) 정신(精神)을 안정(安定)시키는 효능.

진토(鎭吐) 구토(嘔吐)를 멈추게 하는 효능.

진통(鎭痛) 아픈 것을 가라앉혀 멎게 하는 효능.

진해(鎭咳) 기침을 멎게 하는 효능.

징가(癥痂) 인체 내부에서 덩어리가 발생하고 통증(痛症)이 있는 증세.

◀ ㅊ ▶

천식(喘息) ①갑자기 일어나는 기관지(氣管支)의 경련(痙攣)성 수축에 의한 호흡(呼吸) 곤란 발작. ②기관지(氣管支)에 경련이 일어나서 숨이 가쁘고 기침이 나며 가래가 심한 질환.

청간(淸肝) 간(肝)의 열(熱)을 식혀주는 효능.

청력(聽力) 사람이 소리를 듣는 능력.

청습열(淸濕熱) 습열의 사기가 침입하였을때 열기를 식히면서 소변을 통해 습사를 빼내는 효능.

청심(淸心) 심포(心包)에 침범한 열사를 밖으로 발산시키는 효능.

청심안신(淸心安神) 심열(心熱)을 제거하여 열로 인해 안절부절못하며 정신(精神)이 혼미하고 헛소리를 하는 등의 증상(症狀)을 개선하는 효능.

청심제번(淸心除煩) 심열(心熱)을 제거하여 열로 인해 가슴이 답답하고 불안한 것을 치료하는 효능.

청열(淸熱) 성질이 차고 서늘한 약으로 몸 안의 열(熱)을 내리게 하는 것.

청열이습(淸熱利濕) 몸 속에 열(熱)을 내리고 습기(濕氣)가 많은 것을 몸 밖으로 배출시키는 효능.

청폐(淸肺) 열기(熱氣)에 손상된 폐기를 맑게 식히는 효능.

청폐위열(淸肺胃熱) 폐와 위의 열을 내려주는 효능.

청해표사(淸解表邪) 표의 풍열사기(風熱邪氣)를 맑게 식히면서 사기(邪氣)를 밖으로 날리는 효능.

체증(滯症) ①인체의 구성 물질이나 병인(病因)이 한곳에 머물거나 막히는 병증. ②먹은 음식이 체(滯)해 막힌 증상(症狀).

총이(聰耳) 귀가 잘 들리지 않을때 귀를 밝게 하는 효능.

최면(催眠) 이상흥분(異常興奮)에 의한 불면증을 가라앉히고 잠이 들게 하는 효능.

최생(催生) 약으로 산모(産母)의 정기(正氣)를 도와 빨리 분만시키는 효능.

최유(催乳) 젖이 잘 나오게 하는 효능.

최음(催淫) 성욕(性慾)을 불러 일으키는 효능.

최토(催吐) 구토(嘔吐)를 유발시켜 사기(邪氣)를 제거하는 효능.

축풍(逐風) 풍사(風邪)를 몸 밖으로 쫓아내는 효능.

출혈(出血) 몸 밖이나 혈관 밖으로 피가 나오는 것.

충적복통(蟲積腹痛) 장(腸)에 기생충(寄生蟲)이 쌓이고 뭉침으로써 발생하는 복통(腹痛).

치습(治濕) 병의 근원인 습기(濕氣)를 다스리는 효능.

치질(痔疾) 항문의 겉과 속 둘레에 작은 군살이 나오는 증세.

치질출혈(痔疾出血) 치질로 인하여 출혈이 나는 증세.

◀ ㅌ ▶

타박상(打撲傷) 맞거나 부딪쳐 생긴 상처(傷處).

탄산(呑酸) 인산(咽酸) · 애산(噯酸) · 애초(噯醋). 위(胃)에 신물이 고여서 속이 쓰린 증세. 위(胃)의 신물이 목구멍까지 올라왔다가 내려가는 증세.

토혈(吐血) 소화관 내에서 대량의 출혈(出血)이 발생하여 피를 토하는 증세. 위장관 출혈(出血).

통경(通經) 월경(月經)이 원활하도록 하는 효능.

통경락(通經絡) 경락(經絡)을 통하게 하는 효능.

통경활락(通經活絡) 경맥의 흐름을 소통시키고 락맥을 원활히 흐르게 하는 효능.

통규(通竅) 풍한(風寒)으로 코가 막히고 목이 쉬고 냄새를 맡을 수 없는 증상 등을 통하게 하는 효능.

통락(通絡) 락맥(絡脈)을 소통(疏通)시키는 효능.

통림(通淋) 소변(小便)을 잘 나오게 하는 효능.

통변(通便) 변이 막힌 것을 소통(疏通)시키는 효능.

통비규(通鼻竅) 콧구멍이 막힌 것을 소통시키는 효능.

통유(通乳) 젖을 잘 나오게 하는 효능.

통이변(通二便) 대소변(大小便)이 잘 나오게 하는 효능.

투진(透疹) 온열병으로 생긴 좁쌀만한 종기(腫氣)에서 진독(疹毒)을 배설시켜 진자(疹子)가 쉽게 나오게 하는 효능. 천연두(天然痘)의 발진(發疹)을 촉진하는 효능.

◀ ㅍ ▶

파상풍(破傷風) 상처(傷處)로 풍독사가 들어가 경련(痙攣)을 일으키는 병증. 상처(傷處) 부위에서 자란 파상풍균에 의해 몸이 쑤시고 아프며 근육수축이 나타나는 감염성 질환.

파어(破瘀) 신체의 한곳에 몰려 뭉친 것을 강하게 깨뜨려서 제거하는 효능.

파혈(破血) 비교적 독하고 강한 거어약(祛瘀藥)을 사용하여 어혈(瘀血)을 없애는 효능.

패독(敗毒) 독(毒)을 물리치는 효능.

편도선염(扁桃腺炎) 연쇄상구균, 폐렴균, 포도상구균 등의 세균(細菌)에 의하여 인두점막과 함께 편도선이 발적종대(發赤腫大)하는 염증(炎症). 편도염(扁桃炎).

편도염(扁桃炎)=편도선염(扁桃腺炎)

평간(平肝) 내풍(內風)을 없애주는 효능. 간기(肝氣)를 화평(和平)하게 해주는 효능.

평천(平喘) 숨이 차서 헐떡이는 증세(천; 喘)를 치료하는 효능.

폐기선개(肺氣宣開) 폐기(肺氣)가 부드럽게 열리게 하여 가래(담);痰)를 제거

하는 효능.

풍(風) 발병 요인으로서 풍사(風邪)를 이르는 말. 외부에서 침입하는 나쁜 바람(기운).

풍사(風邪) 바람이 병의 원인으로 작용하는 상태. 질병을 일으키는 원인이 되는 바람(風).

풍열(風熱) 풍사(風邪)에 열(熱)이 섞인 증세.

풍열표증(風熱表症) 풍열(風熱)이 침입하여 발생하는 표증.

풍증(風症) 외풍(外風)과 내풍(內風)을 받아 생긴 질환.

풍한(風寒) 풍사(風邪)와 한사(寒邪)가 겹친 증세. 감기(感氣).

피로회복(疲勞回復) 적절한 휴식과 영양 공급을 통해 신진대사(新陳代謝)를 원활히 함으로써 피로(疲勞) 증상(症狀)이 제거된 상태.

◀ ㅎ ▶

하기(下氣) ①기가 위로 치민 것이 가라앉는 것. ②하초의 기운(氣運), 몸 아랫도리의 기운(氣運). ③방귀가 나가는 것

하기소적(下氣消積) 기운(氣運)이 아래로 내려 쌓인 것들을 삭혀주는 효능.

하유(下乳) 산모(産母)의 젖이 잘 나오게 하는 효능. 하유즙(下乳汁).

하유즙(下乳汁)=하유(下乳)

항균(抗菌) 세균에 저항하는 효능.

항암(抗癌) 암세포의 증식을 억제하는 효능.

항염(抗炎) 염증(炎症)을 가라앉히고 저항하는 효능.

항종양(抗腫瘍) 암의 발생 또는 증식을 억제하는 효능.

해독(解毒) 몸 안에 들어간 독성(毒性) 물질을 없애는 효능.

해번열(解煩熱) 가슴이 답답하고 열(熱)이 나는 것을 내려주는 효능.

해어해독(解魚蟹毒) 물고기와 게를 많이 먹고 생긴 독(毒)을 푸는 효능.

해열(解熱) 몸에 오른 열(熱)을 식혀서 내리게 하는 효능.

해울(解鬱) 기(氣)나 음식물 증이 막혀서

뭉친 것을 풀어주는 효능.

해표(解表) 땀을 내어 체표에 침범한 사기를 풀어 표증(두통(頭痛)·발열(發熱) 등)을 치료하는 것.

행기(行氣) 기(氣)를 잘 돌게 하는 효능.

행수(行水) 기기(氣機)를 잘 통하게 하고 수도(水道)를 소통(疏通), 조절하는 효능.

행수소종(行水消腫) 수기(水氣)를 소통(疏通)시켜 부스럼이나 종창(腫瘡)을 삭히는 효능.

행체(行滯) 기(氣)나 물질 따위가 체한 것을 소통(疏通)시켜 주는 효능.

행혈(行血) 혈의 순환(循環)을 촉진하여 어혈(瘀血)을 없애는 효능.

허열(虛熱) 몸이 허약(虛弱)하여 나는 열증(熱症). 음양과 기혈(氣血) 부족으로 나는 열.

헌데 살갗이 헐어서 상한 자리.

현기증(眩氣症) 주위의 물체가 정지하고 있는데도 움직이는 것처럼 느껴지거나 어지러워서 바로 설 수 없는 상태.

혈기(血氣) 피와 관련된 병변(어혈(瘀血) 등). 혈(血)과 기(氣).

혈당(血糖) 혈액 내 존재하는 당수치. 혈액 속에 함유되어 있는 포도당.

혈당강하(血糖降下) 혈액(血液) 속의 당(糖)을 내려주는 효능.

혈리(血痢) 적리(赤痢). 대변에 피가 섞이거나 순전히 피만 나오는 이질.

혈맥통리(血脈通利) 통리혈맥(通利血脈). 혈맥(血脈)의 흐름을 원활히 하는 효능.

혈색불량(血色不良) 내장질환으로 인해 혈색이 이상현상이 생기거나 생리불순 또는 노화로 인해 피부가 윤택하지 못하고 거친 경우.

혈압(血壓) 혈액(血液)이 혈관벽에 미치는 압력.

혈액순환(血液循環) 심장(心臟)의 펌프작용에 의해 혈액(血液)이 체내를 순환(循環)하는 것.

화담(化痰) 가래(담;痰)를 삭이게 하는 효능.

화담지해(化痰止咳) 가래를 삭이고 기침을 멈추게 하는 효능.

화비(和脾) 비장(脾臟)의 기능을 정상으로 만드는 효능.

화습(化濕) 습사(濕邪)를 없애는 효능.

화어(化瘀) 몸안에 피가 뭉치는 어혈(瘀血)을 풀어주는 효능.

화적(化積) 적취(積聚)를 삭히는 효능.

화혈(和血) 혈(血)의 운행을 조화롭게 하는 효능. 병으로 혈이 적어졌거나 몰린 것을 고르게 하는 효능.

활락(活絡) 낙맥(絡脈)의 운행을 활발하게 하는 효능.

활장(滑腸) 장(腸)을 윤활하게 하여 대변을 잘 보게 하는 효능.

활혈(活血) 혈(血)을 잘 돌아가게 하는 효능.

활혈거어(活血祛瘀) 혈액 순환을 원활하게 하며 막히거나 정체되어 있는 어혈(瘀血)을 제거하는 효능. 혈(血)의 운행을 활발히 하여 어혈(瘀血)을 없애는 효능.

활혈통락(活血通絡) 혈(血)의 운행을 활발히 하여 락맥(絡脈)이 잘 소통되게 하는 효능.

활혈행어(活血行瘀) 혈(血)의 운행을 활발히 하여 어혈(瘀血)을 없애는 효능.

황달(黃疸) 담즙이 원활하게 흐르지 못하여 온몸과 눈 따위가 누렇게 되는 병증. 피부(皮膚)나 점액에 침착되어 노랗게 된 증세.

● 찾아보기

◀ ○ ▶

◀ ㅋ ▶

주요 참고 문헌

- 《大韓植物圖鑑》李昌福著 鄕文社刊
- 《몸에좋은山野草》尹國炳·張俊根著 石悟出版社刊
- 《빛깔있는책들 약이되는야생초》김태정著 대원사刊
- 《약이되는한국의산야초》김태정著 국일미디어刊
- 《약이되는야생초》김태정著 대원사刊
- 《原色資源樹木圖鑑》金昌浩·尹相旭編著 아카데미서적刊
- 《原色韓國植物圖鑑》李永魯著 敎學社刊
- 《韓國樹木圖鑑》山林廳林業研究院刊
- 《종합 약용식물학》한국약용식물학 연구회著 학창사刊
- 《임상 한방본초학》서부일·최호영 共編著 영림사刊
- 《방제학》한의과대학 방제학교수 共編著 영림사刊
- 《한약생산학 각론》최성규著 신광출판사刊
- 《약용식물》농촌진흥청 농촌인적자원개발센터刊
- 《약용작물 표준영농교본-7(개정)》농촌진흥청 약용작물과刊
- 《실용 동의약학》차진헌著 과학·백과사전출판사(북한)刊
- 《原色韓國本草圖鑑》安德均著 敎學社刊
- 《처방이 있는 동의한방 약초 도감》최수찬著 지식서관刊

자연에서 건강을 찾는 **나물 백과**

산나물 들나물

글·사진 / 김완규
펴낸이 / 이홍식
발행처 / 도서출판 지식서관
등록 / 1990. 11. 21. 제96호
주소 / 경기 고양시 덕양구 고양동 31-38
전화 / 031)969-9311(대)
팩시밀리 / 031)969-9313
e-mail / jisiksa@hanmail.net

초판 1쇄 발행일 / 2016년 4월 25일
초판 3쇄 발행일 / 2021년 10월 25일